AF356614

TRADUCTION
DES OUVRAGES
D'AURELIUS-CORNELIUS
CELSE,
SUR LA MÉDECINE.

Par M. NINNIN, Docteur-Régent de la Faculté de Médecine de Reims, & Médecin ordinaire de Son Altesse Sérénissime, Monseigneur le Comte de CLERMONT, Prince du Sang.

TOME PREMIER.

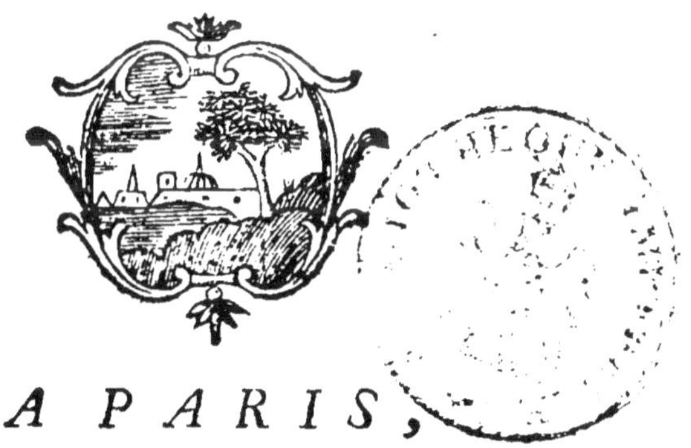

A PARIS,

Chez
{
DESAINT & SAILLANT, rue Saint Jean de Beauvais.
BRIASSON, rue Saint Jacques.
THIBOUST, Place de Cambrai.
}

M. DCC. LIII.

Avec Approbation & Privilége du Roi.

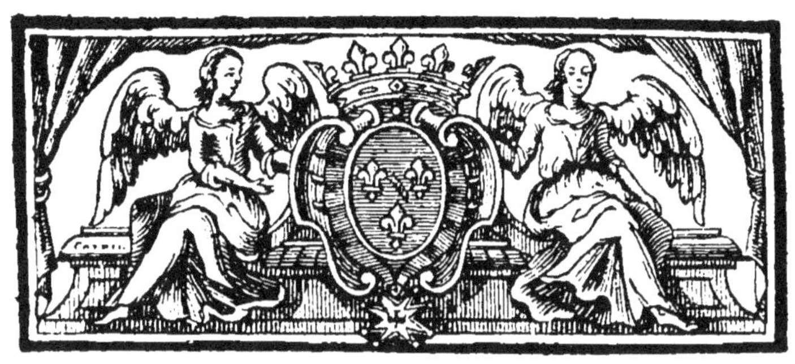

A SON ALTESSE SÉRÉNISSIME,

MONSEIGNEUR

LE COMTE
DE CLERMONT,

PRINCE DU SANG.

MONSEIGNEUR,

Le Traité de Médecine, dont je
préſente la traduction à VOTRE
ALTESSE SÉRÉNISSIME, *eſt*

a ij

l'Ouvrage d'un des plus beaux génies de l'antiquité. Celſe ſe diſtingua dans preſque tous les genres. Il fut tout-à-la fois homme de guerre, Philoſophe, Rétheur, Médecin. Toutes ces connoiſſances qu'il fit ſervir au bien de la ſociété, lui méritèrent les ſuffrages les plus illuſtres, & lui répondent de celui de VOTRE ALTESSE SÉRÉNISSIME. On eſt aſſuré de Lui plaire, dès qu'on travaille à ſe rendre utile. C'eſt le but que je me propoſai, lorſque j'entrepris de traduire Celſe. Vous avez, MON-SEIGNEUR, animé mon travail, en m'honorant du titre

de votre Médecin: titre infini-
ment précieux pour moi ; puifqu'il me procure l'avantage d'approcher de VOTRE ALTESSE
SÉRÉNISSIME , & d'être té-
moin de fon goût pour les Scien-
ces & pour les Arts , qu'Elle
protegea toujours d'une façon
fpéciale. Votre valeur tant de
fois couronnée par les fuccès les
plus éclatans, vous a marqué un
rang diftingué parmi les Héros ;
mais, qu'il me foit permis de le
dire, MONSEIGNEUR , ce
qui met le comble à votre gloire,
c'eft cette grandeur d'ame ; c'eft
cette bonté de cœur, qu'on ad-
mire en Vous , & qui Vous
a iij

concilie l'eſtime & l'amour des Peuples.

Je ſuis avec un très-profond reſpect,

MONSEIGNEUR,

De VOTRE ALTESSE SÉRÉNISSIME ;

Le très - humble &
très-obéiſſant ſer-
viteur, NINNIN.

PRÉFACE.

IL y a eu parmi les Romains, plusieurs personnes célébres, qui ont porté le nom de Celse ; mais celui dont nous donnons la traduction, est distingué des autres, autant par son excellent Traité de Médecine, que par les prénoms d'*Aurelius Cornelius*, qui se trouvent à la tête de toutes les éditions de ses ouvrages.

Quoiqu'on ne puisse pas marquer précisément le tems où vivoit cet Auteur ; on a cependant assez de preuves, pour assurer que c'étoit sous les régnes d'Auguste, de Tibere, & de Caligula ; & qu'il écrivit du tems de ces deux derniers Empereurs ; comme on peut le conclure des

a iiij

termes dont il se sert dans sa Préface, en parlant de la doctrine de Thémison, l'un des successeurs d'Asclepiade. Il dit que dans sa vieillesse, il avoit apporté quelque changement dans la doctrine de son maître; & il détermine ce tems par le mot *nuper*, *derniérement* ; ce qui ne désigne que peu d'années. Or Thémison exerçoit la Médecine à Rome, du tems d'Auguste. Ce qui est encore plus décisif pour cette question, c'est le témoignage de Columelle, qui certainement écrivoit sous l'empire de Claude, & qui parle de Celse, comme de son contemporain. *Nostrorum temporum Cornelius Celsus*, & dans un autre endroit : *Ætatis nostræ.* *

Il a été plus difficile encore de décider de quelle profession étoit Celse, que de déterminer le tems auquel il a vécu ; & ce

------

* *De re rustica. l. 3. c. 7.*

qui a donné lieu à la diverſité des ſentimens , c'eſt celle des Arts , ſur leſquels il a écrit, & cela , ſelon Quintilien , d'une maniére à perſuader qu'il étoit verſé dans chacun ; * de ſorte qu'ayant traité de la Réthorique, de l'Art Militaire , de l'Agriculture , & de la Médecine, il ſemble , dit l'Auteur qu'on vient de citer , qu'il y auroit autant de raiſon de dire , qu'il étoit orateur, ou homme de guerre , que médecin. Cette multiplicité de connoiſſances dans quelques Anciens, ne doit point ſurprendre. Nous en avons des exemples remarquables dans Platon , dans Ariſtote, Varron , Pline , Plutarque, & pluſieurs autres. Cependant l'ordre que le Traité de Médecine tient parmi les ouvrages que Celſe avoit compoſés, & qui y eſt le dernier, prou-

---

* *Inſtit. l 2. c. 11.*

ve qu'après s'être appliqué fuc-
ceſſivement à pluſieurs choſes,
il avoit conſacré les derniéres
années de ſa vie, & le tems de
la plus grande maturité de l'âge,
à celui de tous les Arts, qui
a beſoin d'un plus grand nombre de connoiſſances ; & on ne
doit pas plus douter qu'il n'ait été
Médecin, que Fracaſtor, Per-
rault, & Charles Patin, deſquels
nous avons d'excellens ouvrages
de Poëſie, d'Architecture, &
d'Hiſtoire. On fait, à la vérité,
une objection qui paroît ſpé-
cieuſe ; c'eſt que, ſelon Pline, *
la Médecine étoit de ſon tems,
le ſeul de tous les Arts, que la
gravité Romaine ne cultivoit
point ; & ſi quelque Romain en
avoit appris quelque choſe, on
le rangeoit d'abord parmi les
Grecs, dans la langue deſquels,
il étoit obligé d'écrire, s'il vou-

---

* Hiſt nat. *l.* 29. *c.* 1.

loit donner quelque crédit à ſes découvertes. Mais il paroît qu'on a mal interprété le paſſage de Pline, qui dit ſeulement, que la langue des Grecs étant celle des premiers Médecins établis à Rome, elle donnoit plus de poids à leur Art, que la Latine.

Quelques Critiques ont prétendu que Celſe n'a été que traducteur, & qu'il n'a point travaillé de ſon fonds ſur la Médecine. Il paroît que la choſe eſt aiſée à décider, ou pour mieux dire, qu'on ne doit point former de doute à cet égard. Il ſuffit de faire quelque attention au ton qu'il prend, quand il parle de pluſieurs maniéres de pratiquer dans certaines circonſtances : ce ton déciſif marque un maître, & non pas un traducteur. *J'avertis , j'ordonne , nous preſcrivons,* dit-il, en pluſieurs endroits. Theophraſte & Pline ont, comme lui, traité des médicamens &

des cures chirurgicales ; mais c'est en Historiens qu'ils ont parlé ; Celse le fait en homme du métier, qui examine les cas où il faut appliquer les remédes, & qui, après avoir balancé les raisons de part & d'autre, prend son parti en habile Médecin. Quelle pratique, par exemple, plus sage, que celle qu'il observe pour la pierre ? Il n'omet rien, ni dans l'examen des remédes, ni dans les précautions qu'il faut prendre, pour le tems de l'opération, pour le régime, &c. Ce sont autant de points sur lesquels il raisonne en maître.

De l'histoire de Celse, nous passerons à l'examen de ses ouvrages conservés ou perdus. Quintilien, qui cite quelques-uns de ces derniers, en fait la critique ; * mais on prétend qu'il est entré un peu de jalousie dans

---

* *Instit. liv. 2 ch. 5. & liv. 3. chap. 5.*

le jugement qu'il a fait de la Réthorique de Celſe ; puiſqu'après quelques invectives, il convient de ſon érudition, & avoue qu'il écrit avec netteté & avec grace : *Scripſit non parum multa , non ſine cultu ac nitore ;* & s'il le traite ailleurs, d'eſprit du ſecond ordre, ce n'eſt qu'en le comparant à Platon, à Ariſtote, à Ciceron & à Varron ; après leſquels il y a encore bien des rangs honorables. Pour ce qui regarde le traité d'Agriculture qu'avoit compoſé Celſe, on ſçait par Columelle, qui travailla quelques années après, ſur le même ſujet, qu'il étoit diviſé en cinq Livres ; qu'il renfermoit toutes les parties de cet Art ; que l'Auteur étoit très-verſé dans cette matiére , & généralement dans toute l'hiſtoire de la nature. A l'égard de ſon ouvrage ſur la Médecine, il a paru admirable à tous ceux qui l'ont lû ; & en effet, ſi on l'exa-

mine en Grammairien , quelle
source de mots choisis n'y trou-
ve-t-on point ? quelle richesse
dans les termes de l'Art, quelle
pureté dans le style, quelle élé-
gance ? Le choix des expressions,
le tour noble & concis , l'éloquence, tout marque un Auteur
fleuri. L'Historien y trouve à
profiter dans le détail des sectes,
des opinions, des découvertes &
des noms des anciens Médecins;
l'Antiquaire, dans ses observations sur le manger, le boire, la
diéte, & en général, sur toute la
gymnastique des Romains; le Phi-
lologue dans la valeur de leurs
poids & de leurs mesures, qui y
est mieux marquée que dans aucun autre Auteur de ce tems-là :
enfin, le corps de l'ouvrage est le
plus parfait & le plus méthodique que nous ayons en latin , de
toutes les parties de la Médecine-
pratique des Anciens , réduite
dans un abrégé qui n'est qu'un

tiſſu de préceptes, & comparable, ſelon M. Mahudel, aux inſtituts de Juſtinien. *

Cet ouvrage eſt diviſé en huit Livres. Le premier renferme une préface fort étenduë, dans laquelle l'Auteur rapporte l'origine, les progrès de la Médecine, les différentes ſectes des Médecins, & leurs différentes opinions. Cette préface contient la moitié du livre ; le reſte eſt employé à donner des préceptes ſur la maniére de ſe conſerver en ſanté. Dans le ſecond, ſont décrits tous les ſignes qui précédent, qui accompagnent les maladies, & qui donnent lieu d'eſpérer la guériſon, ou de craindre la mort du malade. Celſe paſſe enſuite à la cure des maladies en général ; il rapporte les indications qu'elles préſentent à remplir, & les diffé-

---

* Voiez l'hiſtoire de l'Académie des Belles-Lettres, année 1726. Tome V I I. p. 97. & ſuiv. d'où nous avons tiré preſque tout ce que nous venons de dire ſur Celſe.

rens moyens de les remplir. Tout
ce fecond Livre ne renferme abfolument que des préceptes généraux ; ce n'eft que dans le troifiéme Livre , où il commence à
être queftion des maladies en
particulier. Elles font divifées
en deux claffes principales ; en
maladies univerfelles, qui femblent attaquer tout le corps ; &
en maladies particuliéres , qui
font propres à chaque partie du
corps. Le troifiéme Livre traite
des maladies de la premiére claffe ; & le quatriéme, de celles de
la feconde. On trouve au commencement de celui-ci, un traité
de Splanchnologie, peu étendu,
à la vérité, mais très-intéreffant;
puifqu'il peut fervir à nous donner une idée des connoiffances
anatomiques des Anciens. Ces
quatre premiers Livres font entiérement du reffort de la Médecine proprement dite ; l'Auteur n'y parle que des maladies
internes.

internes, de leurs caufes, de leurs fymptômes & de leur curation. Les quatre derniers regardent la Pharmacie & la Chirurgie. La Pharmacie des Anciens étoit beaucoup moins étenduë que la nôtre. Celfe n'employe que la moitié de fon cinquiéme Livre, à décrire les différens remédes, tant fimples que compofés, qui étoient en vogue de fon tems, & qu'on appliquoit à l'extérieur, ou qu'on faifoit prendre intérieurement : il traite dans le refte de ce Livre & dans le fuivant, des maladies qu'on guériffoit fur-tout par le fecours des médicamens extérieurs : il divife auffi ces maladies en deux claffes ; en maladies qui attaquent indiftinctement toutes les parties du corps ; & en maladies qui font propres à chaque partie. Il commence par les différentes efpéces de plaies fimples, fur lefquelles il s'eft fort étendu ; il

en rapporte les différens signes
& les différens symptômes ; de-
là, il passe à la cure des accidens qui accompagnent les bleffures ; après quoi, il donne le
traitement général des plaies ; la
maniére de les réunir, de les
déterger, de les incarner & de
les cicatrifer. Il parle enfuite
des plaies qui font accompagnées d'ulcères, de déperdition
de fubftance & de contufion.
Après les plaies, viennent les
différentes fortes de tumeurs &
d'ulcères qui font occafionnés
par quelque vice intérieur, &
qui peuvent naître fur quelque
partie du corps, que ce foit. C'eft
à ces maladies, que fe borne le
cinquiéme Livre. Il s'agit dans le
fixiéme, de celles où l'ufage des
topiques eft auffi néceffaire, mais
qui font propres à certaines parties. Ces maladies font traitées
avec beaucoup de foin & d'exactitude, principalement celles des

yeux & des oreilles. Les Anciens
s'étoient fur - tout attachés aux
maladies de ces organes, dont les
fonctions font si essentielles aux
différens usages & au bonheur
de la vie ; & ils n'avoient rien
omis de ce qui pouvoit en assurer la guérison. Dans le septiéme & le huitiéme Livre, il est
question de la Chirurgie propre-
ment dite ; c'est-à-dire, des maladies qui demandent le secours
de la main & de l'opération. On
sera surpris, sans doute, de voir
à quel point de perfection cette
partie de la Chirurgie étoit portée chez les Anciens. Nos Chirurgiens modernes exécutent aujourd'hui peu d'opérations, qu'on
ne trouve décrites dans notre Auteur. M. Boerhave dans sa méthode d'apprendre la Médecine,
avoue que les opérations de Chirurgie se faisoient du tems de
Celse , avec autant d'habileté,
d'adresse & de dextérité , qu'au-

jourd'hui ; & qu'on donne pour nouvelles, quantité de chofes qui font dans les Ouvrages de cet illuftre Romain. Il l'appelle le premier de tous les Anciens & même des Modernes, en fait de Chirurgie. * On trouve décrites dans le feptiéme Livre, la plûpart des grandes opérations, telle que l'opération de la fiftule à l'anus, de la fiftule lacrymale, de la cataracte, du ftaphylome, de la taille, du bubonocele, & des différentes efpéces de hernies. On y voit auffi une méthode de retirer les différentes fortes de traits & de fléches. Ce morceau eft des plus curieux, & l'on fent qu'il part de la main d'un grand maître. Le huitiéme Livre concerne les os. Il commence par un traité d'oftéologie. Viennent enfuite les maladies des os ; la carie, les fiffures ,

* Page 416.

les fractures & les luxations.
C'eſt dans ce Livre, qu'on trouve
la deſcription du trépan ; il eſt
tout-à-fait ſemblable au nôtre.
Il paroît même que les Anciens
en faiſoient plus d'uſage que
nous. Ils appliquoient ſouvent
ſur un même os, quatre ou cinq
couronnes de trépan. Les fractures & les luxations ne ſont pas
traitées avec moins de ſoin, que
la carie & les fiſſures, dont Celſe
parle d'une maniére qui ne laiſſe
rien à déſirer ; & l'on peut dire
que ce que l'on trouve de mieux
dans les Modernes, au ſujet des
maladies des os , ſemble copié
d'après cet Auteur. Nous avons
cru devoir donner ce précis de
ſon Ouvrage, afin que le lecteur
pût , comme d'un coup d'œil ,
s'en former une juſte idée. Il
eſt étonnant qu'il n'ait été juſqu'à préſent , traduit dans notre langue , par perſonne. Preſque tous les Auteurs Latins qui

ont écrit dans les beaux siécles de Rome, l'ont été : on peut assurer néanmoins, que Celse ne méritoit pas moins de l'être, qu'aucun d'eux. L'histoire des infirmités du genre humain, & des moyens d'y remédier, seroit-elle moins intéressante pour nous, que les Oraisons de Ciceron, ou les Discours de Salluste & de Tite-Live ? Si ces grands hommes nous ont servi de modéles, chacun dans leur genre, Celse peut aussi nous en servir dans le sien ; & c'est la source où ont puisé plusieurs Modernes célébres. Nous avons suivi l'édition de Vanderlinden, & celle d'Amelloven, parce qu'elles nous ont paru les plus exactes : nous ne nous y sommes cependant point attachés de façon que nous ne nous en soyons écartés dans quelques endroits qui n'étoient point clairs, & qui ne pré-

fentoient point un fens exact.
Nous avons eu recours alors,
au Manufcrit de la Bibliothéque du Roi, ou aux Obfervations de M. Morgagni fur Celfe. Nous avons quelquefois traduit d'après ce Manufcrit, ou
d'après les Remarques de l'Auteur que nous venons de citer.
Toutes les fois que nous l'avons
fait, nous avons eu foin d'en
avertir par des notules mifes au
bas de la page. Il eft certains
termes que nous avons rendus
comme dans le Latin ; tels font
ceux de *mulfum*, qui fignifie vin
miellé ; *paffum*, qui fignifie vin
de raifins féchés au foleil, &c.
Nous avons traduit *forbitio*, par
forbition. Les autres termes dont
nous euffions pû faire ufage,
n'euffent point rendu exactement l'idée de ce mot. Il eft évident que celui de tifanne ne la
rend point, non plus que celui
de bouillon. Le terme de breu-

vage étoit trop générique, & ne caractérisoit point assez l'espéce de breuvage : il a donc fallu faire un nouveau terme, pour ne point se mettre en contradiction avec l'Auteur qu'on traduisoit. Nous avons rendu les termes d'*acia* & de *fibula*, le premier par *fil* ; & le second, par *boucle*. On sçait les disputes qu'il y a eu entre les Modernes, au sujet de la signification de ces deux mots. Ils paroissent cependant présenter un sens fort clair, pour quiconque veut lire Celse avec attention. *Acia* ne signifie rien autre chose, qu'un fil. Il est aisé de se convaincre de la vérité de ce que nous avançons ici, par le passage suivant de Celse. * *Utraque (futura & fibula) ex aciâ molli, non nimis tortâ, quò mitiùs corpori insideat.* On voit par ce passage, que la matiére de la

____

* *L. 5. ch. 26. p. 292. lig. 53.*

future

future & de la boucle étoit abfolument la même , & que les
meilleures étoient celles qui
étoient faites avec un fil doux
& qui n'étoit point trop tors.
Il feroit abfurde de dire qu'*acia*
pût fignifier un fil de métal ;
*utraque ex aciâ molli , non nimis tor-
tâ* , ne peut fouffrir cette inter-
prétation ; un fil de métal n'eft
point doux ; & il l'eft d'autant
moins, qu'il eft double & retors.
Celfe d'ailleurs , dans tous les
endroits où il parle de future ,
fe fert indiftinctement du mot
filum ou *linum* ; ce qui tranche
la difficulté, & fait voir manifeftement, que le fil dont il eft
queftion , n'eft point un fil de
métal. Le paffage que nous venons de citer , ne laiffe point
non plus de doute , fur la matiére
de la boucle *fibula* ; elle étoit de
fil , comme celle de la future ;
utraque ex aciâ molli, non nimis tortâ.
Par la maniére dont fe faifoit la

boucle, on a lieu de croire qu'elle n'étoit rien autre chose, que la suture entre-coupée de nos Chirurgiens Modernes. Voici ce que dit Celse à ce sujet. * *Tum fibulæ oris sic injiciendæ, ut simul eas quoque venas comprehendant. Id hoc modo fit. Acus ab exteriore parte, oram vulneris perforat : tum non per ipsam venam, sed per membranam ejus immittitur, per eamque in alteram oram compellitur.* »On applique, dit-»il, aux bords de l'incision, des »boucles, dans lesquelles les vei-»nes variqueuses se trouvent aussi »comprises. Voici comment cela »se fait. On perce par l'extérieur, »un des bords de l'incision, avec »une aiguille, qu'on enfonce, non »dans la veine même, mais à tra-»vers sa membrane ; après quoi, »on vient percer avec la même »aiguille, l'autre bord de l'inci-»sion. »Nous prions le lecteur,

---

* *L. 7. ch. 22. p. 469. lig. 19.*

de lire attentivement, le reste de ce Chapitre, & il se convaincra de plus en plus par lui-même, de ce que nous disons ici de la boucle. Nous eussions fort souhaité pouvoir trouver dans notre Auteur, des passages aussi décisifs sur la valeur de certains signes qu'on trouve employés dans ses formules. Ces caractères sont les suivans. P. * Z. Rhodius, dans sa dissertation posthume * des poids & des mesures des anciens Médecins, & sur-tout de Celse, prétend que le signe P. désigne la livre; le signe * le denier, ou la drachme, & le signe Z. le sixiéme. On convient, avec Rhodius, de la valeur de ces deux derniers caractéres; mais il n'en est pas de même de celle du premier; il ne peut désigner la li-

* Imprimée à Coppenhague en 1662, par Thomas Bartholin : voyez aussi à ce sujet, la quatriéme planche du cinquiéme volume du Dictionnaire de James.

vre, au moins dans Celſe, où il n’eſt jamais employé, que pour déſigner le poids en général. Voici comment il s’explique au ſujet des poids. * *Sed & antè ſciri volo, in unciâ pondus denariorum ſeptem eſſe. Unius deinde denarii pondus dividi à me in ſex partes, id eſt, ſextantes, ut idem in ſextantę denarii habeam, quod Græci habent in eo, quem obolon appellant. Is ad noſtra pondera relatus paulo plus dimidio ſcrupulo facit.* ꞌꞌAvant tout, ꞌꞌje veux qu’on ſçache que l’once ꞌꞌpeſe ſept deniers; que je diviſe ꞌꞌle denier en ſix parties, c’eſt-à-ꞌꞌdire, en ſixiémes, & que le ſi-ꞌꞌxiéme équivaut à l’obole des ꞌꞌGrecs, qui peſe un peu plus ꞌꞌqu’un demi-ſcrupule dans notre ꞌꞌmeſure ꞌꞌ. Le caractére P. commeꞌl on voit, n’eſt donc dans Celſe qu’une abbréviation, qui déſigne le poids en général, & non la

______

* *Liv. 5. chap. 17. pag. 249. lig. 2.*

livre. A l'égard des mesures des matiéres liquides, il n'est fait mention dans Celse, que du sétier, *sextarius*, qui étoit la sixiéme partie du conge qui contenoit cent onces romaines d'eau ou de vin, c'est-à-dire, trois pintes & un peu plus, que la quatriéme partie d'une pinte de Paris ; de la chopine, *hemina*, qui étoit la moitié du setier ; du verre, *cyathus*, qui étoit la quatriéme partie de la chopine, & de l'*acetabulum*, que nous avons traduit par mesure, & qui contenoit un demi-verre.

Nous nous étions proposé d'abord, de donner, avec notre traduction, une édition du texte, conforme au manuscrit de la bibliothéque du Roi, & aux Remarques de M. Morgagni ; mais nous avons été bien aises auparavant, de pressentir le jument du Public, sur les changemens qu'il y auroit à faire dans le texte de Celfe. Nous ne devons point oublier de dire, que M. Morgagni penfe qu'il manque quatre chapitres entiers de cet Auteur, dans le quatriéme Livre, après le vingtiéme chapitre. Il fe fonde fur un ancien manufcrit, où il a trouvé les titres de ces chapitres. Le manufcrit de la bibliothéque du Roi, qui eft très-exact, n'en fait aucune mention; on n'en voit non plus aucune trace dans de très-anciens fragmens de Celfe, dépofés auffi à la bibliothéque du Roi.

TABLE

Des Matiéres contenues dans ce premier Volume.

LIVRE PREMIER.

LIVRE III.

LIVRE V.

TRADUCTION

TRADUCTION

DES OUVRAGES

D'AURELIUS-CORNELIUS CELSE,

SUR LA MÉDECINE.

LIVRE PREMIER.

PRÉFACE DE L'AUTEUR.

'O B J E T de l'Agriculture est de fournir des alimens aux corps sains; celui de la Médecine est de rendre la santé aux corps malades. La Médecine est répandue par tout : les Nations même les plus grossiéres connoissent des Plantes & d'autres Remédes propres à gué-

rir leurs plaies & leurs maladies. Les
Grecs néanmoins se sont adonnés à
cette Science avec un peu plus de soin
que les autres Nations ; mais ils ne
l'ont pas fait dès les commencemens
de leur établissement : ce n'a été que
quelques siécles avant nous ; puisqu'Es-
culape est regardé parmi eux, comme
le plus ancien Médecin. On le mit au
nombre des Dieux, pour avoir exercé
avec un peu plus d'habileté que les
autres, cet Art qui étoit encore infor-
me & abandonné au peuple. Ensuite
ses deux fils, Podalirius & Machaon,
ayant suivi Agamemnon à la guerre de
Troye, ne rendirent pas de médiocres
services à leurs Compatriotes. Selon le
rapport d'Homere, ils ne s'attachérent
pas à traiter la peste, ni les autres espéces de maladies, mais seulement à guérir les plaies, avec le fer & les médicamens. D'où il paroît que ce furent les
seules parties de la Médecine, auxquelles ils s'appliquérent, & qu'ainsi elles
sont les plus anciennes. Le même Auteur nous apprend aussi que dans ce
tems, on avoit coûtume d'attribuer les
maladies à la colére des Dieux, & d'im-
plorer leur secours pour la guérison des
malades. Quoique la Médecine n'eut

pas alors beaucoup de remédes contre la mauvaife fanté ; il eft vraifemblable néanmoins, que les hommes fe portoient ordinairement bien, à caufe de leurs bonnes mœurs, que ni la pareffe, ni l'ufage immoderé des plaifirs n'avoient point encore corrompues. Ce fut d'abord chez les Grecs & enfuite chez nous, que ces deux vices énervérent les corps. C'eft pourquoi la Médecine d'aujourd'hui fi variée dans fes remédes, dont on fe paffoit autrefois, & dont fe paffent encore à préfent certaines Nations, conduit à peine quelques-uns d'entre nous, aux portes de la vieilleffe. Après les hommes dont je viens de parler, il y en eut peu qui fe diftinguérent dans la Médecine, jufqu'au tems où l'on commença à fe livrer avec plus d'ardeur à l'étude des Lettres ; occupation qui eft auffi nuifible au corps, qu'elle eft néceffaire à l'efprit. Alors la Médecine fut regardée comme une partie de la Philofophie ; tellement que l'Art de Guérir, & l'Etude de la Nature, étoient également l'objet des Philofophes. Il étoit naturel que ces Grands Hommes qui par leurs longues veilles, & leurs profondes méditations avoient épuifé leur temperament, cher-

chaſſent dans la Médecine les moyens
de le rétablir. Auſſi apprenons - nous
que pluſieurs Philoſophes étoient fort
habiles dans l'art de guérir, & que parmi ce nombre, Pithagore, Empedocle
& Democrite tenoient le premier rang.
Hippocrate de l'Iſle de Co, diſciple
de Démocrite, ainſi que quelques-uns
l'ont cru, fut le premier de ceux dont
les noms ont mérité de paſſer à la poſ-
térité, qui ſépara la Médecine de la
Philoſophie. Ce Grand Homme étoit
également récommandable & par ſon
ſçavoir, & par ſon éloquence. Après
lui, Dioclès de Caryſte, enſuite Praxagore, & Chryſippe, Herophile & Eraſiſtrate exercérent la Médecine ; mais
ils procédérent chacun par différentes
méthodes de guérir. Ce fut dans çe
même-tems, que la Médecine fut divi-
ſée en trois parties, dont l'une gué-
riſſoit par le régime ; l'autre par les
médicamens ; & la troiſiéme par le ſecours de la main. Les Grecs appellérent
la premiére *Diétetique* ; la ſeconde
Pharmaceutique ; & la troiſiéme *Chi-*
rurgique. C'eſt dans la partie qui guérit
par la diéte, que l'on trouve les Auteurs les plus célébres, qui pour porter
leur Art à un plus haut póint de per-

fection, entreprirent de connoître la
nature même des choses, croyant que
sans cette connoissance, la Médecine
étoit insuffisante & de peu de ressource.
A ceux-ci succeda Serapion, qui fut le
premier de tous, qui prétendit que le
raisonnement étoit inutile à la Médecine, & qui la fit toute consister dans
l'expérience. Apollonius, Glaucias, &
quelque tems après, Heraclide de Tarente & quelques autres Médecins d'un
mérite peu commun, suivirent ce sentiment, le mirent en pratique, & s'appellérent Empiriques. Ainsi cette partie
qui guérit par la diéte, fut subdivisée
en deux Sectes, dont l'une réunissoit
l'expérience au raisonnement, & l'autre se bornoit uniquement à l'expérience. La Médecine resta quelque tems
dans cet état ; personne après ceux dont
je viens de parler, n'ajoutant rien à
ce qu'il avoit appris de ses Prédecef-
feurs, jusqu'au tems où l'art de guérir
fut presque entiérement changé par Afclepiade. Le systéme de celui-ci souffrit
aussi à son tour quelques changemens ;
car il n'y a pas long-tems que Thémifon, l'un de ses successeurs, s'en est un
peu écarté, & cela dans sa vieillesse.
C'est à ces Hommes principalement que

la Médecine eſt redevable aujourd'hui
de ſes accroiſſemens. Des trois parties
qui compoſent la Médecine, celle qui
guérit les maladies, étant la plus difficile, & en même-tems la plus belle, c'eſt
par elle qu'il convient de commencer.
Mais comme les ſentimens ſont partagés, & que les uns prétendent que l'expérience ſeule eſt néceſſaire ; les autres
au contraire, que l'expérience eſt in-
ſuffiſante, ſi elle n'eſt jointe à la connoiſſance du corps & des choſes naturelles ; nous allons rapporter ce que
l'on dit de part & d'autre, pour pouvoir enſuite dire ce que nous penſons
nous-mêmes ſur cette matiére.

Ceux donc qui prétendent que la
Médecine doit réunir le raiſonnement
à l'expérience, exigent que le Médecin
ait la connoiſſance des cauſes cachées,
prochaines & évidentes des maladies ;
qu'il connoiſſe la cauſe des actions naturelles, & la ſtructure des parties intérieures. Ils appellent cauſes cachées,
celles qui concernent les élémens, ou
les principes dont nos corps ſont compoſés, & ce qui fait la ſanté, ou la
maladie. Il eſt impoſſible, diſent-ils,
qu'on puiſſe guérir les maladies, ſi on
ignore d'où elles viennent. Peut-on

douter qu'il ne faille un autre traitement, fi toutes les maladies en général
viennent de l'excès, ou du défaut de
quelqu'un des quatre Elemens, comme
quelques Philofophes l'ont cru ; un autre, fi tout le vice eft dans les humeurs,
ainfi qu'Herophile l'a prétendu ; un autre, fi c'eft dans les efprits, comme
Hippocrate l'affure ; un autre, fi c'eft
le fang, qui paffant dans les vaiffeaux
deftinés à contenir les efprits, y excite
une inflammation, que les Grecs appellent *Phlegmone*, & qui eft accompagnée d'un mouvement femblable à
celui de la fiévre, comme Erafiftrate l'a
imaginé ; un autre enfin, fi ce font
des Corpufcules qui venant à s'exhaler,
s'arrétent dans les pores imperceptibles
de la tranfpiration & bouchent le paffage, ainfi qu'Afclepiade l'a voulu ?
Cela fuppofé, il eft conftant que celui
de tous les Médecins qui ne fe fera point
mépris fur la premiére caufe des maladies, réuffira le mieux dans leur cure.
Les Dogmatiques ne nient point que les
expériences ne foient auffi néceffaires ;
mais ils affurent que ces expériences
n'ont jamais pû fe faire fans le fecours
du raifonnement. Les anciens Médecins, ajoutent-ils, n'ont pas commencé

par faire prendre aux malades, la premiére chofe qui leur eſt venue dans
l'imagination; mais ils ont réflechi ſur
ce qui leur paroiſſoit le mieux convenir, & enſuite ils ont eſſayé le reméde
qui leur avoit été ſuggeré par quelque
conjecture. Et peu importe après tout,
que dans les commencemens on ait été
obligé de faire pareilles épreuves, pourvû que l'on ne puiſſe diſconvenir que
ce ſoit le raiſonnement qui y ait donné
lieu. N'eſt-ce point ainſi que cela ſe
fait dans une infinité de cas ? D'ailleurs
ne ſe préſente-t-il pas ſouvent des maladies d'une eſpéce nouvelle, touchant
leſquelles l'uſage n'a encore rien appris ? Il eſt donc néceſſaire d'examiner
d'où proviennent ces ſortes de maladies ; ſans quoi, perſonne ne pourra
dire pourquoi il employe plûtôt un tel
reméde qu'un autre. Voilà les raiſons
qui obligent les Dogmatiques à s'attacher à la recherche des cauſes cachées.

Ils nomment cauſes évidentes, celles
où l'on examine, ſi c'eſt la chaleur, le
froid, la faim, l'excès dans le manger,
& autres choſes ſemblables qui ont donné naiſſance à la maladie. Celui, diſent-ils, qui connoît l'origine du mal,
pourra dès le commencement en préve-

nir les fuites. Ils appellent actions naturelles du corps, la respiration, la déglutition, la digestion, la nutrition;
ils veulent que le Médecin soit au fait
de la manière dont se font ces différentes fonctions; qu'il sache d'où proviennent la dilatation & la contraction suc-
cessives de nos artères; qu'il connoisse
les causes de la veille & du sommeil.
Sans ces connoissances, ils ne pensent
pas que personne puisse prévenir ou
guérir les maladies qui dépendent du
dérangement de ces fonctions. Comme
la digestion est la plus importante de
toutes, ils s'y attachent principalement.
Les uns prenant Erasistrate pour guide,
soutiennent qu'elle se fait par trituration; d'autres selon le sentiment de Plis-
tonicus, Disciple de Praxagore, veulent
que ce soit par putréfaction; d'autres
en croyent Hippocrate, & admettent
la coction; enfin viennent les Disci-
ples d'Asclepiade, qui prétendent que
tous ces sentimens sont vains & inutiles; qu'il ne se fait point de coction,
mais que la matière passe dans le corps
toute crue, ainsi qu'on l'a prise. Ils ne
sont guere d'accord entre eux, comme
on le voit, sur ce point; & la seule chose
dont ils conviennent, c'est qu'il faut

des alimens différens aux malades, selon que la digestion se fait par telle, ou telle cause. Car si c'est par trituration, il faut faire choix d'alimens qui se broyent facilement; si c'est par putrefaction, les alimens qui se pourrissent aisément, sont préférables; si c'est par coction, il faut faire usage de ceux qui excitent le plus la chaleur. Mais ce n'est aucun de ces alimens qui convient, s'il ne se fait point de coction; & il faut employer ceux qui changent le moins de nature. Par la même raison, ils pensent que pour guérir une personne qui a la respiration gênée, qui est assoupie, ou tourmentée d'insomnie, il faut connoître les causes d'où dépendent la respiration, la veille, & le sommeil.

Enfin comme la douleur & différentes espéces de maladies attaquent les parties intérieures, ils prétendent que celui qui n'aura pas une connoissance exacte de la structure de ces parties, ne pourra pas remédier à leurs dérangemens; qu'ainsi il est nécessaire d'ouvrir les corps des morts; de fouiller dans leurs viscères & leurs entrailles; qu'on ne peut trop louer Herophile & Erasistrate, qui ont disséqué tout vifs

les criminels qu'ils avoient obtenus des
Rois; puifque par-là ces Médecins font
venus à bout de confidérer fur le fujet vivant, les parties que la nature a
cachées; d'en examiner la pofition, la
couleur, la figure, la grandeur, la difpofition, la dureté, la molleffe, la lubricité, les anfractuofités, les prolonge-
mens, & les différens replis; & de voir
s'ils s'infinuent l'un dans l'autre, ou fi
l'un reçoit feulement une portion de
l'autre. En effet, lorfque la douleur fe
fait fentir à l'intérieur, pourra-t-on fçavoir qu'elle eft la partie qui fouffre,
fi l'on ne connoît pas la pofition de
chaque vifcère, & de chacune des parties internes ? Peut-on guérir un mal
qu'on ne connoît point ? Et lorfque les
vifcères ont été mis à découvert par
quelque bleffure, fera-t-il poffible à celui qui ne connoît pas la couleur de
chaque partie faine, de diftinguer ce
qui eft fain d'avec ce qui eft corrompu
ou altéré ? Comment pourra-t-il y apporter du fecours ? Enfin n'eft-il pas
néceffaire de connoître la pofition, la
figure & la grandeur des parties intérieures, fi l'on veut appliquer avec
exactitude, les topiques à l'extérieur ?
Il en eft de même des autres chofes

dont on vient de parler. Il n'y a donc
point de cruauté, ainsi que plusieurs
l'avancent, de chercher dans le sup-
plice d'un petit nombre de scélerats,
des connoissances qui peuvent servir
dans tous les âges, à la conservation
d'une infinité d'innocens.

Ceux au contraire, qui se bornent
uniquement à l'expérience, & qui s'appellent Empiriques, admettent à la vérité comme nécessaires, les causes évidentes ; mais ils prétendent que les recherches sur les causes cachées, & sur
la maniére dont se font les actions naturelles, sont inutiles, par la raison que
la nature est incompréhensible ; que la
diversité des sentimens de ceux qui dis-
putent sur ces matiéres, en est la preuve ; puisque ni les Philosophes, ni les
Médecins ne sont point d'accord sur
ce point. Car pourquoi croira-t-on
plûtôt Hippocrate qu'Herophile ? Pourquoi plûtôt celui-ci qu'Asclepiade ?
Sera-ce par rapport aux raisonnemens ?
Mais tout ce que les uns & les autres
disent paroît également vraisemblable.
Sera-ce par rapport aux cures ? Il est
constant que tous ces Médecins ont
rendu la santé à des malades. Il ne faut
donc pas se refuser ni aux raisons, ni

à l'autorité des uns & des autres. Si le raisonnement faisoit les Médecins, les Philosophes devroient être regardés comme les plus habiles. Mais ils n'ont que des paroles à donner, & ne guérissent point. La maniére de traiter les maladies, doit varier selon la diversité des climats. La méthode qui convient à Rome, ne conviendroit point dans l'Egypte, ni dans la Gaule, qui ont chacune leur méthode particuliére. Si c'étoient les mêmes causes par tout, qui occasionnassent les maladies ; les remédes devroient être aussi par tout les mêmes. Souvent les causes de la maladie sont évidentes, comme celles de la lippitude & de la blessure, sans que pour cela on connoisse les remédes qu'il convient d'y apporter. Si une cause évidente ne donne pas cette connoissance, à plus forte raison, une cause douteuse ne la donnera-t-elle point ? Les causes cachées étant incertaines & impénétrables, il vaut mieux s'appuyer sur les choses certaines & éprouvées, c'est-à-dire, sur celles que l'expérience nous a fait découvrir dans le traitement des maladies ; ainsi que cela se pratique dans tous les autres Arts. C'est l'usage, & non la dispute, qui fait le

Laboureur & le Pilote. La preuve que
toutes ces recherches ne font d'aucune
utilité dans la Médecine, c'eft que tous
les Médecins qui avoient des fentimens
tout-à-fait différens fur ces matiéres,
font également venus à bout de rendre
la fanté à leurs malades; ce qui n'eft
arrivé que parce qu'ils ont fondé leur
traitement, non fur les caufes obfcu-
res, & fur la connoiffance des chofes
naturelles; points fur lefquels ils pen-
foient tous différemment; mais fur les
expériences qui leur avoient réuffi auparavant. Ce n'eft pas à des queftions
de cette nature, mais aux expériences,
que la Médecine doit fes premiers progrès. Car parmi le nombre des malades
qui dans le commencement étoient fans
Médecins, les uns tourmentés par la
faim, ont voulu manger dès les premiers jours; les autres au contraire,
dégoutés, n'ont rien voulu prendre,
& fe font trouvés beaucoup mieux que
les premiers. De même les uns ont voulu manger dans le tems même de la
fiévre; les autres un peu devant, & les
autres après la fin de l'accès; ce qui a
réuffi parfaitement à ces derniers. Par
la même raifon, les uns ont mangé
beaucoup dès le commencement de leur

maladie, & les autres fort peu. Et ceux
qui s'étoient remplis d'alimens, ont été
bien plus dangereusement malades que
les autres. Comme ces sortes de choses
arrivoient tous les jours, des hommes
attentifs ont observé ce qui réussissoit
le mieux, & l'ont ensuite prescrit aux
malades. C'est de-là qu'est née la Médecine qui, par les essais qui ont été
faits tantôt au bien, tantôt au détri-
ment des malades, a appris à discerner
les choses pernicieuses d'avec celles qui
font salutaires. Ce n'est donc qu'après
avoir trouvé les remédes, que les hommes ont commencé à raisonner sur leur
maniére d'agir ; ainsi la Médecine n'a
pas été inventée après le raisonnement ;
mais le raisonnement après la Médecine. D'ailleurs, ou les choses que le
raisonnement enseigne, font conformes
à l'expérience, ou elles y font contraires.
Si elles y font conformes, le raisonnement est inutile ; si elles y font contraires, il est nuisible. A la vérité dans les
commencemens, il a fallu s'assûrer avec
tout le soin possible de la vertu des remédes ; mais aujourd'hui qu'on en connoît
les propriétés, il n'est plus nécessaire de
faire de pareilles épreuves ; & comme il
ne se rencontre point de nouvelles es-

péces de maladies, on n'a pas besoin de nouveaux remédes. S'il se présente aujourd'hui quelque mal inconnu, le Médecin ne doit point recourir pour cela à des causes obscures ; il lui suffit d'examiner à quel genre de maladie cette nouvelle espéce se rapporte le plus, & d'essayer les mêmes remédes qui ont été employés souvent avec succès dans des cas à peu près semblables. En se conduisant ainsi par la voie de l'Analogie, on ne peut manquer de trouver des secours.

Les Empiriques disoient aussi qu'ils étoient bien éloignés de penser que le raisonnement fût inutile en Médecine, ou qu'un animal sans raison pût exercer cet Art ; mais ils étoient persuadés que les conjectures qu'on tiroit des causes cachées & obscures, ne faisoient rien au fait ; car le but n'est pas de sçavoir ce qui fait la maladie, mais ce qui la guérit. L'essentiel n'est pas de connoître comment se fait la digestion, mais quels sont les alimens qui se digérent le mieux ; soit que cette fonction se fasse par telle ou telle cause ; soit qu'il y ait réellement coction ; soit qu'il n'y ait qu'une simple dissolution. Il est aussi également inutile, à ce qu'ils prétendent, de rechercher quelles sont les causes de la respiration,

tion, mais ce qui peut rendre aifée &
facile une refpiration lente & embaraf-
fée. Il n'eft pas plus néceffaire de connoître la caufe du battement des artères;
il fuffit de fçavoir ce que dénotent les
différentes efpéces de pouls ; or cette
derniére connoiffance ne peut s'apprendre que par l'expérience. Dans toutes
ces fortes de difputes, on peut foutenir
le pour & le contre ; auffi celui qui a le
plus d'efprit ou d'éloquence, l'emporte-
t-il toujours. Cependant ce n'eft pas par
les beaux difcours, mais par les remédes
qu'on guérit les maladies. Un homme
qui feroit fans facilité pour s'énoncer,
mais qui connoîtroit parfaitement les
propriétés des remédes, feroit bien plus
grand Médecin que celui qui, fans cette
connoiffance, fe feroit uniquement attaché à bien parler. Les chofes dont on
vient de faire mention, peuvent être re-
gardées feulement comme inutiles ; mais
il n'en eft pas de même de celles qui fui-
vent. C'eft une cruauté inouie de diffé-
quer des hommes tout vivans, & de
faire d'un Art deftiné à la confervation
du genre humain, l'inftrument de fa
deftruction, & cela de la façon la plus
barbare ; fur-tout fi par des voies auffi
horribles, on ne peut parvenir à décou-

vrir une partie des choses que l'on cher-
che, & si l'on peut connoître les autres
sans exercer une pareille inhumanité.
Ni la couleur, ni la molesse, ni la lubricité, ni la dureté, ni la plûpart des
choses de cette nature, ne sont pas dans
un corps qu'on vient d'ouvrir, telles
qu'elles étoient dans ce même corps
avant qu'on l'eût ouvert : car si la crainte, la douleur, la faim, une indigestion, la lassitude, & mille autres légeres incommodités sont capables de produire du changement à cet égard sur les
corps des personnes intactes, à combien plus forte raison les parties intérieures qui sont beaucoup plus molles,
& qui ne sont point faites à l'air, doi-
vent-elles changer sous le couteau, &
par une mort aussi violente. Qu'y a-t-il
de plus ridicule que de penser que les
choses doivent être dans un homme
mourant, ou même déja mort, les mêmes qu'elles étoient dans un homme
vivant ? On peut à la vérité ouvrir à un
homme vivant, le bas-ventre qui renferme des parties moins essentielles à
la vie ; (*) mais cet homme n'expire-

______

(*) Nous avons suivi ici le Texte du Manuscrit de la Bibliothéque du Roi.

t-il pas aussi-tôt que le scalpel a atteint
la poitrine, & qu'il a coupé le diaphragme, ainsi appellé des Grecs, parce qu'il
sépare les parties supérieures d'avec les
inférieures. Voilà le seul moyen par lequel le cœur & les autres viscères se pré-
sentent enfin aux yeux du Médecin ho-
micide. Peut - on dire que ces parties
dans le cadavre soient dans l'état, où
elles étoient dans le sujet vivant ? Qu'a
donc fait ce Médecin ? Il a égorgé un
homme de la maniére la plus cruelle, &
n'a pu venir à bout de voir les viscères
tels qu'ils sont dans l'homme pendant la
vie. Enfin s'il est quelques parties que
l'on puisse considérer au-dedans du corps
avant que l'homme soit expiré, le ha-
zard fournira assez d'occasions aux Médecins de les voir. N'arrive-t-il pas tous
les jours qu'un Gladiateur dans l'arène,
un Soldat dans une bataille, un Voya-
geur dans une rencontre de voleurs,
sont blessés de maniére que dans celui-
ci, il y a une telle partie intérieure qui
a été mise à découvert, & dans celui-là
une autre ? Un Médecin habile peut
donc sans donner la mort, mais en tra-
vaillant à rétablir la santé, s'instruire
de la situation, de la position, de l'arrangement, de la figure, & des autres

choses semblables qui concernent les parties intérieures. La compassion lui apprend ce que les autres ne peuvent connoitre que par une horrible cruauté. Si l'on pese bien ces raisons, on verra que la dissection des cadavres, qui à la vérité n'a rien de cruel, mais qui répugne toujours à la nature, n'est pas même nécessaire ; puisque les parties pour la plûpart sont très - différentes après la mort, de ce qu'elles étoient pendant la vie ; & que le traitement des maladies fait voir tout ce qu'il est possible de connoître dans le sujet vivant.

Comme les Médecins ont écrit quantité de Volumes sur cette matiére ; qu'ils ont eu, & qu'ils ont encore aujourd'hui à ce sujet de grandes disputes, je crois devoir rapporter ici ce qui me paroît le plus vraisemblable, sans cependant trop m'approcher des uns, ni trop m'écarter des autres ; mais en gardant un juste milieu, ainsi qu'il convient de faire dans des disputes telles que celle-ci, où l'on doit rechercher sincérement la vérité, sans montrer de partialité.

Quant aux causes de la santé & des maladies ; quant à la maniére dont se font la respiration, la déglutition, la digestion, je dis que les Philosophes même

les plus habiles ne sçavent rien de certain là-dessus, & qu'ils n'en raisonnent
que par conjectures ; or une conjecture
sur une chose que l'on ne connoît pas
avec certitude, peut-elle faire trouver
un reméde sûr ? Il faut donc convenir
que rien ne contribue plus à perfection-
ner la méthode de traiter les maladies,
que l'expérience. Mais de même que
dans les Arts, il y a bien de choses qui
ne leur sont point essentielles, & qui
concourent néanmoins à leur perfection, en ce qu'elles excitent le génie de
l'Artiste, de même aussi la contempla-
tion des choses naturelles, quoiqu'à
proprement parler, elle ne fasse pas le
Médecin, le rend cependant plus-pro-
pre à exercer la Médecine. Hippocrate, Erasistrate & tous les autres qui,
non contens de traiter les plaies & les
maladies, se sont aussi livrés à l'étude de
la nature, n'ont pas été Médecins par
cela seul, mais ils en sont devenus bien
plus habiles dans leur Art. L'on peut
dire même que, s'il n'est pas toujours
nécessaire de raisonner en Médecine, sur
les causes obscures & sur les actions naturelles, on ne peut souvent néanmoins
se dispenser de le faire ; car la Médecine
est un Art conjectural, & non-seulement

les conjectures, mais même les expériences trompent. La fiévre, par exemple, l'appétit, le sommeil ne sont-ils
pas sujets à quantité de variations ? On
rencontre aussi des maladies nouvelles,
rarement à la vérité; mais enfin on ne
peut nier qu'on n'en rencontre. De nos
jours, une personne fut attaquée d'une
maladie, dont les plus habiles Médecins
ne purent expliquer la nature, & à laquelle ils ne connoissoient point de remédes. Il lui sortit par les parties naturelles, une excroissance de chair, qui
étant venue à se dessécher, la fit périr
en peu d'heures. Comme c'étoit une personne de la plus haute distinction, on
n'osa faire sur elle aucune expérience,
dans la crainte d'être accusé de sa mort,
si on ne la ramenoit à la vie; mais je
crois que sans cette cruelle politique, on
n'eût pas manqué de chercher des remédes, & peut-être en eût-on trouvé de
salutaires. L'analogie cependant ne réussit pas toujours dans ces sortes de cas; &
si elle réussit quelquefois, c'est lorsque
le raisonnement a fait connoître parmi
plusieurs espéces semblables de maladies & de remédes, quel est celui qu'il
est le plus à propos d'employer. Ainsi
lorsque pareil cas se présente, il faut que

le Médecin trouve un reméde , qui peut-
être ne répondra pas toujours à son at-
tente ; mais qui du moins lui réussira le
plus souvent. Pour cela , il tachera de
tirer de nouvelles lumiéres , non des
causes cachées , car elles sont toujours
douteuses & incertaines ; mais des choses que l'on peut examiner, c'est-à-dire ,
des causes évidentes; car il est d'une très-
grande importance de distinguer si c'est
la fatigue , ou la soif , le froid ou le
chaud , la veille ou la faim , l'excès dans
le boire ou dans le manger, ou l'intempérance qui a donné lieu à la maladie. Il ne faut pas non plus que le Médecin ignore quelle est la constitution
de son malade ; s'il est d'un tempérament humide ou sec ; s'il est foible ou
robuste. Il s'informera aussi s'il est souvent incommodé ou non , & si lorsqu'il
l'est , ses maladies sont considérables ,
ou legeres ; si elles sont longues ou de
peu de durée ; s'il mene un genre de vie
pénible ou tranquille ; s'il vit frugale-
ment, ou s'il aime la bonne chére.
C'est de ces circonstances, qu'il déduira
peut-être une méthode nouvelle de traiter la maladie. Qui croiroit que ce que
j'avance ici, souffrit des contradictions ?
Cependant Erasistrate soutient que ces

confidérations font inutiles, & que les maladies ne viennent point de-là ; puifque l'on voit plufieurs perfonnes qui ont eu la fiévre , & d'autres qui ne l'ont point eue, après s'être trouvées dans les différens cas dont nous venons de parler. Il y a même quelques Méthodiques de notre fiécle, qui prétendent avec Thémifon , ainfi du moins qu'ils veulent le faire croire, qu'il n'eft pas néceffaire de connoître aucune caufe pour guérir les maladies ; que c'eft affez d'en confidérer quelques généralités , & que ces généralités font de trois efpéces. Que l'une confifte dans le refferrement ; l'autre dans le relachement ; & que la troifiéme eft mixte. Car tantôt, les malades ne rendent pas affez ; tantôt ils rendent trop, & tantôt ils ne rendent pas affez par une partie, & trop par une autre. Les maladies comprifes fous ces trois genres, font quelquefois aigues , quelquefois chroniques ; elles croiffent, elles arrivent à leur plus haut période, ou elles reftent un certain tems dans le même état ; & enfin on les voit diminuer. Ainfi lorfqu'on connoît quelle eft l'efpéce de ces trois derangemens, qui a lieu ; fi le corps eft refferré , il faut

relâcher ,

relâcher ; s'il eft relâché, il faut refferrer ; & s'il eft tout à la fois relâché & refferré, il faut commencer par remédier au mal le plus preffant. Le traitement doit auffi varier felon que les maladies font aigues ou chroniques ; felon qu'elles croiffent , qu'elles font dans leur état de confiftance, ou qu'elles vont en déclinant. Toute la Médecine, difent-ils, confifte dans l'obfervation de ce petit nombre de regles ; ils renferment cet Art dans une maniére de procéder, que les Grecs appellent Méthode, & qui envifage ce que les maladies ont de commun. Les Méthodiques ne veulent pas qu'on les place ni parmi les Médecins Dogmatiques, ni parmi les Empiriques, parce qu'ils différent de ces premiers, en ce qu'ils rejettent la connoiffance des caufes occultes ; & de ces dernïers, en ce qu'ils penfent que l'Art ne confifte point à faire des obfervations fur les expériences. Quant à Erafiftrate , l'évidence même eft contraire à fon opinion ; car il eft rare qu'on foit malade, fi ce n'eft après s'être trouvé dans quelqu'une des circonftances fâcheufes dont on a parlé ; & il ne s'en fuit pas de ce qu'une chofe n'affecte pas l'un, qu'elle ne puiffe pas

Tome I. C

affecter l'autre, & de ce qu'elle ne nuit pas dans un tems, qu'elle ne puisse pas nuire dans un autre. Ne peut-il pas se trouver dans un corps, soit par rapport à sa foible constitution, soit par rapport à quelque autre affection, certaines dispositions qui ne se trouveront pas dans un autre.? Ces mêmes dispositions ne peuvent elles pas même se trouver en une personne dans un tems & ne pas s'y trouver dans un autre? Si elles ne sont pas assez considérables par elles-mêmes, pour exciter une maladie, elles mettent du moins le corps dans un état où il est bien plus exposé aux différentes espéces d'infirmités. Si Erasistrate eut bien compris jusqu'où s'étend la connoissance des choses naturelles, connoissance que les Médecins s'attribuent à bon droit, il eut vû que rien ne se fait par une seule cause, & qu'on prend pour cause tout ce qui paroît avoir contribué beaucoup à produire un effet; que telle chose qui seule n'agira pas, peut, étant jointe à d'autres, exciter les plus grands troubles. Bien plus, Erasistrate lui-même, qui prétend que la fiévre est produite par le passage du sang dans les artères destinées à contenir les esprits;

& que ce paſſage ſe fait lorſqu’il y a
plénitude, ne peut expliquer, pourquoi
de deux perſonnes également plétho-
riques, l’une tombera malade, tandis
que l’autre reſtera en ſanté. C’eſt ce que
nous voyons arriver tous les jours. Il
paroît donc de-là, que cette transfuſion
du ſang, toute vraie qu’elle eſt, ne ſe
fait pas préciſément parce qu’il y a pléthore, mais parce qu’il ſe rencontre avec
la pléthore, quelqu’une des cauſes dont
nous avons parlé plus haut. Pour ce qui
eſt des Diſciples de Thémiſon, s’ils pou-
voient toujours s’en tenir à leurs principes, ils feroient plus d’uſage du raiſonnement que les Dogmatiques mêmes; car il ne s’en ſuit point de ce que
les Méthodiques n’admettent pas tout ce
que les Dogmatiques admettent, qu’on
doive en faire une claſſe à part; pourvu,
& c’eſt l’eſſentiel, qu’ils s’appuyent également ſur le raiſonnement, & qu’ils
ne s’en rapportent pas uniquement à
leur mémoire. Mais s’il eſt vrai, comme
il l’eſt réellement, qu’il n’eſt preſque
aucun principe en Médecine, dont il
ne faille s’écarter dans certains cas, les
Méthodiques ne différent en rien des
Empiriques; & on a d’autant plus de
raiſon de les regarder comme tels, que

le plus ignorant même, eſt en état de
s'appercevoir, ſi un malade eſt reſſerré,
ou relâché: D'ailleurs, ou c'eſt le raiſonnement qui leur a fait connoître ce qui
peut relâcher le corps, lorſqu'il eſt reſſerré, & le reſſerrer lorſqu'il eſt relâché, & alors ils ſont Médecins ratio-
nels; ou c'eſt l'expérience, & dans ce
cas, il faut qu'ils ſe reconnoiſſent Empiriques, & qu'ils avoüent que la connoiſſance de la maladie n'eſt pas du reſſort
de leur art, & que leur pratique ſe borne uniquement à l'expérience: on doit
même les ranger dans une claſſe inférieure à celle des Empiriques; car ceux-
ci font attention à quantité de choſes
dans le traitement des maladies; au lieu
que les Méthodiques ſe bornent aux plus
aiſées, & ne font rien au-de-là de ce
que font les Maréchaux, & les autres
perſonnes qui ſe mêlent de traiter les
maladies des Beſtiaux. Car comme ces
gens ſentent qu'il leur eſt impoſſible
d'apprendre des animaux muets, ce qu'il
y a de propre dans chaque maladie, ils
s'en tiennent aux généralités. Telle eſt
auſſi la pratique des Nations étrangeres,
qui juſqu'à préſent ne ſe ſont point rendu fort habiles dans la Médecine.
Enfin, ces généralités ſont encore la

reſſource de ceux qui font manger beaucoup tous les Valétudinaires indiſtincte-
ment, parce qu'il ne leur eſt pas poſſible
de preſcrire à chaque malade, le régime
particulier qui lui convient. Il eſt hors
de doute que les anciens Médecins ont
connu ce que les maladies ont de commun entre elles ; mais ils n'ont eu garde
de s'en tenir là. Hippocrate, cet Auteur ſi ancien, n'a-t'il pas dit poſitive-
ment, que pour guérir les maladies, il
falloit obſerver ce qu'elles ont de commun entre elles, & ce qui eſt particulier
à chacune d'elles. Les Méthodiques ſe
trouvent eux-mêmes forcés de reconnoître cette vérité, & d'abandonner
leurs principes ; car ils ne peuvent ſe
diſpenſer d'admettre des différences
eſſentielles entre les maladies qu'ils ran-
gent ſous le genre reſſerré ou relâché.
Ces différences ſont plus ſenſibles dans
les maladies compriſes ſous le genre
relâché ; car enfin autre choſe eſt de
vomir du ſang ; autre choſe de vomir de
la bile, ou de rendre les alimens ; d'a-
voir une dyſenterie, ou un flux de ventre ; d'être épuiſé par des ſueurs immodérées, ou de périr de conſomption. Les
humeurs ne ſe jettent-elles pas auſſi
quelquefois ſur certaines parties, com-

me fur les yeux , fur les oreilles ; il n'eft aucun membre du corps qui ne foit fujet à cet accident ; aucune de ces maladies néanmoins ne fe guérit l'une comme l'autre. Il faut donc que du principe général de relâchement , le Méthodique defcende à la curation qui eft propre à chaque efpece ; & cette curation exige encore fouvent l'application d'un remé-de particulier ; parce que les maladies femblables ne fe guériffent pas toujours, dans toutes les perfonnes, par les mêmes remédes. Il eft bien vrai qu'il eft des remédes propres à refferrer, ou à relâcher le ventre, & que ces remédes produifent immanquablement leur effet fur le plus grand nombre ; mais il en eft auffi chez lefquels ces mêmes remédes agiffent d'une façon toute différente que chez les autres. Ce n'eft donc point au mal en général , mais à la difpofition particuliére de ces perfonnes, qu'il faut avoir égard , pour pouvoir les traiter avec fuccès dans leurs maladies. Il fuffit auffi fouvent de connoître la caufe du mal pour le guérir. C'eft ce que nous avons vû faire depuis peu à Caffius, l'un des plus habiles Médecins de notre fiécle; ayant été appellé auprès d'un malade qui étoit très altéré, & qu'il fçut n'avoir

la fiévre que pour s'être enyvré, il lui
fit boire beaucoup d'eau froide. A peine
l'eau se fut-elle mêlée dans le corps avec
le vin, que l'agitation violente des liqueurs se rallentit, & que le malade
tomba dans un profond sommeil, accompagné d'une grande sueur qui em-
porta la fiévre. La raison qui fit que ce
Médecin plaça si à propos ce reméde, ne
fut pas, parce que le corps du malade
étoit resserré, ou relâché, mais parce
qu'il connoissoit la cause qui avoit précédé. Les Méthodiques conviennent
encore qu'il faut avoir égard aux saisons
& aux climats des Pays où l'on est. Car
dans les disputes qu'ils ont entre eux,
au sujet de la maniére dont les personnes en santé doivent se gouverner, ils
leur prescrivent, selon que les saisons
ou les climats sont contraires à la santé, d'éviter avec plus de soin le froid
ou le chaud, l'excès dans le boire & le
manger, le travail, l'incontinence ; de
ne prendre ni vomitif, ni purgatif,
quand même elles se sentiroient pesantes ; mais de se tranquiliser plus qu'elles
n'ont coutume de le faire. On ne peut
disconvenir de la vérité de ces remarques ; mais ce n'est point assez d'en
faire des préceptes généraux ; il faut

C iiij

encore en faire ufage dans les différens cas particuliers ; à moins que les Méthodiques ne veuillent nous perfuader qu'à la vérité les perfonnes en fanté doivent avoir égard aux faifons & aux climats ; mais que cela n'eft pas néceffaire pour les malades. Cependant fi quelqu'un à befoin de prendre des précautions, & d'ufer de ménagemens, ce font furtout ces derniers, qui, par rapport à leur foibleffe, font en butte à toutes fortes d'infirmités. Les maladies n'ont - elles pas auffi fouvent des caractères tout à fait différens chez les mêmes perfonnes ? Et n'a-t'on pas vû des gens qui n'ont pû être guéris par les remédes qui fembloient les mieux indiqués, & qui l'ont été par ceux qui paroiffoient les plus contraires. Il y a encore bien des différences à faire par rapport à la maniére de régler le manger ; je me contenterai d'en faire remarquer une. Un jeune homme par exemple, fupporte plus facilement la faim, qu'un enfant. On la fupporte auffi plus aifément lorfque l'air eft pefant, que lorfqu'il eft léger ; plus facilement en Hyver, qu'en Eté ; plus aifément lorfqu'on eft accoutumé à ne faire qu'un repas par jour, que lorfqu'on eft dans l'habitude d'en faire

deux, & lorſqu’on ne s’exerce pas, que
lorſqu’on s’exerce. Or il eſt ſouvent à
propos de ne pas laiſſer ſi long-tems
qu’un autre, ſans manger, une perſonne
qui ſupporte la faim moins aiſément.
Toutes ces raiſons me font conclure
que celui qui ne connoît pas les différences des maladies, eſt obligé de s’en
tenir aux généralités ; & que lorſqu’on
connoît ce qu’elles ont chacune de particulier, on ne doit point négliger non
plus, ce qu’elles ont de commun entre
elles ; mais y donner auſſi toute ſon attention. Ainſi à mérite égal, il vaut encore mieux avoir pour Médecin, un ami,
qu’un étranger. Mais revenons à notre
but. Je penſe donc que la Médecine doit
faire uſage du raiſonnement ; mais que
l’on doit prendre ſes principales indications des cauſes évidentes de la maladie;
qu’il faut bannir de l’Art & non pas de
l’eſprit de l’Artiſte, toutes les inductions
que l’on peut tirer des cauſes obſcures ;
qu’il eſt cruel & inutile d’ouvrir les
corps des vivans ; mais que ceux qui ſe
conſacrent à la Médecine, ne peuvent
ſe diſpenſer de diſſéquer des cadavres :
car ils doivent connoitre la poſition &
l’arrangement des parties , objets que
les cadavres nous repréſentent beau-

coup mieux que l'homme vivant & blef-
fé. Pour ce qui eft des chofes que l'on ne
peut connoître que fur le fujet vivant;
l'expérience nous les fera connoître dans
le panfement même des bleffures, d'une
maniére plus lente à la vérité; mais plus
douce & plus conforme à l'humanité.
Voilà ce que j'avois à dire fur cette matiére : maintenant je vais parler de la
maniére dont les perfonnes en fanté doivent fe comporter; enfuite je pafferai à
ce qui concerne les maladies & leurs
curations.

CHAPITRE PREMIER:

De la maniére dont les perfonnes ro-
buftes doivent fe comporter.

UN homme robufte qui fe porte
bien, & qui eft fon maitre, ne
doit point s'aflujettir à aucun régime.
Il n'a befoin, ni de Médecin, ni d'Ia-
tralepte. * Il doit mener un genre de
vie fort varié. Il faut qu'il foit, tantôt
à la campagne, tantôt à la ville , &
plus fouvent à la campagne. Qu'il na-
vige, qu'il chaffe, qu'il fe repofe quelquefois ; mais qu'il s'exerce fouvent :
car le repos appefantit le corps, le travail le fortifie ; l'un hate la vieilleffe,
l'autre prolonge la jeuneffe. Il eft bon
qu'il fe baigne, tantôt dans l'eau tiéde,
tantôt dans l'eau froide ; qu'il fe faffe
oindre dans un tems, & qu'il néglige
de le faire dans un autre ; qu'il ne fe
prive d'aucun aliment dont le peuple
fait ufage. Qu'il fe trouve quelquefois

---

* Médecin qui prétendoit guérir les maladies par les frictions, les fomentations , &
les applications d'onguent.

dans les feſtins ; que d'autres fois il s'en retire ; qu'il mange tantôt plus qu'il ne faut ; & tantôt qu'il ne prenne juſte que ce qu'il faut ; qu'il mange plûtôt deux fois par jour qu'une , & toujours beaucoup, pourvu que l'eſto-mac puiſſe faire la digeſtion. Cette maniére de vivre, & de s'exercer, eſt autant néceſſaire que celle des Athlétes eſt dangereuſe , & ſuperflue. Car ſi quelques affaires obligent d'interrom-pre l'ordre des exercices auxquels on s'eſt accoutumé, le corps s'en trouve mal ; & on a obſervé d'ailleurs , que les perſonnes qui ſe nourriſſent à la façon des Athlétes, tombent facilement malades , & vieilliſſent très prompte-ment.

Du Commerce des Femmes.

On ne doit , ni trop fuir , ni trop rechercher le commerce des femmes. Ce commerce, lorſqu'il eſt rare, fortifie ; il abbat, quand il eſt fréquent. Au reſte comme la fréquence ne ſe meſure point ici par la ſeule répétition des actes ; mais qu'elle s'eſtime par le tempéram-ment, l'âge & les forces ; il eſt bon de ſçavoir ſur cet article, que le commerce des femmes ,lorſqu'il n'eſt ſuivi ni

d'épuifement , ni de douleur , n'eft
point nuifible au corps. Le jour, il peut
être dangereux, la nuit il eft plus fûr ;
il faut cependant fe donner bien de garde de manger , de veiller , ou de travailler incontinent après. Voilà les chofes
que doivent obferver les perfonnes robuftes ; & elles ne doivent point, tant
qu'elles font en bonne fanté , ufer mal
à propos des remédes qui ne font faits
que pour ceux qui fe portent mal.

CHAPITRE II.

*Des précautions que doivent prendre
les perfonnes délicates.*

LES perfonnes délicates , dans la
claffe defquelles je mets la plus
grande partie des habitans des villes,
& prefque tous les hommes de Lettres , ont befoin de prendre plus de
précautions. Il faut qu'elles regagnent
par leur foin à veiller fur elles-mêmes, ce que leur foible conftitution,
la nature de leurs études, & du lieu où
elles habitent, leur fait perdre du côté
de la fanté. Ainfi donc , parmi cette

claſſe de gens , celui qui a bien digéré ,
pourra en toute ſureté ſe lever matin ; celui qui a digéré moins bien , doit
reſter plus long-tems au lit , & s'il eſt
forcé de ſe lever matin , il doit ſe recou-
cher pendant la journée. Celui qui n'a
point digéré du-tout , doit garder le lit ,
ſe tranquiliſer , ne ſe point livrer au
travail , ne faire aucun exercice , ni entreprendre la moindre affaire. Lorſqu'on eſt ſujet à avoir des rapports qui
ne ſont point accompagnés de douleur
à l'eſtomac , il faut boire de tems en
tems, quelques verres d'eau froide , &
outre cela, ſe tenir auſſi en repos ; habiter dans une maiſon bien éclairée , qui
ſoit expoſée au vent en Eté , & qui ait le
ſoleil en Hyver. On doit éviter le ſoleil
de midi , le froid du matin , & du ſoir ,
de même que les vapeurs qui s'élévent
au-deſſus des Rivieres & de Lacs. Il ne
faut pas s'expoſer à un air nébuleux , &
froid , ni à la chaleur du ſoleil , pour ne
point éprouver alternativement l'action
du froid , & du chaud ; car il n'y a rien
de plus propre à exciter des rhumes, des
enroumens, & des fluxions. C'eſt ſur-
tout dans les lieux où l'air eſt mauvais ,
& où les choſes dont nous venons de
parler , produiſent même quelquefois la

peſte, qu'il eſt bon de prendre ces précautions. L'on peut être ſûr que l'on ſe
porte bien, lorſque tous les matins l'urine que l'on rend, eſt d'abord blanche, &
enſuite jaunatre. La premiére marque
que la digeſtion ſe fait bien ; la ſeconde,
que la digeſtion eſt faite. Lorſqu'on eſt
éveillé, on doit ſe tenir encore pendant
quelque tems au lit, & enſuite, à moins
que ce ne ſoit en Hyver, ſe bien laver
la bouche avec de l'eau froide. Dans les
longs jours, il vaut mieux faire la méri-
dienne avant le repas ; & après, dans les
courts. En Hyver il eſt à propos de ne
rien faire pendant toute la nuit ; ou ſi
l'on eſt forcé de travailler, il ne faut
pas le faire immédiatement après qu'on
a mangé ; mais lorſque la digeſtion eſt
faite. Celui qui a travaillé pendant
la journée, ſoit à ſes affaires particuliéres, ſoit aux affaires publiques,
doit employer quelque tems pour ſe
délaſſer & ſe remettre de ſes fatigues,
Il doit commencer par l'exercice qui
doit toujours précéder le manger. Cet
exercice ſera moindre pour celui qui a
peu travaillé, & qui a bien digéré ; plus
conſidérable pour celui qui y eſt accoutumé, & qui a moins bien digéré.
La lecture à haute voix, les armes,

la paume, la courfe, la promenade,
font des exercices falutaires. Lorfqu'on
fe proméne, il ne faut pas que ce
foit dans un lieu abfolument uni ; il
eft bon qu'il y ait des montées, & des
defcentes ; cela caufe une variété de
mouvement dont le corps fe trouve
bien, à moins qu'il ne foit fort foible.
La promenade eft meilleure en plein
air, que fous un portique ; meilleure,
fi la tête le permet, au foleil, qu'à
l'ombre ; meilleure à une ombre formée par des murs, ou des allées d'ar-
bres, qu'à celle des toits. L'on fe trouve mieux auffi de fe promener en ligne droite, que d'aller en tournant.
La fin de l'exercice doit être la fueur,
ou tout au moins une laffitude qui
ne foit point accompagnée de fatigue. Il
faut s'exercer, tantôt plus, tantôt moins.
On ne peut prefcrire la-deffus, comme
aux Athlétes, de régles fixes ; il fuffit de
dire que l'exercice ne doit point être
immodéré. Après l'exercice, il eft à
propos quelquefois de fe faire parfumer,
ou à la chaleur du foleil, ou à celle du
feu, & d'autres fois de prendre le
bain ; mais il faut que ce foit toujours
dans une falle fort élevée, bien éclairée, & fort fpacieufe. Il n'eft pas cependant

pendant toujours néceſſaire de s'oindre, ou de ſe baigner ; mais il eſt bon de faire ſouvent l'un ou l'autre, ſelon la diſpoſition du corps, & de ſe repoſer enſuite pendant quelque tems. Quant au manger, il n'eſt jamais avantageux d'en prendre trop ; il y a auſſi du danger de n'en point prendre aſſez. L'excès dans le boire, eſt ordinairement moins nuiſible au corps, que l'excès dans le manger. L'on ſe trouve mieux de commencer le repas, par les ſalines, les légumes, & les autres choſes de cette nature ; on en vient enſuite à la viande. La meilleure eſt celle qui eſt rôtie, ou bouillie ; tous les ragouts ſont nuiſibles pour deux raiſons ; la premiére parce qu'on en mange trop, à cauſe de leur bonne ſaveur qui excite l'appetit ; la ſeconde, parce qu'ils ſe digérent toujours moins bien, quand même, on n'en prendroit pas trop. Le deſſert ne fait point de mal à un bon eſtomac ; mais il s'aigrit dans un eſtomac foible. Ainſi, ſi on n'a pas l'eſtomac bon, on fera mieux de manger d'abord des dattes, des pommes, & autres fruits ſemblables. Si on a bu plus qu'il ne falloit pour étancher la ſoif, il ne faut plus manger. Il ne faut rien faire lorſque l'eſtomac eſt plein. Lorſqu'on a mangé beaucoup, la digeſtion ſe fait plus facilement, ſi l'on boit par-deſſus tout ce qu'on a pris, un verre d'eau froide ; que l'on veille encore quelque tems, & que l'on dorme enſuite d'un ſommeil plein & tranquille. Une perſonne qui a fait un grand dîner, ne doit point s'expoſer ni au froid, ni au chaud, ni travailler immédiatement après ; car le froid, le chaud & le travail nuiſent bien plus aiſément lorſqu'on a mangé, que lorſqu'on eſt à jeun. On ne doit point travailler, lorſqu'on prévoit que l'on ſera dans le cas d'être long-tems ſans manger.

CHAPITRE III.

De quelques précautions particuliéres relatives aux nouveaux incidens qui arrivent ; aux différens tempéramens ; aux ſexes ; aux âges, & aux ſaiſons de l'année.

LES régles que nous venons de donner, s'étendent preſque à tour. Néanmoins les nouveaux incidens qui arrivent ; la diverſité des tempéramens,

des fexes, des âges , & des faifons de
l'année, exigent encore que l'on prenne des précautions particuliéres. Ce ne
feroit pas fans danger , par exemple,
qu'on pafferoit d'un lieu où l'air eft
fain , dans un où il feroit mauvais ; ou
d'un endroit où il feroit mauvais , dans
un où il feroit fain. Au commencement
de l'Hyver, il y a moins de rifque de paffer d'un air fain , dans un qui ne l'eft
point ; c'eft tout le contraire au commencement de l'Eté. Il n'eft point à
propos non plus, de prendre une trop
grandre quantité d'alimens , lorfqu'on
a été quelque tems , fans manger ; ni de
refter trop long-tems fans rien prendre,
après qu'on a mangé beaucoup. On doit
craindre d'être incommodé , lorfque,
contre fon ordinaire , on mange une
fois ou deux par jour, avec excès. L'on
ne peut pareillement, fans s'expofer à
un très-grand danger , paffer tout à coup
d'un travail immodéré au repos ; ni
d'un trop long repos au travail. Il faut
fe difpofer peu à peu au changement.
Un jeune homme , un vieillard fupporte plus facilement telle efpece de
travail que ce puiffe être, qu'un homme dans l'âge de confiftance , qui n'eft
point accoutumé à travailler. Ainfi une

vie trop oisive n'est point sans inconvénient , puisqu'il peut se rencontrer des occasions , où l'on soit forcé de travailler. Lorsqu'un homme qui n'est point accoutumé au travail , s'y est livré ; ou même lorsqu'une personne qui y est faite , a travaillé plus qu'elle n'a coutume de faire , elle doit se mettre au lit , sans rien prendre ; principalement si elle a la bouche amére , les yeux pesans , & le ventre dérangé. Dans ce cas, on ne doit pas rester au lit à jeun ce jour là seulement ; mais il faut encore s'y tenir le lendemain , de la même façon ; à moins que le repos n'ait d'abord tout dissipé. Si cela arrive, il faut se lever, se promener un peu , & à petits pas. Mais si l'on n'a pas besoin de dormir, parce que l'on a peu travaillé, il est toujours néanmoins fort à propos de se promener de la maniére que nous venons de dire.

C'est une regle générale pour tous ceux qui après s'être fatigués, veulent manger , de se promener un peu ; & après la promenade, s'il n'y a point de bain dans l'endroit où ils font, de se faire oindre dans un lieu chaud, soit au Soleil, soit au feu, & de suer ensuite; s'il y en a un, de se tenir d'abord dans le

Tepidarium *; enfuite lorfqu'ils fe font
un peu repofés, de fe mettre dans le
bain; de fe faire oindre en fortant du
bain, avec beaucoup d'huile; de fe faire
faire enfuite de légéres frictions, & de
fe remettre de nouveau dans le bain.
Après quoi ils fe doivent rincer la bouche d'abord avec de l'eau tiéde, & enfuite avec de l'eau froide. Ces perfonnes n'ont pas befoin d'un bain fort
chaud. Si quelqu'un pour s'être trop
fatigué, eft menacé d'avoir la fiévre,
il doit prendre dans un endroit tiéde,
un demi bain d'eau chaude, à laquelle
on ait ajouté un peu d'huile; fe faire
enfuite frotter legerement toutes les
parties du corps; mais furtout celles
qui ont été dans l'eau, avec de l'huile,
dans laquelle on ait mêlé du vin & un
peu de fel broyé. Après ces précautions,
les perfonnes qui fe font fatiguées, peuvent en toute fureté prendre de la nourriture, mais une nourriture humectante
& rafraîchiffante. Elles ne doivent boire que de l'eau, ou du moins fe contenter d'un vin détrempé avec beaucoup d'eau, & propre à faire couler
l'urine. On ne doit point ignorer que

---

* Salle du bain tiéde.

rien n'eſt plus pernicieux que de boire
de l'eau froide lorſqu'on ſue, pour avoir
trop travaillé ; & qu'il y a du danger
d'en boire, lors même que la ſueur eſt
paſſée, ſi l'on ſe ſent fatigué après une
route qu'on a faite. Aſclepiade a prétendu qu'elle étoit auſſi nuiſible à ceux
qui ſortent du bain. Cela eſt vrai des
perſonnes chez leſquelles le ventre ſe
lâche aiſément, & qui courent des riſ-
ques toutes les fois qu'elles ont le ventre
trop libre, ou qui friſſonnent pour la
moindre choſe ; mais on ne peut en faire
une regle générale pour tous ; puiſque
rien n'eſt plus naturel que de rafraîchir l'eſtomac lorſqu'il eſt échauffé, &
de le rechauffer lorſqu'il eſt refroidi.
Au reſte, ce que je dis ici, ne m'empêche point d'avouer qu'un homme en
ſueur, pour s'être trop fatigué, ne doit
point boire d'eau froide. Lorſqu'on a
mangé différentes ſortes de mêts, & pris
beaucoup de boiſſon détrempée, il eſt
à propos de ſe faire vomir le jour
même ; de ſe repoſer pendant long-tems
le lendemain, & enſuite de s'exercer
un peu. Si l'on a des baillemens fréquens, il faut boire alternativement
tantôt de l'eau, tantôt du vin ; & ne
faire uſage du bain que rarement. Le

changement de travail diminue aussi la lassitude. Une personne qui est fatiguée d'un travail auquel elle n'est point accoutumée, se delasse, en reprenant le genre d'occupation auquel elle est faite. Lorsqu'on est fort las, il n'y a rien de mieux pour dissiper la lassitude, que le lit dans lequel on couche tous les jours. Un lit au contraire, auquel on n'est point accoutumé, fatigue ; & on y est mal à son aise, soit qu'il soit mollet ou dur. Il est des précautions particuliéres qu'un homme qui se fatigue en se promenant, doit prendre. Il se sentira soulagé, si dans le tems même qu'il est à la promenade, il se fait frotter souvent. Après la promenade, il faut qu'il se repose sur un siége ; qu'ensuite il se fasse oindre, & qu'enfin il se fomente toutes les parties du corps ; mais principalement les inférieures, dans un bain d'eau chaude. Celui qui a été exposé long-tems à l'ardeur du Soleil, doit sur le champ se rendre dans l'endroit du bain, s'y faire frotter le corps & la tête avec de l'huile, & se mettre ensuite dans un bain fort chaud, où on lui versera sur la tête d'abord de l'eau chaude, & ensuite de la froide. Celui au contraire, qui a eu très-froid, a befoin de fe tenir bien couvert dans une étuve, d'y refter jufqu'à ce qu'il fue; enfuite de fe faire oindre & de fe baigner. Il doit prendre peu de nourriture, & boire fon vin pur.

Celui qui a été fur Mer, & qui a des naufées, ne doit point manger du tout; ou du moins ne manger que fort peu, s'il a vomi beaucoup de bile. S'il a rendu une pituite aigre, il doit à la vérité prendre de la nourriture, mais une nourriture plus legere que celle qu'il prend ordinairement. S'il a eu des naufées fans vomir, il ne doit rien prendre; ou vomir après avoir mangé. Lorfqu'on a été affis pendant toute une journée, foit dans une litiére, foit aux fpectacles, il ne faut point courir, mais fe promener à petits pas. Il eft bon auffi de refter long-tems dans le bain, & de ne fouper que legerement. Si on a trop chaud dans le bain, on peut fe rafraîchir, en tenant dans la bouche du vinaigre, ou, au défaut de vinaigre, de l'eau froide. On doit s'attacher fur toutes chofes, à bien connoître le temperament. Il eft des perfonnes maigres, il en eft de graffes; les uns font d'un temperament chaud, les autres font d'un temperament froid;

ceux-ci

ceux-ci font d'un temperament pituiteux; ceux-là d'un temperament bilieux.
Les uns ont le ventre libre, les autres
l'ont refferré ; il eft rare qu'on n'ait
pas quelque partie du corps, foible.
Un homme maigre doit mener un régime de vivre, qui lui donne de l'embonpoint ; celui qui eft gras, doit en obferver un tout contraire. Lorfqu'on eft
d'un temperament chaud, il faut fe rafraichir ; il faut s'échauffer lorfqu'on
eft d'un temperament froid. Les perfonnes pituiteufes fe trouvent bien de
tout ce qui deffeche, & les bilieufes de
tout ce qui peut humecter. Il faut refferrer le ventre à ceux qui l'ont trop
libre, & le relâcher à ceux qui l'ont
trop refferré. Enfin l'on doit toujours
fécourir la partie qui eft la plus foible.

Des Incraffans.

Les Incraffans font, l'exercice moderé, le repos fréquent, l'onction, le
bain, fi on le prend après le diner ; la
conftipation, le froid moderé en hiver,
un fommeil plein, mais pas trop long ;
un lit mollet, la tranquillité d'ame, des
alimens, tant folides que liquides, doux
& gras, pris fouvent, & en auffi grande
quantité, que l'eftomac peut en digérer.

Des Attenuans.

Les Attenuans font, l'eau chaude, fi l'on fe tient dedans, & fur tout fi elle eft falée ; le bain à jeun ; l'ardeur du Soleil ; toute forte de chaleur ; les foins ; la veille ; le fommeil ou trop court, ou trop long ; la terre pour lit en été ; un lit dur en hiver ; la courfe ; la pro-menade, fi elle dure long-tems ; tout exercice violent ; le vomiffement ; la purgation ; les fubftances acides & au-ftères ; l'habitude de ne faire qu'un re-pas par jour ; & de boire à jeun, du vin qui ne foit pas trop froid.

Puifque nous avons mis au nombre des Attenuans, le vomiffement & la purgation, il eft néceffaire de parler de l'un & de l'autre en particulier. Je fçais que le vomiffement a été rejetté par Afclepiade, dans le Livre qu'il a compo-fé fur la maniére de conferver la fanté : & je ne lui fais point un réproche d'a-voir blamé la coûtume de ceux qui fe font vomir tous les jours, pour augmen-ter leur appetit ; je prétends feulement qu'il a pouffé les chofes un peu trop loin, fur cette matiére. Il profcrit auffi dans le même Livre la purgation. Ces

deux fortes d'évacuations, font perni-
cicufes, il eſt vrai, ſi elles ſe font par
le moyen de médicamens trop violens ;
mais il eſt faux de dire qu'il faille les
bannir pour toujours de la Médecine.
Car il eſt des circonſtances, où, eu égard
aux faiſons & aux temperamens, elles
peuvent être néceffaires ; & on peut
retirer de grands avantages des vomitifs, & des purgatifs, pourvû qu'on ne
les employe que lorſqu'il en eſt befoin,
& de la maniére convenable. Aſclepiade lui-même eſt forcé d'avouer qu'il
faut expulfer du corps les matiéres vitiées & corrompues ; il ne faut donc pas
rejetter entiérement les vomitifs & les
purgatifs ; il peut y avoir bien des cas
qui les exigent ; mais ces remédes, pour
bien faire, demandent à être admini-
ſtrés avec beaucoup de précautions, &
de difcernement.

Du Vomiſſement.

Le Vomiffement eſt plus utile en hiver
qu'en été ; car dans cette premiére faifon, la pituite eſt plus abondante, & la
tête eſt plus chargée. Il eſt nuiſible aux
perfonnes maigres, & qui ont l'eſtomac
foible. Il fait bien à toutes les perfonnes

repletes & bilieuses, si elles ont trop mangé, ou si elles digérent mal ; car si on a mangé plus qu'on ne peut digérer, il ne faut point s'exposer à laisser corrompre dans l'estomac les alimens qu'on a pris ; & s'ils sont déja corrompus, rien de plus commode que de les faire sortir de l'estomac par la voie par où ils peuvent en sortir sur le champ. Ainsi lorsqu'on a des rapports amers, qui sont accompagnés de pesanteur & de douleur à l'estomac, il ne faut point différer à avoir recours au vomissement. Il fait bien aussi à ceux qui ont la poitrine fort échauffée, qui crachent souvent, ou qui ont des nausées fréquentes, des tintemens d'oreille, les yeux larmoyans, & la bouche amère. Il convient encore aux personnes qui changent d'air, ou de lieu, & qui ressentent des douleurs dans la région de l'estomac, lorsqu'elles ont été plusieurs jours sans vomir. Je n'ignore pas que l'usage de ce reméde exige un repos, que les gens qui sont forcés d'agir, ne sont pas toujours les maîtres de se procurer ; & que le repos ne fait pas également bien à tout le monde. Aussi ne ferai-je point difficulté d'avouer qu'il ne faut point se faire vomir pour s'aiguiser l'appetit ; mais je

crois qu'il est demontré par l'expérience, qu'il est quelquefois nécessaire de le
faire pour se conserver en santé. J'avertis
cependant que quiconque veut se bien
porter, & vivre long-tems, ne doit
point s'en faire une habitude journa-
liere. Lorsqu'on veut vomir après avoir
mangé, si l'on vomit aisément, il suffit
de boire de l'eau tiéde ; mais si l'on vomit plus difficilement, il faut ajouter à
l'eau tiéde, un peu de sel, ou de miel ;
si l'on veut vomir le matin, il faut boire
auparavant du vin miellé, ou manger
de l'hyssope, ou des racines de Raifort,
& boire ensuite de l'eau tiéde, comme
nous l'avons dit ici-dessus. Tous les autres remédes que les anciens Médecins
ont prescrits pour exciter le vomissement, sont contraires à l'estomac. Après
le vomissement, si l'on se sent foible, il
faut manger un peu ; mais choisir une
nourriture qui convienne à l'estomac,
& boire trois verres d'eau froide, parce
que le vomissement a fort échauffé le
gosier. Si on a vomi le matin, on doit se
promener, se faire oindre, & ensuite
souper. Si c'est après le souper qu'on a
vomi, on doit se baigner le lendemain,
& suer dans le bain. L'on se trouvera
bien de ne prendre que fort peu de

nourriture la premiére fois ; il faut se contenter de pain cuit de la veille, de vin austère, sans eau ; de viande rôtie, & d'alimens fort secs. Si l'on est dans l'usage de se faire vomir deux fois par mois, il vaut mieux le faire deux jours de suite, qne de mettre quinze jours de distance entre chaque fois, à moins qu'on ne se sente la poitrine embarrassée, si l'on est plus de quinze jours sans se faire vomir.

De la Purgation.

Il est nécessaire de se purger lorsque le ventre est paresseux, qu'on ne va presque point à la selle, & qu'en conséquence, on éprouve des flatuosités, des vertiges, des douleurs de tête, & d'autres incommodités qui se font sentir, sur-tout dans les parties supérieures. C'est en vain que pour ces sortes de maux, on attendroit quelque soulagement du repos & de la diéte, qui ont coutume de les produire. Celui qui veut se purger, doit premiérement faire usage d'alimens & de vins qui soient propres à cela ; & ensuite employer l'Aloës, si ces premiéres choses ne font rien. Si l'on se trouve bien de se purger quelquefois, il n'eſt pas moins dangereux de le faire trop ſouvent. Le corps s'accoutume à ne point prendre de nourriture ; il devient foible, & cet état de foibleſſe le met en proie à toutes les maladies.

Des rafraîchiſſans & des échauffans.

L'onction, l'eau ſalée, ſur-tout ſi elle eſt chaude, toutes les ſalines en général, le vin auſtère, échauffent. Au contraire, les amers pris à jeun, les ſubſtances charnues, le bain après le manger, le ſommeil, à moins qu'il ne ſoit trop long, tous les acides, l'eau fort froide, l'huile mêlée avec l'eau, & les lotions rafraîchiſſent.

Des humectans & des deſſéchans.

Le travail, s'il eſt moindre qu'à l'ordinaire, l'uſage fréquent du bain, une nourriture pleine & abondante, une boiſſon copieuſe, la promenade & la veille après les repas, ſont propres à humecter le corps. On doit mettre auſſi dans la claſſe des humectans, la promenade par elle-même, ſi l'on ſe promene long-tems, & avec activité ;

l’exercice du matin , ſi l’on ne mange
pas immédiatement après ; toutes les
eſpéces d’alimens qui viennent des lieux
frais , pluvieux & arroſés de beaucoup de fontaines. L’exercice immodéré,
la faim, l’onction, la chaleur, la trop
grande expoſition au ſoleil, deſſéchent;
l’uſage exceſſif du ſel, l’eau froide, la
nourriture priſe immédiatement après
l’exercice , & les alimens tirés des
lieux ſecs & chauds , ſont deſſéchans.

Des moyens de reſſérer , & de relâ-cher le ventre.

Le travail, le repos ſur un ſiége, la
craye dont les Potiers ſe ſervent, appliquée ſur le corps, la diminution dans
le manger qu’on ne prend qu’une fois
par jour, tandis qu’on avoit coutume
d’en prendre deux fois ; une boiſſon peu
abondante, & priſe ſeulement lorſqu’on
a mangé la quantité de nourriture qu’on
avoit envie de prendre, le repos après
les repas, reſſerrent le ventre. Il ſera
libre au contraire , ſi l’on mange, &
ſi l’on ſe proméne plus qu’on n’a coutume de faire, ſi l’on s’exerce immédiatement après les repas ; ſi on en-
tremêle ſa boiſſon avec le manger. On

ne doit point ignorer non plus, que le vomissement resserre le ventre, lorsqu'il est lâche, & qu'il le lâche lorsqu'il est resserré. On peut encore se resserrer le ventre, si l'on se fait vomir incontinent après qu'on a mangé ; mais lorsqu'on ne le fait que long-tems après, on se procure la liberté du ventre.

De la diversité des âges.

Quant aux différens âges, les Adultes supportent facilement la faim ; les jeunes gens moins bien ; les enfans & les vieillards ne peuvent la supporter en aucune façon. On a besoin de prendre des alimens, d'autant plus souvent qu'on supporte la faim avec moins de facilité ; c'est sur-tout lorsque le corps grandit, qu'il est nécessaire de prendre fréquemment de la nourriture. Le bain tiéde convient fort aux enfans & aux vieillards. Il faut que les enfans boivent leur vin mêlé avec beaucoup d'eau, & que les vieillards boivent le leur pur ; mais ni dans l'un, ni dans l'autre de ces âges, on ne doit point user de vin violent, & capable d'exciter une grande raréfaction dans les liqueurs. Pour les jeunes gens, ils n'ont pas besoin de prendre tant de précautions , ni pour le choix des alimens dont ils doivent faire ufage, ni pour la maniére dont ils doivent fe gouverner. Ceux qui ont eu le ventre lâche dans la jeuneffe , l'ont ordinairement refferré dans la vieilleffe ; & ceux qui l'ont eu refferré dans la jeuneffe, l'ont lâche dans la vieilleffe ; mais il vaut mieux l'avoir lâche lorfqu'on eft jeune, & refferré lorfqu'on eft vieux.

De la différence des faifons.

Il faut auffi faire attention aux différentes faifons de l'année. En Hyver, on doit manger d'avantage , boire moins de vin, mais plus pur; manger beaucoup de pain , ufer par préférence de chair bouillie, & faire peu d'ufage des légumes. Il ne faut manger qu'une fois par jour, à moins que le corps ne foit trop refferré. Si l'on dîne , il eft à propos de ne prendre que quelques alimens fecs, & même en petite quantité, fans manger de viande, & fans boire. Tout ce que l'on mange dans cette faifon, doit être chaud , ou du moins propre à exciter la chaleur. Le commerce des femmes eft alors moins pernicieux. Au Printems, il faut commencer à manger un peu moins, & à boire d'avantage ; mais tremper son vin plus qu'en Hyver ; faire plus d'usage de la viande & des légumes, & passer peu à peu de l'usage de la viande bouillie, à celui de la viande rôtie. Il n'y a point de saison dans l'année où le commerce des femmes fasse autant de bien.

De la diéte d'Eté.

En Eté, on a besoin de manger, & de boire plus souvent. Ainsi il est à propos de diner dans cette saison. C'est sur-tout en Eté qu'il est bon de vivre de chair & de légumes. La boisson doit être très délayée, pour étancher la soif, sans échauffer. Le bain froid, la viande rôtie, les alimens froids, ou qui rafraîchissent, sont les plus convenables ; l'on doit prendre d'autant moins d'alimens à la fois, qu'il est nécessaire d'en prendre plus souvent.

De la diéte d'Automne.

On court beaucoup de danger en Automne, à cause de la variété du tems dans cette saison ; c'est pourquoi il ne faut point s'exposer à l'air, sans habits & sans être chauffé, principalement les jours où il fait froid. On ne doit point non plus coucher à l'air, ou si l'on y couche, il faut être bien couvert. Il est à propos de commencer à se nourrir un peu plus, à boire moins de vin, mais plus pur. Il y en a qui pensent que les fruits, dont bien des gens mangent avec excès, pendant toute la journée, sans rien diminuer de la nourriture plus forte qu'ils prennent d'ailleurs, sont nuisibles. Mais ce ne sont point les fruits ; c'est la trop grande quantité qu'on en mange, qui fait mal. Il y a même moins de danger à trop manger de fruits, que de toute autre chose. Cependant il ne faut point en manger plus souvent, que d'aucun autre aliment ; & lorsque l'on en mange, l'on doit toujours retrancher quelque chose de la quantité des autres nourritures que l'on a coutume de prendre. Le commerce des femmes n'est point avantageux, ni en Eté, ni en Automne ; il est moins nuisible néanmoins dans cette derniére saison. Mais il faut en Eté, si l'on peut, s'en abstenir totalement.

CHAPITRE IV.

De ceux qui ont la tête foible.

JE vais parler maintenant de ceux qui ont quelque partie du corps, foible. Celui qui a la tête foible, doit tous les matins, s'il a bien digéré, se la frotter doucement avec les mains. Il ne doit jamais, si cela est possible, avoir la tête couverte, ni se la faire raser fort près de la peau. Il prendra garde de ne point s'exposer au clair de la Lune, sur-tout avant la conjonction de cette planette avec le soleil ; Il ne faut pas qu'il marche immédiatement après avoir mangé. Celui qui porte ses cheveux, doit les peigner tous les jours, se pro-mener beaucoup ; mais s'il est possible, il ne faut point que ce soit, ni dans la maison, ni au soleil ; car l'ardeur du soleil pourroit lui faire mal, sur-tout après les repas. Il se trouvera mieux de se faire oindre, que de se baigner. Lors-qu'il se fait oindre, ce doit être à la chaleur d'un brasier ardent, & non pas à celle de la flamme. S'il vient au bain, il doit d'abord, sans se dépouiller

de ſes habits, ſuer un peu dans le *Tepi-*
darium ; (*a*) s'y faire enſuite frotter, &
de-là, paſſer dans le *Calidarium* ; (*b*)
il ne ſe baignera point après avoir ſué ;
mais il ſe fera répandre ſur la tête & ſur
tout le corps, une grande quantité d'eau
d'abord chaude, & enſuite tiéde ; & enfin il doit ſe laver la tête plus long-tems
que les autres parties ; ſe la frotter enſuite pendant quelque tems, & ſe faire
oindre, après s'être eſſuyé. Rien ne fait
tant de bien à la tête, que l'eau froide.
Il faut donc, lorſqu'on à cette partie
foible, ſe la tenir plongée tous les
jours en Eté, pendant quelque tems,
dans un grand vaiſſeau rempli d'eau
froide. Et l'on doit, lors même qu'on
ſe fait oindre ſans ſe baigner, & que
tout le corps ne s'accommoderoit point
également du froid du bain, ſe faire
verſer ſur la tête de l'eau froide. Ainſi
ſi l'on ne veut point que l'eau mouille
les autres parties du corps, il faut ſe
tenir la tête panchée en devant, afin
que l'eau ne deſcende point ſur le col.
Il eſt même à propos de la diriger
avec les mains le long des joues, pour

(*a*) Salle du bain tiéde.
(*b*) Salle du bain chaud.

empêcher qu'elle ne tombe fur les
yeux, ou fur quelqu'autre partie. On
doit manger peu, & ne faire ufage que
d'alimens de facile digeftion. Si on
éprouve des maux de tête, lorfqu'on eft
à jeun, il faut manger vers le milieu de
la journée. Mais fi l'on n'en reffent
point, on fera mieux de ne faire qu'un
repas. Il eft plus à propos d'ufer pour
fa boiffon ordinaire, de vin léger détrempé avec de l'eau, que de ne boire
que de l'eau pure, afin d'avoir un reméde auquel on puiffe avoir recours,
lorfqu'on a mal à la tête. Ainfi on ne
doit point faire fa boiffon ordinaire,
ni du vin, ni de l'eau pure ; mais
boire alternativement de l'un & de l'autre, fi l'on veut qu'ils tiennent lieu de
reméde. Après le fouper on ne doit, ni
lire, ni écrire, ni déclamer, ni même
méditer trop attentivement ; mais rien
fur-tout n'eft plus contraire que le vomiffement.

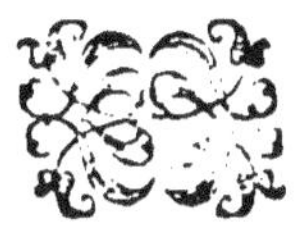

CHAPITRE V.

De ceux qui sont sujets aux maux d'yeux, de gorge ; aux fluxions & aux rhumes.

CE n'est pas seulement à ceux qui ont la tête foible, que l'usage de l'eau froide est avantageux ; il l'est encore à ceux qui sont sujets aux maux d'yeux, aux maux de gorges aux rhumes, & aux fluxions. Ils doivent se laver tous les jours, non seulement la tête, mais encore la bouche, avec de l'eau froide. Ceux qui ont besoin de ce secours, doivent sur-tout s'en servir lorsque les vents du midi ont rendu l'air plus pesant. En général, la contention & le travail d'esprit sont nuisibles au corps après qu'on a mangé ; mais sur-tout aux personnes qui sont sujettes aux douleurs de tête, aux maux de gorge, ou à quelqu'autre maladie de la bouche. Un moyen de se garantir des rhumes & des fluxions, lorsqu'on y est sujet, est de changer, le moins qu'il est possible, d'air, de lieu, d'eau ; de se bien couvrir la tête, lors-

qu'on

qu'on va à l'air, afin qu'elle ne puisse
point s'échauffer par l'ardeur du soleil,
ou se refroidir par le froid qui est produit quelquefois tout à coup par un
amas de nuages. Il est bon aussi de se
faire raser la tête à jeun, lorsque la
digestion est faite, & de ne lire, ni écrire, lorsqu'on a mangé.

CHAPITRE VI.

*Des Remédes contre la trop grande
liberté du Ventre.*

CEux qui ont le ventre trop libre,
doivent s'exercer les parties supérieures, en jouant à la paume, ou en
faisant quelque autre exercice de la
même nature, & en se promenant à
jeun ; ils doivent éviter la grande ardeur du Soleil, l'usage fréquent du
bain ; se faire oindre sans suer ; ne
point user de différentes sortes d'alimens, ou qui soient fort succulens ; ne
point manger de legumes, de plantes
qui restent peu dans l'estomac ; mais se
nourrir d'alimens qui se digérent lentement. Le gibier, les poissons dont la

chair eſt dure, la viande rôtie des animaux domeſtiques, eſt ce qui leur convient le mieux. Ils ne doivent point
uſer pour leur boiſſon, de vin ſalé,
doux, léger; mais d'un vin auſtere,
qui n'ait rien perdu de ſa force, & qui
ne ſoit pas trop vieux. Il ne faut point
qu'ils boivent de Mulſum,*à moins qu'il
ne ſoit fait avec le miel cuit. Il eſt bon
qu'ils boivent froid, à moins que cela
ne leur donne la colique. Ces ſortes de
perſonnes, lorſqu'elles ſe ſentent in-
commodées du ſouper, doivent ſe faire
vomir ſur le champ, recommencer le
lendemain, & le troiſiéme jour ne prendre qu'un peu de pain trempé dans du
vin; ou bien manger des œufs frits dans
de l'huile, ou dans du vin doux cuit,
ou quelque autre liqueur ſemblable; &
ſe remettre enſuite à la vie ordinaire.
Il faut qu'elles ſe tranquiliſent après les
repas, qu'elles ne s'appliquent à rien,
& qu'elles ne ſe proménent pas, même
doucement.

---

* Vin dans lequel il entre du Miel,

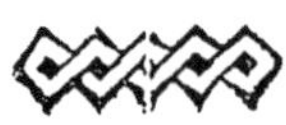

CHAPITRE VII.

Des Remédes contre la Colique.

SI l'on est sujet à avoir la colique, mal dont le siége est dans le gros intestin que les Grecs appellent *Colon*, & qui est ordinairement occasionné par des vents retenus dans cet intestin, lorsque les digestions se font mal ; il faut faire ensorte de mettre l'estomac en état de bien digérer. Pour cela, la personne sujette aux coliques, fera bien de lire à haute voix, de s'exercer beaucoup, de faire usage du bain tiéde ; de boire & de manger chaud ; d'éviter le froid, de renoncer aux legumes, à toutes les choses douces, & se donner garde de rien prendre qui puisse causer des vents.

CHAPITRE VIII.

Des Remédes contre la foiblesse d'Estomac.

LORSQU'ON a l'estomac foible, il faut lire à haute voix, & après la lecture se promener, jouer à la paume,

faire des armes, ou ſe livrer à tout autre exercice qui mette en mouvement &
en action les parties ſupérieures; il ne
faut point boire d'eau, mais du vin
chaud; faire deux repas par jour, & ne
prendre chaque fois, que la quantité
d'alimens que l'eſtomac peut digérer
aiſément; uſer pour ſa boiſſon ordinaire, de vin leger & auſtère, prendre
après les repas, quelques potions froides. La pâleur, la maigreur, les douleurs des hyppocondres, les nauſées,
les vomiſſemens, les maux de tête lorſque l'on eſt à jeun, annoncent la foibleſſe d'eſtomac. Ceux chez leſquels ces
ſignes ne ſe trouvent point, ont l'eſtomac bon. Il ne faut pas là-deſſus en
croire toujours nos Romains; car ſouvent, lorſque dans les maladies, ils ont
ſouhaité du vin ou de l'eau froide, ils
rejettent ſur la prétendue mauvaiſe con-
ſtitution de leur eſtomac, l'uſage d'une
boiſſon qui fait leurs délices. Ceux qui
digérent lentement, & qui pour cette
raiſon, ont les hyppocondres gonflés, ou
qui éprouvent des chaleurs & une alte-
ration conſidérable pendant la nuit, doivent avant que de ſe coucher, boire deux
ou trois verres d'eau froide, à travers
un ſiphon. Les perſonnes chez leſquel-

les la digeſtion ſe fait lentement, ſe
trouvent bien auſſi de lire à haute voix,
enſuite de ſe promener, & après la promenade, de ſe faire oindre, ou de ſe baigner; il eſt à propos qu'elles boivent
toujours leur vin froid ; qu'après les
repas, elles prennent une grande * potion, mais à travers un ſiphon, comme
je l'ai dit plus haut, & pardeſſus cette
potion un verre d'eau froide. Si le manger s'aigrit, il faut boire de l'eau tiéde
avant que de rien prendre, & enſuite
vomir. Si cela donne le dévoyement, il
n'y a rien de mieux après chaque ſelle,
que de boire un verre d'eau froide.

CHAPITRE IX.

*Précautions que doivent prendre ceux
qui ont des douleurs de Nerfs.*

LOrsqu'on reſſent des douleurs
dans les nerfs, ce qui eſt ordinaire
à ceux qui ont la goutte aux piés, ou
aux mains ; il faut autant qu'il eſt poſſi-

---

* Breuvage, compoſé de différens médicamens.

ble, exercer & expofer au froid la partie qui eſt affectée, excepté dans le tems
où la douleur fe fait fentir; car alors
il n'y a rien de mieux que le repos. Le
commerce des femmes eſt toujours nuifible à ces fortes de perfonnes. Il eſt
très - avantageux dans la goutte, de
même que dans toutes les autres efpéces d'incommodités, de bien digérer;
rien ne fait tant de mal aux goutteux,
que les indigeſtions. Toutes les fois que
le corps eſt dérangé, c'eſt toujours la
partie la plus foible qui s'en reſſent le
plus. Si c'eſt un avantage de bien digérer, ainſi que nous venons de le dire,
dans toutes les efpéces de maladies; il
en eſt auſſi dans lefquelles le froid fait
bien, & d'autres où il faut de la chaleur : c'eſt à chacun à confulter là-
deſſus fon temperament. Le froid eſt
nuiſible aux vieillards, aux perfonnes
maigres; il eſt pernicieux dans les bleffures, contraire aux hyppocondres,
aux inteſtins, à la veſſie, aux oreilles,
aux hanches, aux épaules, aux parties
naturelles, aux os, aux dents, aux
nerfs, à la matrice, au cerveau. Il rend
la peau pâle, aride, dure, noire: il
occaſionne des friſſons & des tremblemens. Le froid fait bien aux jeunes

gens, & à toutes les perfonnes replet-
tes. On a l'efprit plus agile, & l'on
digére mieux lorfqu'il fait froid, &
qu'on prend des précautions pour s'en
garantir. Il eft bon dans les douleurs
de tête, dans les maux d'eftomac, dans
les maladies & les douleurs des articles
qui ne font point accompagnées d'ulcères, de fe faire répandre fur le corps
de l'eau froide, excepté fur la tête &
l'eftomac. On doit le faire auffi lorfqu'on a des rougeurs au vifage, & que
ces rougeurs font fans douleur. La
chaleur remédie à tous les maux auxquels le froid eft contraire. Elle fait
bien dans les ophthalmies qui font fans
douleur, & fans larmoyement ; elle appaife les convulfions ; elle eft bonne
dans toutes les efpéces d'ulcères, mais
principalement dans ceux qui proviennent du froid ; elle conferve & entre-
tient la bonne couleur du corps ; elle
chaffe les urines ; mais, fi elle eft trop
forte, elle affoiblit tout le corps, ramollit les nerfs & ruine l'eftomac. Il y
a beaucoup de danger lorfqu'on n'y eft
point fait, de s'échauffer, ou de fe refroidir tout-à-coup. Car le froid caufe
la pleurefie, & d'autres maladies. L'u-
fage de l'eau froide donne les écrouel-

les. La chaleur dérange la digeſtion,
empêche le ſommeil, diſſipe par la ſueur,
les parties les plus fluides des humeurs,
& diſpoſe le corps aux maladies peſti-
lentielles.

CHAPITRE X.

*Précautions qu'il faut prendre dans
la Peſte.*

IL eſt des précautions qu'il faut prendre dans la peſte, lorſqu'on n'en eſt
point encore attaqué, & qu'on a lieu
de craindre de l'être. Il eſt à propos de
voyager, de naviger. Si l'on en eſt empêché, il faut ſe faire porter, ſe promener doucement en plein air, avant la
grande chaleur ; & ſe faire oindre de la
même façon. L'on doit, comme nous
l'avons dit plus haut, éviter la fatigue,
les indigeſtions, le froid, le chaud, la
débauche, & ſe contenir beaucoup plus
qu'à l'ordinaire. Si l'on ſent quelque
peſanteur, il ne faut point ſe lever matin ; ne point marcher nuds piés, principalement après les repas, ou en ſor-
tant du bain. L'on ne doit point ſe faire
vomir

vomir à jeun, ou après qu'on a soupé,
ni rien prendre qui puisse lâcher le ventre ; s'il survenoit un devoyement, il
seroit même à propos de l'arrêter. Si on
a l'estomac plein, il convient de faire
abstinence. Le bain, la sueur, le sommeil de midi, surtout si on a mangé,
peuvent faire mal. Il est plus prudent
de ne manger qu'une fois par jour, &
même de ne prendre qu'une petite quantité d'alimens, afin de ne point se donner d'indigestion. On doit boire alternativement pendant un jour, de l'eau ;
& pendant un autre, du vin. Ces précautions prises, il ne faut rien changer
au reste de sa façon de vivre. Voilà ce
qu'il convient de faire dans toutes les
espéces de pestes ; mais principalement
dans celle qui est occasionnée par les
vents du midi. On doit même se comporter de cette maniére, lorsqu'on voyage, & qu'on est parti de chez soi dans
une saison fâcheuse, ou qu'on arrive
dans un pays où l'air est mauvais. Si
l'on ne peut observer de point en point
ce régime de vivre, il faut du moins
faire abstinence ; & boire alternativement, comme nous venons de le dire,
un jour du vin, & un autre de l'eau.

Tome I.   G

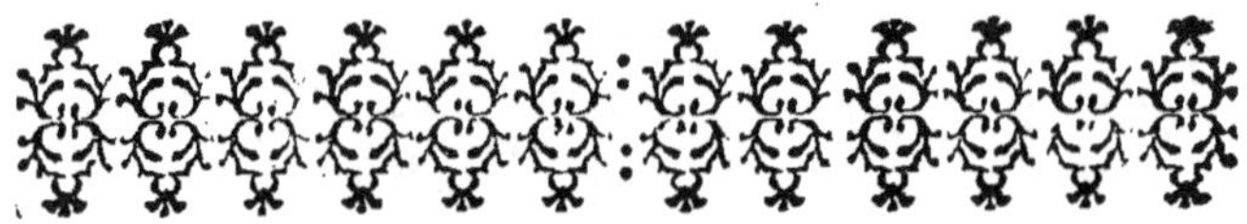

LIVRE SECOND.

PRÉFACE.

IL est plusieurs signes qui annoncent que la santé est sur le point
de se déranger. En les rapportant, je
ne ferai point difficulté de m'appuyer
sur l'autorité des anciens Médecins, &
sur-tout sur celle d'Hippocrate ; car de
l'aveu même des modernes qui se sont
un peu écartés de sa pratique, il est le
Médecin qui ait porté un prognostic
plus juste sur les maladies. Mais avant
que d'entrer en matiére, il me paroît
qu'il est à propos de dire qu'elles sont
les saisons de l'année, les espéces de
tems, les âges, les tempéramens, où
l'on est plus ou moins exposé à être
malade ; & qu'elles sont les maladies
propres à chacune de ces choses. Ce
n'est point que les hommes ne soient
sujets à toutes sortes de maladies ; &
qu'il n'en meure dans toutes sortes de
saisons, d'âges, de tems, & de quelque

tempérament qu'ils puiffent être ; mais c'eft qu'il eft des efpéces de maladies qui arrivent plus fréquemment que d'autres ; & qu'ainfi il eft utile que chacun fçache ce qu'il a principale-ment à craindre, & en quel tems.

CHAPITRE PREMIER.

Quelles font les faifons de l'année ; les efpéces de tems ; les âges ; les tem-péramens où l'on eft plus ou moins fujet à être malade ; & qu'elles font les maladies propres à chacune de ces chofes.

LE Printems eft la faifon la plus fa-vorable pour la fanté. Enfuite l'Hy-ver ; l'Eté eft plus dangereux ; & l'Au-tomne beaucoup plus encore. Les meil-leurs tems pour la fanté, font ceux qui ne varient point, foit qu'ils foient chauds, ou froids. Les plus pernicieux font ceux qui varient beaucoup. C'eft cette va-riété de tems qui fait périr tant de monde en Automne. Car il fait chaud à midi ; & froid le matin, le foir & la nuit. Le tiffu du corps qui a été relâ-ché par les chaleurs de l'Eté, & qui l'eſt encore par le chaud qu'il fait à midi, eſt tout à coup reſſerré par le froid qui ſuccéde au chaud. C'eſt en Automne ſur-tout que ſe font ces changemens ſubits du chaud au froid ; mais en quelque ſaiſon qu'ils arrivent, ils ſont toujours très pernicieux. Lorſque le tems n'eſt point variable, les jours ſereins ſont les plus ſalutaires. Un tems pluvieux eſt meilleur qu'un tems chargé de brouillards. Les tems les plus ſains, en Hyver, ſont ceux où il n'y a point de vents ; & en Eté, ceux où régne un vent de l'Oueſt. Si c'eſt une autre ſorte de vent, il vaut mieux que ce ſoit un vent du Septentrion, qu'un vent de l'Eſt, ou du Midi. Cependant il faut convenir que la ſalubrité des vents dépend beaucoup de la poſition des lieux où ils ſouflent ; car un vent qui vient des régions méditerranées, eſt preſque toujours ſain ; & un vent qui vient de la Mer, preſque toujours mal ſain. La ſalubrité des tems ne contribue pas ſeulement à affermir la bonne ſanté, mais encore à diminuer le danger des maladies graves qui arrivent dans ces tems, & à les faire finir plûtôt. L'air le plus pernicieux de tous, eſt donc celui qui rend malade ; de forte que dans ce cas, il est avantageux au malade, de se faire transporter même dans un endroit où l'air est naturellement mauvais. L'âge de consistance est celui où l'on court le moins de risque ; car on n'a rien à craindre, ni de l'ardeur bouillante de la jeunesse, ni des froideurs de la vieillesse. Dans la jeunesse, on est plus sujet aux maladies aigues ; & dans la vieillesse, aux maladies chroniques. Les personnes qui ont la taille quarrée, sans être ni maigres, ni grasses, sont les mieux constituées. A la vérité, dans la jeunesse, c'est un agrément d'être d'une haute taille ; mais en revanche, on éprouve bien plus vîte que les autres, toutes les infirmités de la vieillesse. Les personnes maigres sont foibles ; les personnes grasses sont pesantes. C'est dans le Printems sur tout, que régnent les maladies qui naissent de la trop grande agitation des liqueurs ; aussi est-ce dans cette saison, que viennent les ophthalmies, les boutons, les hémorrhagies, les abscès, que les Grecs appellent *Apostémes* ; les maladies atrabilaires, qu'ils nomment *Mélancholie* ; la phrénésie, l'épilepsie, l'esquinancie, les rhumes, & les fluxions. C'est aussi dans cette même saison, que les maladies des articles & des nerfs qui se font sentir avec violence dans un tems, & disparoissent dans un autre, commencent & se renouvellent. Non seulement on n'est pas exemt de la plûpart de ces maladies en Eté ; mais on est encore sujet aux fiévres ardentes, aux fiévres tierces, aux vomissemens, aux flux de ventre, aux douleurs d'oreille, aux ulcères de la bouche, aux chancres dans toutes les parties ; mais surtout dans les parties honteuses ; & enfin à tous les maux que produisent les sueurs immodérées. Il n'est presque aucune de ces maladies qui n'arrive en Automne ; & outre cela, dans cette saison, naissent encore les fiévres Erratiques, les douleurs de ratte, l'hydropisie, la consomption que les Grecs appellent *Pthisie* ; la difficulté d'uriner, qu'ils nomment *Strangurie* ; la passion iliaque, qui a son siége dans l'intestin que l'on appelle *Ileon* ; la lienterie qui dépend de la trop grande lubricité des intestins ; les douleurs dans les hanches, & les attaques d'épilepsie ; c'est en Automne que meurent ceux qui sont accablés par des maux qui durent depuis long-tems, & qui ont été fatigués par les chaleurs de l'Eté qui ne fait que de finir. Beaucoup de malades périffent auffi en Automne, par les nouvelles efpéces de maladies que cette faifon occafionne. On en voit qui tombent dans des maladies très-longues, principalement dans des fiévres quartes qui leur durent pendant tout l'Hyver. Il n'eft point de faifon, où la pefte de quelque efpéce qu'elle puiffe être, régne plus fréquemment. En un mot, l'Automne eft nuifible de prefque toutes les façons. L'Hyver caufe des douleurs de tête, des toux, des maux de gorge, des pleuréfies, & beaucoup de maladies dans les vifcères.

Quant aux vents, l'aquilon excite la toux; defféche le gofier; refferre le ventre; fupprime l'urine; occafionne des friffons, des pluréfies, & des fluxions de poitrine. Il raffermit néanmoins dans un corps fain, le tiffu des fibres, & rend plus alerte & plus agile. Le vent du midi affoiblit l'ouie; émouffe les fens; excite des maux de tête; lâche le ventre; appefantit tout le corps; ramollit & affoiblit le tiffu des fibres. Les autres vents, felon qu'ils approchent plus, ou moins de l'un ou de l'autre de ceux-ci, produifent des effets plus ou moins semblables à ceux dont nous venons de parler. Toute chaleur en général, enflamme le foye, la ratte ; rend l'esprit plus pesant ; occasionne des foiblesses & des hémorrhagies. Le froid cause, tantôt des convulsions, & tantôt des roideurs dans les nerfs. On appelle en Grec, la première de ces maladies, *Spasme*, & la seconde, *Tetanos*. Le froid rend livides les ulcères ; & occasionne des frissons dans la fiévre. Dans les tems de sécheresse, naissent les fiévres aigues, les ophthalmies, la dysenterie, les difficultés d'uriner, & les douleurs des articles. Dans les tems de pluie, viennent les fiévres intermittentes, les dévoiemens, l'esquinancie, les chancres, l'épilepsie, le relâchement des nerfs, qu'on nomme en Grec, *Paralysie*. Ce n'est point assez d'avoir égard au tems présent ; il faut encore faire attention à celui qui a précédé ; car si l'Hyver a été sec ; & s'il a régné dans cette saison un vent du Septentrion, tandis qu'il tombe dans le Printems beaucoup de pluies accompagnées d'un vent du Midi ; il survient presque toujours des fluxions sur les yeux, des dysenteries ; des fiévres qui attaquent les personnes qui ont le tiſſu des fibres lâches, & particuliérement les femmes. Si au contraire, il y a eu pendant l'Hyver, un vent du Midi, & des pluies ; & que le Printems ſoit froid & ſec, les femmes enceintes qui ſont ſur le point d'accoucher, courent riſque d'avorter ; & celles qui deviennent enceintes, ne mettent au monde que des enfans languiſſans, & qui ont de la peine à vivre. Pour les perſonnes qui ont le tiſſu des fibres reſſerré, elles ſeront ſujettes à des ophthalmies ſéches ; & ſi elles ſont âgées, à des fluxions & à des rhumes. Si les vents du Midi ont régné depuis le commencement de l'Hyver, juſqu'à la fin du Printems, il y aura des pleuréſies, & des fiévres accompagnées de phrénéſie, qui emporteront rapidement les malades. Lorſqu'il a fait fort chaud pendant tout le Printems & l'Eté, les fiévres ſont accompagnées de ſueurs conſidérables. Si l'Eté à été ſec, avec un vent de bize ; & s'il régne en Automne, un vent du Midi, avec des pluies, il y aura dans l'Hyver ſuivant, des toux, des rhumes, des enrouemens ; quelqu'uns même ſeront attaqués de conſomption. Si l'Automne a été auſſi ſéche que l'Eté ; & ſi les vents de bize ont

continué de fouffler dans cette premiére faifon, les perfonnes qui ont le tiffu
des fibres lâche, telles que les femmes,
jouiffent d'une bonne fanté ; mais pour
celles qui l'ont refferré, elles font menacées d'ophthalmies féches, de fiévres
aigues , & intermittentes ; elles ont
fur-tout à craindre les maladies qui
font produites par l'humeur atrabilaire.

Quant aux âges, les enfans & ceux
qui font parvenus à l'âge de puberté,
fe portent mieux dans le Printems, & au
commencement de l'Eté ; les vieillards
mieux en Eté & au commencement
de l'Automne ; les jeunes gens, & les
perfonnes de l'âge de confiftence mieux
en Hyver. L'Hyver eft plus contraire
aux vieillards ; & l'Eté aux jeunes-gens.
Les enfans & ceux qui font dans l'âge
de puberté , lorfqu'ils tombent malades , font fujets à avoir dans la bouche des ulcères rongeans, que les Grecs
appellent *Aphthes ;* ils ont auffi des in-
fomnies, des vomiffemens, des écoulemens d'humeurs par les oreilles, &
des inflammations aux environs de
l'ombilic. Il eft encore des maladies
particuliéres aux enfans qui pouffent
leurs dents. Leurs gencives s'ulcérent;
ils éprouvent des convulfions, des fié-

vres, des dévoiemens ; principalement lorfque les dents canines leur pouffent. Ces accidens arrivent ordinairement aux enfans qui ont beaucoup d'humeurs, & qui ont le ventre fort refferré. Lorfqu'ils font un peu plus avancés en âge, il leur furvient des tumeurs dans les glandes ; les vertèbres de l'épine fe courbent ; ils font fujets aux écrouelles ; à des efpéces de verrues douloureufes, que les Grecs appellent *Acrochordons* , & à plufieurs autres fortes de tubercules ; enfin lorfqu'ils entrent dans l'âge de puberté, ils font encore fujets à plufieurs des maladies dont nous venons de parler, & outre cela, à des fiévres de longue durée, & à des hémorrhagies par le nez. Tous les enfans courent des rifques vers le quarantiéme jour de leur naiffance, vers leur feptiéme mois, leur feptiéme année, & l'âge de puberté. Les maladies des garçons qui ne fe terminent pas vers cet âge , & après qu'ils ont commencé à faire ufage du commerce des femmes ; celles des filles qui ne ceffent point après les premiéres éruptions des régles, font ordinairement longues. Cependant les maladies des enfans, qui ont duré long-tems, fe terminent le plus souvent vers ce tems. La jeunesse est sur-tout sujette aux maladies aigues ; aux attaques d'épilepsie, & à la consomption : car ce sont presque toujours des jeunes-gens qui crachent le sang. Après cet âge, on est exposé aux pleurésies, aux fluxions de poitrine, à la léthargie, au choléra-morbus, à la démence & aux flux hémorrhoïdal. Les vieillards ressentent principalement des difficultés de respirer, & d'uriner ; ils sont sujets aux rhumes ; ils éprouvent des douleurs dans les articles, & dans les reins. Ils sont exposés à la paralysie, à la cachexie, aux insomnies, à des maux d'oreilles, d'yeux, de narines, qui durent long-tems, au flux de ventre, à la dysenterie, à la lienterie, qui viennent ordinairement à la suite des longues diarrhées, & à toutes les autres incommodités qui dépendent de la trop grande liberté du ventre.

Les personnes maigres sont non seulement sujettes à toutes ces maladies ; mais elles sont encore exposées à la consomption, à des débordemens de bile, à des rhumes, à des points de côté, & à des douleurs dans les viscères. Les personnes grasses périssent or-

dinairement par des maladies aigues ,
& des difficultés de respirer ; & meurent souvent subitement ; ce qui n'arrivent presque jamais aux personnes
maigres.

CHAPITRE II.

Des signes qui annoncent la mauvaise santé.

LA mauvaise santé a coutume de
s'annoncer , comme nous l'avons
dit ci-dessus , par des signes qui lui
sont particuliers. Le plus commun de
tous , est lorsque le corps se trouve
hors de sa situation ordinaire, non seulement en pis ; mais même en mieux.
Ainsi , si l'on a plus d'embonpoint ; si
l'on est de meilleur mine ; si le teint est
plus vermeil que de coutume ; il faut
se défier de ce mieux : car, comme il
est impossible que l'on reste dans cet
état, au-de-là duquel on ne peut aller,
il est nécessaire qu'il se détruise , &
qu'il se change en pis. C'est cependant
un plus mauvais signe, lorsque l'on est
plus maigre qu'à l'ordinaire ; que l'on a
perdu ses couleurs , & sa bonne mine ;

car si l'on a du trop, la maladie trouve de quoi retrancher ; mais si l'on n'a point assez, on manque même du nécessaire pour supporter le mal. On doit craindre aussi, si les membres sont plus pesans que de coutume ; s'il survient des ulcères en grand nombre ; si on se sent le corps plus échauffé, qu'il ne l'est ordinairement ; si l'on est accablé par le sommeil ; si l'on a des songes tumultueux ; si l'on s'éveille plus fréquemment que de coutume ; & si ensuite on se rendort ; si dans le sommeil il y a quelque partie du corps qui sue, contre l'ordinaire, sur-tout si c'est la poitrine, le col, les jambes, les cuisses ou les hanches ; si l'esprit est languissant ; si l'on a de la peine à parler, & à se mettre en mouvement ; si le corps est comme engourdi ; si l'on ressent des douleurs vers la région de l'estomac, vers la poitrine ; ou si l'on a, ce qui arrive à quantité de personnes, des maux de tête ; si la bouche est continuellement remplie de salive ; si l'on ne remue les yeux qu'avec peine ; si les tempes sont resserrées ; si l'on ressent des frissonnemens dans les membres ; si la respiration est difficile ; si les artères du front sont gonflées, &

battent avec violence ; fi l'on baille fréquemment ; fi l'on éprouve un fentiment de laffitude dans les genoux , &
dans tout le corps. Souvent plufieurs
de ces fignes font les avant-coureurs de
la fiévre , & elle ne vient jamais fans
avoir été précédée de quelqu'un ; mais
une chofe à laquelle il faut fur - tout
faire attention ; c'eft , fi on a remarqué fouvent quelqu'un de ces fignes
dans une perfonne , fans qu'ils ayent
été fuivis d'aucun dérangement. Il eft
des conftitutions & des tempéramens
fi finguliers , qu'il eft impoffible , à
moins que de les connoître , d'en porter un prognoftic certain. Ce feroit à
tort qu'on s'allarmeroit , lorfqu'on fe
trouve dans quelqu'unes des fituations
dont nous venons de parler , fi on s'y
eft déja trouvé plufieurs fois , fans
qu'il en foit arrivé de mal. On a de
juftes fujets de crainte , au contraire ,
fi l'on s'y trouve pour la premiére fois ;
ou fi l'on ne s'y eft jamais trouvé, fans
avoir été obligé de prendre des précautions , pour en prévenir les fuites
fâcheufes.

CHAPITRE III.

Des signes qui donnent lieu d'espérer dans les maladies.

Lorsqu'un malade a la fiévre, on peut être assuré qu'il n'est point en danger, s'il se couche sur le côté droit ou gauche, comme il a coutume de faire, les jambes un peu repliées ; ce qui est a peu près la situation d'un homme en santé. Il n'y a point de risque non plus, si le malade se remue aisément ; s'il dort la nuit, & est éveillé pendant le jour ; si la respiration est aisée ; s'il n'est point agité ; si la peau n'est point tendue aux environs de l'ombilic , & du pubis ; si les hyppocondres ne sont point douloureux ; s'ils sont également moux de chaque côté ; ou s'ils sont seulement un peu gonflés , mais cédent à la pression des doigts, sans causer de douleur. Alors quoique la maladie puisse durer longtems, elle n'est cependant pas dangereuse. On n'a pareillement rien a craindre , lorsque le tissu de la peau est relâché également par-tout ; que la sueur

se

fe répand par tous les membres , &
que l'accès de fiévre fe termine avec
cette fueur. On doit regarder comme
un bon figne, l'éternuement qui arrive
lorfque la maladie commence à prendre le chemin de la guérifon. On a
lieu auffi de bien augurer, lorfque le
malade ne perd point l'appétit dès le
commencement de la maladie ; ou qu'il
le recouvre, après l'avoir perdu. Une
fiévre qui fe termine le même jour
qu'elle a commencé, eft fans danger,
de même que celle qui dure plus long-
tems, mais dont le premier accès eft
entiérement fini avant que le fecond
commence ; en forte qu'il y a une parfaite apyrexie, * entre les deux accès.
Le vomiffement qui eft mêlé de bile &
de pituite ; l'urine dont le fédiment eft
blanc, liffe, égal , ou qui eft chargée
à fa fuperficie, de nuages qui fe préci-
pitent enfuite au fond, font d'un bon
augure. Les excrémens n'annoncent
point de danger, lorfqu'ils font moux,
figurés comme dans l'état de fanté ;
qu'on les rend à peu près dans le même tems qu'on a coutume de les rendre , lorfqu'on fe porte bien ; & que

____

* Ceffation de la Fiévre.

Tome I.   H

leur quantité répond à celle des alimens qu'on a pris. Le flux de ventre eſt plus à craindre. Il ne faut cependant point s'allarmer, quand il paroît dès le commencement de la maladie, ſi le ventre eſt plus reſſerré le matin, ou s'il ſe reſſerre peu à peu dans le cours de la maladie ; & ſi les matiéres que le malade rend, ſont jaunatres, & ne ſentent pas plus mauvais que dans l'état de ſanté. Ce n'eſt point un mal, que de rendre quelques vers avec les ſelles ſur la fin de la maladie. S'il y a tumeur & douleur ſans inflammation, dans les inteſtins grêles, occaſionnées par des vents retenus dans les gros inteſtins, c'eſt un bon ſigne que les borborigmes * qui ſe font entendre vers les parties inférieures du bas ventre ; ſur-tout ſi ces vents ſortent avec les excrémens ſans difficulté.

---

* Bruit occaſionné par des vents dans les gros inteſtins.

CHAPITRE IV.

Des signes qui donnent lieu de craindre dans les maladies.

ON a tout lieu de craindre au contraire que la maladie ne soit grave, lorsque le malade se couche sur le dos, les mains & les piés étendus ; lorsqu'il veut être assis dans la violence d'une maladie aigue ; & sur-tout dans une inflammation du poulmon ; lorsqu'il repose de tems en tems, pendant le jour, & qu'il ne dort point pendant la nuit. Le sommeil qui arrive entre dix heures du matin & la nuit, est moins salutaire que celui du matin, jusqu'à dix heures ; enfin le mal est encore plus grand, lorsque le malade ne dort ni le jour, ni la nuit ; car il est rare qu'une pareille insomnie ne soit point accompagnée d'un délire continuel. Ce n'est pas non plus un bon signe, lorsque l'on dort trop ; & ce signe est d'autant plus dangereux, que l'assoupissement dure le jour & la nuit. On a aussi lieu de craindre que la maladie ne soit dangereuse, lorsque la respiration est fréquente & laborieuse ; que l'on ressent des frissons le sixiéme jour de la maladie ; qu'on crache du pus ; qu'on expectore difficilement ; qu'on éprouve une douleur continuelle ; qu'on supporte son mal avec peine ; qu'on s'agite les pieds, & les mains ; qu'on pleure involontairement ; qu'on a les dents couvertes d'une humeur glutineuse ; que la peau est séche & aride vers les environs de l'ombilic, & du pubis ; que les hyppocondres sont enflammés, douloureux, durs, gonflés & tendus ; principalement si c'est l'hyppocondre droit. Le péril est extrême, si on sent un battement considérable des artères dans ces mêmes parties. C'est aussi une très-mauvaise marque dans une maladie aigue, de maigrir tout à coup ; d'avoir la tête, les piés, & les mains froides, le ventre & les côtés chauds, ou les extrémités froides ; de ressentir des frissons après avoir sué. Le hocquet, la rougeur des yeux, qui surviennent après le vomissement ; le dégout qui succéde à l'appétit, ou à des fiévres qui ont duré longtems ; les sueurs trop considérables, & sur-tout les sueurs froides, les sueurs qui ne se répandent pas également par-

tout le corps, ou qui ne terminent pas
l'accès de fiévre, n'annoncent rien que
de dangereux. Les fiévres qui reviennent tous les jours à la même heure,
ou qui ont des accès femblables, & qui
ne diminuent point le troifiéme jour,
font d'un mauvais caractère ; il en eft
de méme de celles qui ont des redoublemens, & enfuite des rémiflions fans
ceffer entiérement. Les fiévres qui continuent toujours avec la même violence, font les plus fàcheufes de toutes.
La fiévre qui fuccéde à la jauniffe, eft
dangereufe, fur-tout fi l'hyppocondre
droit eft refté dur; ou s'il eft douloureux, tandis que le gauche eft dur.
Toute fiévre aigue n'eft point fans danger. Les convulfions qui arrivent dans
une fiévre aigue, ou qui furviennent
après le fommeil, font toujours très à
craindre. C'eft une mauvaife marque
dans une maladie, fi le malade s'épouvante en dormant; s'il a l'efprit trou-
blé ; ou fi une paralyfie fe jette fur
quelque partie ; car quand bien même
on viendroit à bout de ranimer cette
partie, elle reftera toujours plus foible
que les autres. Il y a aufli du danger, fi
l'on vomit de la bile, ou de la pituite
toute pure ; fur-tout fi la bile ou la

pituite que l'on rend, eſt verte ou noire. L'urine dans laquelle il ſe fait un
dépôt livide ou rougeatre , eſt mauvaiſe ; celle où il paroît comme des filamens petits & blancs , l'eſt encore
davantage. Enfin la plus mauvaiſe de
toutes, eſt celle où l'on apperçoit des
nuages répandus en maniére de grumaux de ſon. L'urine ténue & blanche, donne pareillement ſujet d'appréhender, principalement dans la phrénéſie ; c'eſt encore un très mauvais
ſigne de ne point aller à la ſelle , ou
d'avoir dans une fiévre un dévoiement
conſidérable , qui ne permet point de
reſter au lit, ſur-tout ſi les matiéres que
l'on rend, ſont fort liquides, blanches,
pâles, ou écumeuſes. Les excrémens ,
s'ils ſont en petite quantité, s'ils ſont
liſſes , blancs, un peu pâles, livides,
bilieux , ſanguinolens, ou s'ils ſentent
plus mauvais, que dans l'état de ſanté,
dénotent du danger, de même que ceux
qui ne ſont point changés de couleur,
après une longue fiévre.

CHAPITRE V.

Des signes qui annoncent que la maladie sera longue.

LORSQU'UNE maladie est accompagnée des symptomes dont nous venons de parler, elle ne peut manquer d'être longue, à moins que le malade ne meurre ; car dans les maladies violentes on ne peut espérer de guérir, qu'autant que la maladie traine en longueur, & qu'elle donne le tems de faire les remédes nécessaires. Il est certains signes néanmoins par lesquels on peut connoître dès le commencement, qu'une maladie sera longue, sans être mortelle. C'est lorsque dans les fiévres intermittentes, on a des sueurs froides autour de la tête seulement, ou autour du col ; ou bien que la sueur survient avant la fin de l'accès ; que l'on a tantôt chaud, tantôt froid ; que la couleur change d'un instant à l'autre ; que les parties qui se font abscédées pendant la fiévre, ne sont point encore guéries ; que le malade est peu maigri pour l'espace de tems que la maladie a duré ; que l'urine eſt liquide & claire dans un tems, & que dans un autre elle dépoſe un ſédiment, & que ce ſédiment eſt liſſe, blanc, ou rouge, étendu en forme de petits grumaux, & qu'il s'éleve de petites bulles à la ſuperficie de l'urine.

CHAPITRE VI.

Des ſignes de la mort.

QUOIQUE les ſignes rapportés aux deux Chapitres précédens, annoncent du danger, il reſte néanmoins encore guelque eſpérance ; mais le péril eſt extrême, lorſque les narines ſe reſſerrent, que les tempes s'enfoncent, que les yeux ſont creux, les oreilles froides ſans reſſort, & renverſées par en bas ; que la peau eſt dure & tendue vers le front, & que la couleur eſt noire, ou fort pâle : la mort eſt encore bien plus certaine, ſi ces ſignes paroiſſent, ſans que le malade ait été épuiſé auparavant par de longues veilles, par un flux de ventre, ou par la faim ; cauſes qui peuvent mettre une perſonne

dans

dans la situation dont nous venons de parler, mais qui passe au bout d'un jour, & qui est toujours un indice de mort, si elle dure plus long-tems. Le malade touche à sa derniére heure, si ces symptomes terribles subsistent depuis trois jours dans une maladie ancienne ; sur-tout si les yeux ne peuvent supporter la lumiére ; s'ils sont larmoyans ; si le blanc est rouge, ou si les venules qui rampent sur la membranne extérieure, sont pâles ; si la pituite qui nage ordinairement sur le globe, s'attache aux angles ; s'il y a un des yeux qui soit plus petit que l'autre ; s'ils sont fort enfoncés, ou s'ils sont considérablement gonflés ; si dans le sommeil, les paupiéres ne s'approchent pas exactement l'une de l'autre ; mais si l'on apperçoit à travers, quelque chose du blanc de l'œil ; si tous ces accidens n'ont point été précédés d'un flux de ventre ; si les paupiéres sont pâles, & si la même pâleur s'est répandue sur les levres, les narines ; si les yeux, les paupiéres, les sourcils, ou quelques-unes de ses parties se renversent ; si le malade ne voit, ou n'entend plus, à cause de l'extréme foiblesse où il se trouve.

Tome I.   I

C'eſt auſſi un ſigne de mort, lorſque le malade ſe couche ſur le dos, les genoux ſerrés l'un contre l'autre; que le poids de ſon corps l'entraîne enſuite vers les piés; qu'il ſe découvre les bras, & les jambes; qu'il les étend inégalement; qu'il a les extrémités froides; qu'il bâille, qu'il dort continuellement; que ſon eſprit eſt aliené, & qu'il grince les dents, ſans avoir coûtume de le faire étant en ſanté.

On a pareillement tout à craindre, ſi un ulcère, qui eſt venu avant, ou dans le tems même de la maladie, devient ſec, pâle, ou livide; ſi les ongles & les doigts pâliſſent; ſi l'air qui ſort des poulmons, eſt froid; ſi le malade dans une fiévre, dans une maladie aiguë, dans une phréneſie, dans une inflammation au poulmon, une douleur de tête violente, arrache les flocons de ſes couvertures; s'il étend les franges de ſon lit; s'il porte la main ſur toutes les petites éminences qu'il apperçoit ſur le mur voiſin. Les douleurs qui naiſſent aux environs des hanches & des extrémités inférieures, & qui, après avoir paſſé dans les viſcères, diſparoiſſent enſuite tout-à-coup, annoncent auſſi la mort; ſur-tout, ſi ce symptome est accompagné de quelques autres. Il n'y a plus de ressource dans une squinancie, où il ne paroît aucune tumeur à l'extérieur, si le malade se sent tout-à-coup suffoqué; s'il ne peut avaler sa salive, ou bien s'il a le col renversé de façon qu'il ne peut rien prendre. Un malade est en danger de mort dans une fiévre continue, s'il est d'une foiblesse extrême; s'il a les parties extérieures du corps froides, dans le tems même de la fiévre; tandis que la chaleur est si grande à l'intérieur, qu'il a besoin de boire. Il en est de même, si la fiévre est continue avec délire, & difficulté de respirer. Si l'on tombe en convulsion après avoir pris de l'hellebore, ou si l'on perd l'usage de la parole pour s'être enivré, on périt ordinairement dans des mouvemens convulsifs violens, à moins que la fiévre ne survienne, ou qu'on ne recouvre l'usage de la parole dans le tems même que l'ivresse se dissipe. Les maladies aiguës sont ordinairement mortelles dans les femmes enceintes. On doit pareillement craindre la mort, si le sommeil augmente la douleur, au lieu de la diminuer; si l'on rend par haut, ou par bas, au commencement d'une maladie, de la bile noire ; ou bien fi cet accident arrive de l'une, ou de l'autre de ces façons vers la fin d'une maladie qui dure depuis long-tems, & qui a miné le corps. Si l'on rend des crachats bilieux ou purulens, à la fois, ou féparément, on eft très en danger de périr : fi ces crachats ont paru dès le fept de la maladie, on meurt ordinairement le quatorze ; quelquefois cependant plûtôt, ou plus tard, felon que les autres fymptomes font plus ou moins graves. Les fueurs froides dans les fiévres aiguës, font mortelles. Il en eft de même dans toutes fortes de maladies, du vomiffement qui eft de diverfes matiéres, & de différentes couleurs ; principalement fi les matiéres que le malade rend, font de mauvaife odeur. Le vomiffement de fang dans la fiévre, eft également funefte. Lorfque l'urine eft jaune & ténue, c'eft une preuve ordinairement qu'elle eft fort crue, & le malade périt fouvent avant que la coction des humeurs ait pu fe faire. C'eft donc un figne de mort, lorfque l'urine refte long-tems dans cet état de crudité. L'urine la plus mauvaife & qui dénote le plus la mort, eft celle qui eft noire, épaiffe, & de mauvaife odeur, principalement chez les hommes & les fem-

mes ; car chez les enfans, c'eft celle qui
eft ténue, & fort claire. Si les excrémens font de différentes fortes de matiéres ; fi l'on y remarque comme des
raclures de boyaux ; fi l'on y apperçoit
du fang, de la bile, quelque chofe de
vert ; foit que ces matiéres fortent en
différens tems, ou toutes enfemble,
étant pour ainfi dire, mêlées l'une avec
l'autre, mais diftinctes, on doit craindre pour les jours du malade : il peut
cependant vivre encore quelque tems ;
mais la mort eft proche, fi les excrémens font liquides, noirs, pâles, bilieux & de mauvaife odeur.

Je fçais qu'on peut m'objecter que,
s'il eft des fignes qui annoncent furement la mort, on ne conçoit point comment des malades abandonnés par les Médecins, peuvent en revenir, & comment
il eft arrivé que des gens qu'on croyoit
morts, font reffufcités dans le tems même
de leurs funerailles ; & que Démocrite,
ce Médecin dont la réputation eft fi
grande & fi bien méritée, bien éloigné
de penfer qu'il y eut des fignes en Médecine, qui annonçaffent la mort d'une
maniére certaine, a même prétendu
qu'on n'avoit point de marques affez fures pour connoître fi la vie étoit éteinte.

A cela je ne répondrai point qu'il eſt des ſignes preſque ſemblables à ceux dont nous venons de parler, & qu'il n'y a que les mauvais Médecins, & non les bons, qui puiſſent s'y méprendre ; que le fait qu'on raconte d'Aſclepiade, qui s'écria à la rencontre d'un convoi, que la perſonne qu'on alloit inhumer, étoit en vie, en eſt la preuve ; & que les fautes de l'Artiſte ne ſont point celles de l'Art. Je repliquerai avec plus de modération, que la Médecine eſt un art conjectural, & que quoiqu'il arrive ſouvent que les conjectures ſe trouvent vraies, elles trompent néanmoins quelquefois ; mais qu'une choſe qui trompe à peine une fois ſur mille, n'en eſt pas moins digne de foi pour cela, puiſqu'on en éprouve la vérité ſur une multitude innombrable de perſonnes. Ce que je dis ici, doit s'entendre également des ſignes dangereux & favorables ; car on eſt quelquefois trompé dans ſes eſpérances, & on voit mourir tel malade que le Médecin croyoit d'abord devoir en revenir. Les remédes que l'on n'employe que dans la vûe de guérir les maladies, ſont quelquefois funeſtes à quelques-uns, & empirent le mal au lieu de le diminuer. C'eſt un malheur que la foi-

bleſſe humaine ne peut éviter, à cauſe
de la diverſité preſque infinie des tempéramens. La Médecine cependant n'en
eſt pas moins digne de la confiance des
hommes, puiſqu'elle eſt avantageuſe aū
plus grand nombre de malades , &
qu'elle eſt bien plus ſouvent utile que
nuiſible. On doit auſſi obſerver que
les ſignes qui donnent lieu d'eſpérer la
guériſon, ou de craindre la mort des
malades, ſont moins certains dans les
maladies aiguës que dans les autres.

CHAPITRE VII.

*Des ſignes propres à chaque eſpéce de
maladie.*

APRE's avoir parlé des ſignes communs à toutes les maladies, je vais
parler de ceux qui ſont propres à chaque eſpéce. Parmi ces ſignes, il en eſt
qui font connoître avant la fiévre, d'autres dans le tems même de la fiévre, ce
qui ſe paſſe pour le préſent à l'intérieur,
& ce qui ſurviendra par la ſuite. Si
avant d'avoir la fiévre, on ſe ſent la tête
peſante ; ſi après le ſommeil, on a les

yeux chargés, des éternumens fréquens, on doit craindre qu'il ne se fasse tout-à-coup quelque dépôt de pituite vers la tête. S'il y a pléthore; si l'on est fort échauffé, il arrive ordinairement une hémorrhagie par quelque partie du corps. Si l'on maigrit sans cause, on est menacé de tomber dans la cachexie; si les hyppocondres sont douloureux, ou fort enflés, ou si l'on rend pendant toute la journée des urines crues, c'est une preuve que la digestion se fait mal. Ceux qui ont pendant quelque tems une mauvaise couleur, sans avoir la jaunisse, éprouvent de violens maux de tête, ou mangent de la terre. Les personnes qui ont le visage pâle & bouffi depuis long-tems, ont ou la tête, ou les viscères, ou le bas ventre en mauvais état. Si un enfant ne va point à la selle dans une fiévre continue; s'il change de couleur; s'il ne repose point; s'il pleure continuellement, il est à craindre qu'il ne lui survienne des convulsions. Des rhumes fréquens chez une personne mince & grande, doivent faire appréhender la consomption. Lorsqu'on a été pendant plusieurs jours, sans aller à la selle, on est ménacé ou d'un flux de ventre subit, ou d'un petit accès de fiévre.

Lorſque les piés ſont enflés, que l'on
ne va que rarement à la ſelle, ou que
l'on a des douleurs dans les hanches,
ou vers les parties inférieures du bas
ventre, on eſt ménacé d'hydropiſie;
mais alors la cauſe du mal eſt dans le
bas ventre même. On doit craindre cette
même maladie, lorſqu'on a des envies
fréquentes d'aller à la ſelle, ſans rien
rendre que des matiéres fort dures, &
avec beaucoup de peine. Lorſque les
piés ſont enflés, qu'on apperçoit une
tumeur tantôt au côté droit, tantôt au
côté gauche du ventre, que cette tumeur paroît dans un tems, & diſparoît
dans un autre, la cauſe de l'hydropiſie
réſide dans le foye. On eſt pareillement
ménacé de ce mal, ſi on éprouve des
tranchées dans les inteſtins, aux environs de l'ombilic; ſi l'on reſſent des douleurs dans les hanches qui ne cédent
ni au tems, ni aux remédes. Les douleurs des articles qui ſe font ſentir aux
mains, ou aux piés, ou dans quelque
autre partie, de façon que les nerfs ſe
retirent, ou que, pour le peu que l'on
fatigue la partie, elle ſouffre également
du chaud, ou du froid, annoncent la
goutte aux piés, ou aux mains, ou
dans l'article où l'on reſſent ces douleurs.

Ceux qui ont eu des hémorrhagies par le nez dans leur enfance, & qui n'en ont plus, font expofés à avoir ou de violens maux de tête, ou des ulcérations confidérables dans les articles, ou quelque autre maladie. Les femmes qui n'ont point de régles, font néceffairement fujettes à de cruelles douleurs de tête, ou à avoir quelque autre partie malade. Elles font expofées aux mêmes dangers, fi, fans avoir la goutte, ou quelques autres maladies femblables, elles ont des tumeurs, ou des douleurs dans les articles, qui viennent dans un tems, & difparoiffent enfuite. Elles font pareillement menacées de fluxion fur les yeux, fi les tempes leur font fouvent mal ; fi elles fuent pendant la nuit ; fi le front leur démange. Une femme qui reffent à la fuite de fon accouchement, des douleurs fort violentes, fans être accompagnées de mauvais fignes, aura vers le vingtiéme jour, une hémorrhagie par le nez, ou un abfcès dans quelque partie inférieure. Quiconque éprouve une douleur fort vive vers les tempes ou le front, peut être fûr qu'elle fe terminera de l'une ou de l'autre façon que nous venons de dire ; ou, par une hémorrhagie, s'il eft jeune ; ou, par un abfcès, s'il eft vieux. Une fiévre qui a quitté tout à coup, fans qu'on en apperçoive la raifon, & fans aucun figne favorable, revient prefque toujours. Une perfonne qui rend du fang par la bouche le jour & la nuit, fans qu'il y ait eu douleur ou à la tête ou aux hyppocondres; ni toux, ni vomiffement, ni fiévre qui ayent précédé, a fûrement un ulcère dans le nez, ou dans le gofier. S'il eft furvenu à une femme, une tumeur dans l'aine, accompagnée d'une petite fiévre, dont la caufe ne fe manifefte pas, elle a un ulcère à la matrice. Une urine fort épaiffe & dont le fédiment eft blanc, dénote qu'il y a douleur vers les articles, ou dans les vifcères, & qu'on eft ménacé de maladie. Celle qui eft verte, annonce qu'il y a douleur dans les vifcères; qu'il s'y forme quelque tumeur qui n'eft point fans danger, ou que le corps eft dérangé. Mais fi l'on remarque du fang, ou du pus dans l'urine, c'eft un figne que la veffie ou les reins font ulcérés. Si l'urine eft épaiffe; fi elle renferme de petites caroncules, ou comme de petits filamens; s'il s'éleve deffus de petites bulles; fi elle fent mauvais; fi elle charie quelquefois du gravier, &

quelquefois des matiéres mêlées de sang; si outre cela, on a mal dans les hanches, & dans les parties qui sont situées entre les hanches & au-dessus du pubis; si on a des rapports fréquens; si l'on vomit de tems en tems de la bile; si les extrémités sont froides; si l'on a souvent des envies d'uriner; si on ne peut uriner qu'avec beaucoup de difficulté; si l'urine que l'on rend, est semblable à de l'eau; si elle est jaune ou pâle; si l'on se sent un peu soulagé après avoir uriné; si on ne va à la selle qu'en rendant beaucoup de vents, c'est une preuve que les reins sont affectés. Mais si l'on n'urine que goutte à goutte; s'il y a du sang mêlé dans l'urine, ou des caillots de sang, qu'on ne rend qu'avec peine; si l'on ressent de la douleur à l'intérieur, dans les environs du pubis, le mal est dans la vessie. Le calcul se reconnoît aux signes suivans: on urine avec difficulté & goutte à goutte, & quelquefois involontairement; l'urine est remplie de sables, & l'on rend de tems en tems, en urinant, ou du sable, ou quelque chose de sanguinolent, ou de purulent. Il y en a qui urinent plus facilement lorsqu'ils sont debout; d'autres, lorsqu'ils sont couchés sur le dos;

fur-tout, fi le calcul eſt fort confidérable.
D'autres ſont obligés de ſe courber, &
pour diminuer la douleur, d'allonger la
verge, en la tirant avec la main ; on
éprouve dans cette partie un ſentiment
de peſanteur, qui augmente par la courſe & par le mouvement. Quelques-uns
dans la douleur, ſe croiſent alternativement les piés l'un ſur l'autre. Les femmes ſont obligées de ſe gratter ſouvent
avec la main, l'orifice de leurs parties
naturelles, & lorſqu'elles y portent le
doigt, & qu'elles preſſent le col de la
veſſie, elles ſentent quelquefois la pierre. Les perſonnes qui crachent du ſang
écumeux, ſont attaquées du poulmon.
Une femme enceinte qui a un devoiement conſidérable, eſt en riſque d'avorter. S'il lui ſort du lait par les mamelles, le fœtus qu'elle porte, eſt foible.
Mais ſi les mamelles ſont dures, c'eſt
une marque qu'il ſe porte bien. Un
hocquet fréquent, & qui dure plus qu'il
n'a coûtume de faire, dénote que le foye
eſt enflammé. Lorſque les tumeurs qui
environnent les ulcères, diſparoiſſent
tout à coup ; ſi ce ſont des ulcères ſitués
en derriére, on eſt ménacé de convulſions, & de roideur dans les nerfs ; mais
ſi les ulcères ſont en devant, on doit

craindre des douleurs fort violentes de
côté, ou la démence. La disparition de
ces tumeurs est quelquefois suivie d'un
devoiement, qui est ce qui peut arriver de plus salutaire en pareil cas. Les
écoulemens périodiques de sang, suppri-
més tout à coup, sont ordinairement
suivis de phtisie, ou d'hydropisie. La
phtisie survient aussi à une pleurésie qui
a suppuré, & qui n'a pas été entiérement détergée dans l'espace de quarante jours. Si l'on a eu du chagrin pendant long-tems, accompagné d'inquiétude & d'insomnie, on court risque de
tomber dans la mélancholie. Ceux qui
font sujets à de fréquentes hémorrhagies par le nez, ont des tumeurs à la
ratte, ou des maux de tête suivis de
vertiges. Ceux chez lesquels la ratte est
d'un volume considérable, ont les gencives mauvaises, la bouche puante, ou
des écoulemens de sang par quelque partie; s'ils n'éprouvent aucune de ces incommodités, il leur survient aux jambes des ulcères d'un mauvais caractère,
qui laissent des cicatrices noires. Lorsqu'il y a cause de douleur, & qu'on ne
souffre point, l'esprit est aliéné. Si du
sang s'épanche dans le ventre, il se tourne en pus. Si la douleur passe des han-

ches & des parties inférieures dans la poitrine, sans être accompagnée d'aucun mauvais signe, la suppuration du poulmon est à craindre. Si l'on ressent de la douleur & de la démangeaison sans fiévre, avec rougeur & chaleur dans une partie, c'est une marque qu'il s'y forme un abscès. Une urine fort claire dans un homme qui ne se porte pas des mieux, dénote qu'il y aura quelque chose qui s'abscedera aux environs des oreilles. Si ces signes, sans être accompagnés de fiévre, font connoître l'état des choses cachées & futures, on ne peut disconvenir qu'ils ne soient encore bien plus certains lorsque la fiévre se met de la partie ; on doit même craindre alors qu'il ne se joigne quelques nouvelles maladies aux premiéres. On doit appréhender qu'il ne survienne une prompte démence, lorsque la parole est plus brève que dans l'état de santé ; qu'on se met tout à coup à parler sans cesse, & avec plus de hardiesse qu'à l'ordinaire ; ou lorsqu'on respire lentement & profondément ; que le battement des artères est fort considérable, & que les hyppocondres sont durs & enflés. Le mouvement fréquent des yeux ; des maux de tête accompagnés de vertiges ;

la privation du sommeil, sans qu'il y ait douleur, sont aussi des signes de folie. On doit pareillement craindre le délire, si le malade ne dort, ni le jour, ni la nuit; si contre sa coûtume, il se couche sur le ventre, sans qu'il y soit forcé par la douleur; s'il grince les dents, sans avoir encore perdu beaucoup de ses forces. Si une suppuration commencée s'arrête, lorsque la fiévre subsiste encore, & que l'expectoration n'est point établie, on court risque de tomber dans un délire furieux, & ensuite de périr. Une douleur d'oreille fort aiguë, accompagnée d'une fiévre continue & violente, produit souvent le délire. Ce mal fait périr les jeunes gens au bout de sept jours, & les viellards plus tard, parce qu'ils n'ont pas la fiévre si fort, & qu'ils n'extravaguent pas si facilement; ce qui fait qu'ils résistent à la maladie jusqu'à ce que la suppuration soit établie. Lorsque les mamelles des femmes sont parsemées de tâches rouges, le délire est à craindre. Lorsqu'on a eu la fiévre pendant long-tems, on doit appréhender de ressentir des douleurs dans les articles, ou qu'il ne s'y forme quelque abscès. On est sur le point de tomber en convulsion, si dans

la

la fiévre, l'air de la refpiration vient
fe brifer avec violence contre les parois
du gofier. Si une fquinancie s'eft ter-
minée tout à coup, le mal eft paffé dans
le poulmon, & fait fouvent mourir le malade au bout de fept jours, à moins
qu'il n'y ait fuppuration dans quelque
partie. Après un flux de ventre, qui a
duré pendant long-tems, furvient la
dyfenterie, & après celle-ci la lienterie.
Aux rhumes fréquens fuccéde la phtifie. La pleurefie dégénére fouvent en
fluxion de poitrine, accompagnée de
délire. Les convulfions, ou l'immobilité
des nerfs eft à craindre lorfque le corps
eft fort échauffé. Le délire accompagne
ordinairement les bleffures de tête. Les
veilles immodérées font quelquefois fuivies de convulfions. Lorfque les artères
qui font dans les environs des ulcères,
battent violemment, on doit appréhender qu'il ne furvienne une hémorrhagie.
La fuppuration eft produite par différentes caufes: car fi une fiévre dure long-tems
fans douleur, & fans caufe manifefte, il
fe forme un abfcès dans quelque partie,
mais feulement chez les jeunes-gens ;
au lieu que chez les vieillards, elle fe
change ordinairement en fiévre quarte.
La fuppuration a encore lieu, fi la dou-

Tome I.   K

leur & la dureté des hyppocondres n'ont point fait mourir le malade avant le vingtiéme jour ; ou s'il n'eſt point ſurvenu d'hémorrhagie par le nez, principalement chez les jeunes gens ; & ſurtout ſi dans le commencement de la maladie, il y a eu des vertiges & des douleurs de tête ; mais alors c'eſt dans les parties inférieures que ſe forme l'abſcès. Si au contraire, la tumeur des hyppocondres eſt molle ; ſi elle ſubſiſte au-delà du ſoixantiéme jour, & ſi la fiévre dure pendant tout ce tems, ce ſont les parties ſupérieures qui s'abſcéderont. L'abſcès ſe formera même dans les environs des oreilles, s'il n'y a point eu d'hémorrhagie dans les premiers jours de la maladie. Quoique toutes les tumeurs qui durent long-tems, tendent preſque toujours à la ſuppuration ; celles néanmoins qui attaquent les hyppocondres, ſont plus ſujettes à s'abſcéder que celles qui ſe forment dans le ventre. Les tumeurs qui viennent au-deſſus de l'ombilic, ont auſſi plus de diſpoſition à ſuppurer, que celles qui naiſſent au-deſſous. Si on a un ſentiment de laſſitude dans la fiévre, il ſe formera quelque abſcès dans les aiſſelles, ou dans les articulations. Lorſque l'urine eſt ténue, & cruë pendant long-tems, mais qu'il y a d'autres fignes falutaires, il fe forme alors quelquefois un abfcès au-deffous du diaphragme. Si l'inflammation du poulmon n'a point été réfolue ni par les crachats, ni par les ventoufes, ni par le régime, ni par la faignée, elle produit quelquefois une * vomique le vingtiéme, le trentiéme, le quarantiéme, & même quelquefois aux environs du foixantiéme jour. Nous comptons du jour où l'on a commencé à avoir de la fiévre, ou des friffons, ou à reffentir une pefanteur dans le poulmon. La vomique vient tantôt du poulmon, & tantôt de la plévre. La fuppuration rend douloureufe & enflamme la partie qu'elle occupe : cette partie eft plus chaude que les autres ; & fi le malade fe couche fur le côté fain, il y éprouve un fentiment de pefanteur. Une vomique cachée peut fe reconnoître par les fignes fuivans : Si la fiévre ne ceffe point, fi elle diminue pendant le jour, & augmente la nuit ; s'il furvient d'abondantes fueurs ; fi l'on touffe fouvent fans,

---

* Amas de pus, enveloppé d'une membrare, dans la fubftance du poulmon, ou de quelque autre vifcère.

pour ainſi dire, rien cracher ; ſi les yeux
ſont creux , les joues rouges ; ſi les veines placées ſous la langue , blanchiſ-
ſent ; ſi les ongles des mains deviennent crochus ; ſi les doigts , & ſur-tout
leurs extrémités ſont chaudes ; ſi les
piés ſont enflés ; ſi l'on reſpire difficilement ; ſi l'on eſt dégoûté ; ſi tout le
corps eſt couvert de puſtules ; ſi dès le
commencement , on a reſſenti une douleur vive ; ſi l'on a touſſé beaucoup ;
ſi la reſpiration a été fort embàrraſſée,
la vomique ſe formera avant, ou aux
environs du vingtiéme jour. Si ces accidens ont commencé plus tard, il eſt
néceſſaire qu'ils augmentent ; mais ils
diſparoiſſent d'autant plus tard, qu'ils
ont été plus long-tems à venir. Lorſque le mal eſt porté à un certain dégré
de violence, les piés, les doigts, & les
ongles deviennent quelquefois noirs.
Dans ce cas, quand même la mort ne
s'enſuivroit pas, & que le reſte du corps
ſe rétabliroit, les piés tombent en gan-
grene & en pourriture.

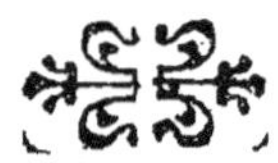

CHAPITRE VIII.

Des signes qui font espérer ou craindre dans chaque espece de maladie.

IL me reste à parler des signes qui font espérer, ou craindre dans chaque espéce de maladie. Lorsqu'on sent du mal dans la vessie, si l'urine que l'on rend est purulente, & que son sédiment soit lisse & blanc, il n'y a rien à craindre. Dans l'inflammation du poulmon, si la douleur est allégée par les crachats, quoiqu'ils soient purulens, pourvu que le malade respire facilement, qu'il crache aisément, & qu'il supporte son mal sans beaucoup de peine, il peut se rétablir. On ne doit point s'épouvanter non plus, quand les crachats paroîtroient jaunes & sanguinolens dans le commencement de la maladie, pourvu qu'ils ne tardent pas à changer. Les pleuréfies qui ont suppuré & qui ont été parfaitement détergées dans l'espace de quarante jours, se guériffent auffi. Dans l'abscès du foie, si le pus qui en sort, est pur & blanc, on en revient affez

facilement ; car alors le mal eſt à la
partie convexe du foie. Les abſcès les
moins dangereux, ſont ceux qui ſe portent à l'extérieur, & qui s'y terminent
en pointe. Pour ceux qui s'enfoncent
dans les chairs, les moins fâcheux ſont
ceux qui ſont renfermés dans un kiſte ;
qui n'attaquent point la peau, qui n'y
cauſent point de douleur, & qui ne
la font point changer de couleur. Le
pus de quelque partie qu'il vienne, eſt
ſans danger, s'il eſt liſſe, blanc &
d'une même ſorte ; ſi la fiévre s'arrête ;
ſi le dégout pour le boire & le manger
ceſſe auſſi-tôt que le pus eſt évacué.
S'il y a un abſcès à la jambe, & que
les crachats du malade, de jaunes qu'ils
étoient, deviennent purulens, il y a
moins de danger. Pour revenir de la
phtiſie, il faut que le pus que l'on
crache, ſoit blanc, égal, tout entier de
la même couleur, ſans être mêlé de
pituite ; & s'il s'écoule des matiéres de
la tête par les narines, elles doivent
être tout à fait ſemblables au pus dont
nous venons de parler. Le meilleur
ſigne de tous, eſt lorſque le malade eſt
abſolument ſans fiévre : il y a auſſi lieu
d'eſpérer, quand même il y auroit une
petite fiévre, pourvu cependant que ce

léger mouvement febrile n'empêche point de donner un peu de nourriture au malade, & ne l'oblige point de boire souvent. C'est encore une bonne marque, si l'on ne va à la selle qu'une fois par jour, & même en faisant quelque effort ; si les excrémens répondent pour la quantité, à celle des alimens qu'on a pris ; si le corps n'est point maigre, & effilé ; si la poitrine est large, & velue ; si les cartilages sont petits & recouverts de chair. La phtisie qui est occasionnée chez les femmes, par la suppression des régles, se guérit ordinairement, si la douleur demeure fixe vers la poitrine & les épaules, & si les régles viennent à couler. Car dès que le flux menstruel est rétabli, la toux diminue, la fiévre & la soif cessent ; mais à moins que les régles ne reviennent, la vomique s'ouvre presque toujours ; & il y d'autant moins de danger, que le pus est plus sanguinolent. L'hydropisie qui survient, sans qu'il y ait eu de maladie qui ait précédé, n'est nullement dangereuse, de même que celle qui vient à la suite d'une longue maladie, pourvu cependant que les viscères soient en bon état ; que la respiration soit aisée ; qu'il n'y ait point

de douleur, ni de chaleur ; que les extrémités du corps ne foient point enflées ;
que le ventre foit mol ; qu'il n'y ait
point de toux ; que le malade ne foit
point altéré ; que la langue ne fe defféche point , même pendant le fommeil ; que l'on ait de l'appétit ; que le
ventre obéiffe aux médicamens ; que
l'on aille à la felle naturellement ; que les
excrémens foient moux & figurés ; que
le corps ne foit point exténué ; que
l'urine change de couleur, fi l'on change de vin & de médicamens ; que le
malade ne fente point de laffitude, &
qu'il fupporte le mouvement aifément.
L'hydropique chez lequel tous ces fignes
fe rencontrent, n'a abfolument rien à
craindre ; celui chez lequel il s'en trouve le plus grand nombre , à lieu de
bien efpérer.

Les maladies des articles, comme la
chiragre , & la podagre , peuvent fe
guérir , fi elles ne font point encore
nouées, & fi ce font des jeunes-gens qui
en font attaqués. Ces deux efpéces de
gouttes s'adouciffent beaucoup par la
dyfenterie , & par tout ce qui peut
procurer la liberté du ventre. L'épilepfie qui arrive avant l'âge de puberté, ou dont on fent venir l'accès d'une

partie

partie du corps, se guérit assez facilement. La moins fâcheuse de toutes est
celle dont le foyer est dans les mains,
ou les piés ; il y a plus de danger si la
source du mal est dans les côtés ; la
plus fâcheuse est celle qui vient d'un
vice de la tête. Dans toutes ces différentes espéces d'épilepfie, les remédes
capables de lâcher le ventre, font
beaucoup de bien. Un flux de ventre
qui n'est point accompagné de fiévre,
& qui ne dure pas long-tems, est sans
aucun danger, pourvu que le ventre
ne soit pas dur, ni tendu, & que les
vents paffent librement par bas. La dyfenterie elle-même est peu dangereuse,
si les matiéres glaireufes & fanguino-
lentes paffent aifément, & s'il n'y a ni
fiévre, ni accidens qui accompagnent
cette maladie : on peut non feulement
en guérir une femme enceinte, mais
même l'empécher d'accoucher avant
son terme. C'est un avantage dans la
dyfenterie, d'être un peu avancé en
âge. La lienterie au contraire, fe guérit
plus facilement chez les jeunes gens,
pourvu que les urines recommencent à
couler, & le corps à reprendre de la
nourriture. Il est auffi avantageux d'ê-
tre jeune, dans les douleurs des hanches

& des bras, de même que dans toutes
fortes de paralyfie. On guérit aifément
& promptement des douleurs des hanches, quoiqu'elles foient confidérables,
fi les hanches ne font point engour-
dies, & fi elles ne font que médiocrement froides. On peut rétablir un membre paralytique, s'il continue à prendre de la nourriture. La paralyfie de la
bouche fe guérit, s'il furvient un dévoiement. Le dévoiement de quelque
efpéce qu'il puiffe être, eft avantageux
dans les maladies des yeux. Des vari-
ces *, un écoulement fubit de fang par
les veines hémorrhoïdalles, la dyfenterie guériffent la folie. Les douleurs des
bras qui s'étendent vers les épaules, ou
les mains, fe guériffent par un vomiffement de bile noire. Les douleurs qui
fe font fentir dans les parties poftérieu-
res du corps, fe guériffent plus facilement que les autres. L'éternument fait
ceffer le hocquet. Le vomiffement arrête un flux de ventre invétéré. Le vomiffement de fang fe guérit chez les
femmes, par l'écoulement de leurs ré-

---

* Tumeur molle, inégale, caufée par la
dilatation de quelque veine engorgée de fang
épais.

gles. Une femme qui n'est pas réglée,
ne court aucun risque , si elle a des
hémorrhagies par le nez. L'éternument
fait beaucoup de bien dans les vapeurs,
& dans les accouchemens difficiles. Le
délire est salutaire à ceux qui sont fort
échauffés, & qui ont des tremblemens.
La dysenterie soulage les maladies de
la ratte. Enfin ce qui paroîtra étonnant, la fiévre elle-même est souvent
d'un grand secours. Elle met fin aux
douleurs des hyppocondres, si elles sont
sans inflammation , & soulage celles du
foie. La fiévre qui survient aux convulsions , & au tétan, guérit radicalement ces maladies. La fiévre en faisant
couler les urines par sa chaleur, adoucit la passion iliaque occasionnée par la
difficulté d'uriner. Les douleurs de tête
qui sont accompagnées de fluxions & de
rougeurs sur les yeux , de démangeai-
sons au front, se guérissent par un écoulement de sang naturel , ou artificiel.
Celles qui viennent du vent, du froid,
ou du chaud , sont dissipées par l'enrouement & l'éternuement. Un frissonnement subit emporte la fiévre ardente,
que les Grecs appellent *Causos*. Quant
à la surdité qui survient dans la fiévre,
une hémorrhagie par le nez , un dévoie-

ment la dissipe totalement. Rien ne fait tant de bien dans la surdité, qu'un flux de ventre bilieux. Les petits abscès qui viennent dans l'uretre , & que les Grecs appellent *Phyma* , se guérissent radicalement , lorsque le pus s'est entiérement écoulé par le conduit de l'urine. Comme la plûpart de ces changemens en mieux , arrivent souvent d'eux-mêmes , on ne peut douter que la nature ne contribue pour beaucoup à rendre efficaces les remédes que l'Art emploie. C'est un très mauvais signe au contraire, & même un signe mortel, si dans une fiévre continue, la douleur de tête est toujours également violente : ce signe est sur-tout redoutable chez les enfans depuis l'âge de sept ans, jusqu'à quatorze. Dans l'inflammation du poulmon , si le malade ne crache pas d'abord ; si les crachats ne commencent à paroître que le septiéme jour ; & si l'expectoration n'est pas entiérement faite le sept, il y a du danger ; & il est d'autant plus grand , que les couleurs des crachats sont plus mêlées, & moins distinctes entre elles. Le danger n'est jamais plus grand, que lorsque les crachats sont d'une même couleur, soit qu'ils soient jaunes, sanglans, blancs, visqueux, pâles, écumeux. Les crachats noirs sont les plus mauvais de tous. La toux, l'enrouement, l'éternu- ment même, si salutaire dans d'autres maladies, sont pernicieux dans l'inflam- mation du poulmon. Le flux de ventre qui survient à tous ces accidens, est des plus dangereux. Les signes qui don- nent lieu de craindre, ou d'espérer dans la pleurésie, sont à peu près les mêmes que dans la péripneumonie. C'est un signe mortel, que de cracher du sang dans l'inflammation du foie. Les abscès les plus pernicieux, sont ceux qui s'é- tendent dans l'intérieur des chairs, & qui font changer la couleur de la peau. Parmi ceux qui se portent à l'extérieur, les plus étendus & les moins élevés, sont les plus mauvais. Le péril est ex- trême, lorsque dans une vomique ou- verte, la fièvre ne cesse point, après que le pus est entièrement évacué, ou si elle revient après avoir cessé; si le ma- lade est altéré, dégouté; s'il a le dé- voiement; si le pus qu'il rend, est livide & pâle; ou s'il ne crache qu'une pi- tuite écumeuse. Les vieillards périssent presque toujours de la suppuration qui survient à la suite de l'inflammation du poulmon; & les jeunes gens de celle

qui furvient à l'inflammation des autres vifcères. Il y a beaucoup de danger dans la phtifie, pour une perfonne
maigre, lorfque les crachats font mé-
langés & purulens ; que la fiévre eft
continue ; qu'elle ne laiffe point de
relâche pour faire prendre un peu de
nourriture au malade, & que la foif
eft confidérable. On ne tarde guere à
mourir dans cette maladie, principalement en Automne, qui eft le tems, où
périffent ordinairement ceux qui en
font attaqués, & qui ont traîné pendant le refte de l'année ; lorfque les
cheveux commencent à tomber, que
les urines dépofent un fédiment, qui
reffemble à des toiles d'araignée, &
que les crachats font fétides ; fur-tout
lorfqu'à tout cela, il furvient un dévoiement. On périt auffi, fi, lorfqu'on
a commencé à cracher le pus, les crachats fe fuppriment. La phtifie vient
encore chez les jeunes gens, d'une vomique, ou d'une fiftule ; & il n'eft pas
facile de la guérir, à moins qu'elle ne
foit accompagnée d'un grand nombre
de fignes favorables. Les perfonnes qui
guériffent le plus difficilement de la
phtifie, font les filles & les femmes
chez lefquelles cette maladie eft pro-

duite par une suppression de régles.
Celui qui étant en santé, est tout-à-
coup attaqué d'une douleur de tête, &
tombe ensuite dans un sommeil si profond, qu'il ronfle, & qu'on ne peut
l'éveiller, périt au bout de sept jours;
sur - tout s'il dort les yeux ouverts, &
qu'on n'en apperçoive que le blanc,
sans qu'il y ait eu de dévoiement qui
ait précédé. Il n'y a que la fiévre qui
puisse dissiper ce mal, & empêcher le
malade de mourir. L'hydropisie qui survient à la suite d'une maladie aigue, se
guérit rarement, sur - tout si elle est
accompagnée de signes contraires à
ceux dont nous avons parlé plus haut.
La toux n'annonce rien de bon dans
cette maladie, & il ne reste plus d'es-
pérance, si le sang se porte avec violence vers les extrémités supérieures ou
inférieures, & que l'eau occupe le milieu du corps. Pour les Hydropiques,
auxquels il survient des tumeurs qui
paroissent & disparoissent, ils sont moins
en danger que ceux dont nous venons
de parler, s'ils veillent sur eux-mêmes;
mais la trop grande confiance qu'ils
ont de guérir, leur est ordinairement
funeste. Une chose dont on ne peut
trop s'étonner, c'est que certaines ma-

ladies qui détruifent le corps, le confervent en quelque façon ; car dans l'hydropifie où il y a beaucoup d'eau épanchée, & dans les abfcès confidérables, où il y a une grande quantité de pus accumulé, fi on évacue le tout à la fois, on périt ; comme, fi lorfqu'on eft en fanté, on venoit à perdre tout fon fang par une bleffure. Les goutes nouées accompagnées de petites tumeurs, ne fe guériffent jamais ; il en eft de même de celles qui attaquent les vieillards, ou qui durent depuis la jeuneffe, jufqu'à un âge avancé. On peut bien en adoucir la violence, mais on ne les guérit point. L'épilepfie fe guérit auffi difficilement après vingt-cinq ans ; il eft encore bien plus difficile de guérir celle qui vient après quarante ans ; de forte qu'à cet âge, il peut bien y avoir encore quelque reffource dans la nature, mais aucune dans la Médecine. Il eft auffi prefque impoffible de guérir de cette maladie, à quelque âge que l'on foit, fi tout le corps eft attaqué à la fois, & fi l'on ne fent point venir le mal de quelque partie du corps, mais fi l'on tombe tout à coup. Il n'y a point de reméde, fi l'efprit eft attaqué, & s'il eft furvenu une paralyfie. On eft pa-

reillement en danger de mort , si l'on
a un dévoiement accompagné de fiévre , de soif considérable , & d'inflammation au foie , aux hypocondres , ou
au bas-ventre ; sur-tout s'il y a long-
tems que ce dévoiement s'est changé
en dysenterie , & si les matiéres que
l'on rend , sont de différentes sortes. La
dysenterie fait périr beaucoup d'enfans jusqu'à l'âge de dix ans ; les autres âges résistent plus aisément à cette
maladie. Il y a cependant bien des
femmes enceintes qui en meurent , &
lorsqu'elles en reviennent , elles sont
en danger d'avorter. La dysenterie qui
est causée par une humeur atrabilaire ,
est mortelle. C'est aussi un signe de
mort dans la dysenterie , si l'on rend
tout à coup , lorsque le corps est fort
affoibli , des excrémens noirs. La lienterie est dangereuse , si les selles sont
fréquentes , & si l'on va à toute heure , pendant le sommeil ou non , également la nuit comme le jour , soit que
l'on rende des vents , ou qu'on n'en
rende point. Il y a aussi du danger , si
les matiéres qui coulent par bas , sont
crües , ou noires , lisses & de mauvaise
odeur ; si l'on est fort altéré , si l'on
n'urine point après avoir bu ; ce qui

n'arrive que parce que la boisson que l'on prend, ne va point jusqu'à la vessie, mais passe par les intestins. C'est un signe certain de mort dans cette maladie, s'il y a des ulcères dans la bouche; si le visage est rouge & couvert de pustules de toutes sortes de couleurs; si le ventre est gonflé, ridé, gras; si le malade n'a point d'appétit; si ce mal dure depuis long-tems, & si la personne qui en est attaquée, est âgée. La passion iliaque qui est accompagnée de vomissement, de hocquet, de convulsions, de délire, est très dangereuse. C'est un fort mauvais signe dans la jaunisse, si le foie est dur. Il y a peu de secours à attendre de la Médecine pour ceux qui après avoir eu mal à la ratte, ont une dysenterie qui a dégénéré en hydropisie ou en lienterie. La passion iliaque qui provient d'une difficulté d'uriner, fait périr le malade en sept jours, à moins qu'elle ne soit dissipée par la fiévre. Une femme à laquelle la fiévre survient à la suite de son accouchement avec une douleur de tête violente & continue, est en danger de mort. Une respiration fréquente est un mauvais signe dans les douleurs & les inflammations des viscères. Il y a lieu d'appré-

hender, si, sans cause, on ressent une
douleur de tête qui dure depuis long-
tems ; si cette douleur passe dans le col,
dans les épaules, & si elle remonte ensuite
à la tête, ou si elle s'étend depuis la tête
jusqu'au col & aux épaules : dans ce
cas, il y a tout sujet de craindre, à moins
que cette douleur ne produise une vomique , & que l'on ne crache ensuite
du pus , ou qu'il n'arrive une hémorrhagie par quelque partie , ou que l'on
ne ressente des demangeaisons par toute la tête, ou qu'il ne s'éléve des pustules par-tout le corps. C'est aussi un
très mauvais signe, lorsqu'on éprouve
des engourdissemens , des démangeai-
sons, ou comme un sentiment de froid
qui se répand, tantôt sur toute la tête,
tantôt seulement sur une partie, & qui
s'étend jusqu'au haut de la langue ; ce
mal est d'autant plus difficile à guérir,
qu'il est rarement suivi d'abscès, ce
qui cependant ne manqueroit pas d'y
apporter du soulagement. La goute scia-
tique dure très long-tems, & pour le
moins un an , & ne se termine qu'au
Printems ou en Automne, si l'engour-
dissement est considérable, si la cuisse
& les hanches sont froides, si l'on ne
va à la selle qu'avec effort, si les matié-

res que l'on rend, font muqueufes, & fi
le malade a plus de quarante ans. Les
rhumatifmes du bras qui s'étendent jufqu'à la main, ou qui fe portent vers
les épaules & qui y caufent de la douleur, & un engourdiffement, guériffent auffi très difficilement à cet âge,
fur-tout fi l'on n'eft point foulagé après
avoir vomi de la bile. Telle partie du
corps que ce foit, qui eft paralytique, fi
elle eft entiérement privée du mouvement, & fi elle fe defféche, ne revient
point à fon premier état; & elle y revient d'autant moins, que la paralyfie
dure depuis plus long-tems, & que la
perfonne paralytique eft plus âgée.
L'Hyver & l'Automne ne font point
des faifons propres pour le traitement
d'aucune paralyfie ; on peut efpérer
quelque chofe des remédes au Printems & en Eté. La paralyfie imparfaite
fe guérit difficilement: la paralyfie parfaite ne fe guérit jamais. Toute douleur qui fe porte vers les parties fupérieures, obéit moins facilement aux remédes. Une femme enceinte, dont les
mamelles fe defféchent tout à coup,
eft en danger d'avorter. Une femme
qui n'eft point accouchée depuis peu,
ou qui n'eft pas enceinte, fi elle a du

lait, cesse d'être réglée. La fiévre quarte en Eté, dure peu ; & en Automne, fort long-tems, principalement, si elle a commencée aux approches de l'Hyver. Si la démence survient à une hémorrhagie avec des convulsions, il y a danger de mort. Les convulsions qui surviennent à la suite d'une purgation, lorsqu'on n'a point encore mangé ; & les extrémités froides dans une grande douleur, annoncent pareillement la mort. Il est impossible de rappeller à la vie, une personne qu'on a détachée de la potence, lorsqu'elle commençoit à écumer par la bouche. C'est un signe très pernicieux, de rendre tout à coup des excrémens noirs, semblables à du sang caillé, soit qu'il y ait fiévre ou non.

CHAPITRE IX.

Du traitement des maladies.

APRÉs avoir parlé des signes qui nous donnent lieu d'espérer ou de craindre, il est à propos de passer au traitement des maladies. Les méthodes curatives sont générales, ou parti-

culiéres. Les générales font celles qui
conviennent à plufieurs maladies ; & les
particuliéres, celles qui font propres à
chaque efpéce de maladie. Je parlerai
d'abord des méthodes générales, parmi
lefquelles il en eft qui conviennent non
feulement aux malades, mais encore aux
perfonnes en fanté ; & d'autres qu'on
n'employe que dans les maladies. Tous
les remédes dont on fe fert en Médecine,
font pour ôter ou pour ajouter, pour
attirer , ou répercuter , rafraîchir ou
échauffer , endurcir ou ramollir. Il eft
même des remédes qui agiffent tout-à-la
fois de deux façons qui ne font point
oppofées entre elles. On ôte par la faignée , les ventoufes, la purgation, le
vomiffement, les frictions , la geftation , par tous les différens exercices
du corps, par l'abftinence , & la fueur.
Je vais parler de chacun de ces articles.

CHAPITRE X.

De la Saignée.

L'USAGE de la Saignée n'est point une nouveauté ; mais c'en est une, d'employer ce remède dans presque toutes les maladies. Il y a long-tems aussi que l'on tire du sang aux jeunes gens, & aux femmes qui ne sont point enceintes ; mais ce n'est que depuis peu, qu'on en tire aux enfans, aux vieillards & aux femmes enceintes. Les anciens pensoient que l'enfance & la vieillesse étoient également incapables de supporter la saignée ; & ils étoient persuadés qu'une femme enceinte à laquelle on avoit tiré du sang, couroit risque d'avorter. Mais l'expérience à fait connoître par la suite des tems, qu'il n'y avoit aucune des régles prescrites par les anciens, au sujet de la saignée, qui dut être constamment observée, & qu'il falloit faire de nouvelles observations qui pussent diriger le Médecin dans la pratique. Car ce n'est, ni à l'âge, ni à la grossesse, mais aux forces qu'il faut avoir égard ; & c'est mal à propos qu'on tirera du

fang à un jeune homme , s'il eſt foible , ou à une femme qui n'eſt point
enceinte , ſi elle eſt dans un état de
langueur. Par la ſaignée , on emporte
& on détruit le peu de forces qui
pouvoit leur reſter. On ſaignera au
contraire ſans aucun danger, un enfant qui eſt fort, un vieillard qui eſt
robuſte , & une femme enceinte qui a
de la vigueur. Cependant un Médecin ignorant peut aiſément ſe trom-
per dans ces ſortes de cas : car on a ordinairement peu de forces dans l'enfance
& dans la vieilleſſe ; & une femme enceinte après être guérie, a beſoin de
toutes les ſiennes, non ſeulement pour
ſe ſoutenir , mais encore pour nourrir ſon enfant. Il ne faut point bannir
de la Médecine, tout ce qui exige de la
réflexion & de la prudence : c'eſt en cela au contraire , que conſiſte principalement l'Art, qui ne doit pas compter
ſeulement les années, & ne faire attention qu'à la ſeule groſſeſſe ; mais qui
doit encore examiner l'état des forces,
& voir s'il en reſtera aſſez pour que
l'enfant, le vieillard, la femme enceinte, & ſon fruit puiſſent ſe ſoûtenir. Il y a
auſſi une différence à faire entre une perſonne forte, & une perſonne graſſe ; entre

tre une perſonne maigre, & une perſonne foible. Les perſonnes maigres ont plus
de ſang , & les graſſes plus de chair ;
auſſi les perſonnes maigres ſoutiennent-
elles mieux la ſaignée que les graſſes.
On juge donc mieux des forces par la
groſſeur des vaiſſeaux, que par l'embonpoint du corps.

Ce n'eſt point aſſez de conſidérer ces
choſes ; il faut encore faire attention à
l'eſpéce de la maladie. On doit examiner ſi c'eſt par excès ou par défaut , que
la matiére pêche ; ſi les humeurs ſont
ſaines ou vitiées : car ſi le ſang manque,
ou s'il eſt bien conditionné, la ſaignée eſt
contraire ; mais s'il y en a trop, ou s'il eſt
gâté , il n'y a point de meilleur reméde
que la ſaignée. Il eſt donc néceſſaire de
tirer du ſang dans une fiévre violente, où
il y a pléthore, & dans laquelle les artères
trop remplies battent fortement. La ſaignée eſt pareillement indiſpenſable dans
les maladies des viſcères, dans la paralyſie, le tétan, les convulſions ; dans les maladies du larinx , où l'on court riſque
d'être ſuffoqué par le défaut de reſpiration ; dans la perte ſubite de la voix ,
dans toutes les douleurs violentes ; dans
tous les cas, où il y a quelque choſe de
froiſſé , ou de briſé à l'intérieur ; dans

la cachexie *, dans toutes les maladies aiguës qui font produites, comme je l'ai dit ci-deſſus, non par le défaut, mais par l'abondance du ſang. Il peut arriver que la maladie demande la ſaignée, & que les forces du malade puiſſent à peine la ſoutenir. Dans ce cas, s'il n'y a point d'autre reméde, & ſi le malade ne peut en revenir, ſans être ſecouru par un moyen qui pour lors, peut à la vérité être regardé comme téméraire, il eſt d'un bon Médecin de faire voir qu'il n'y a point de reſſource ſans la ſaignée, & combien en même tems il y a de danger de l'employer. Alors, ſi on la demande, il faut la faire, & il n'y a pas à balancer : car il vaut mieux eſſayer un reméde douteux, que de n'en faire aucun. C'eſt ce qu'on doit ſur-tout pratiquer dans la paralyſie, dans la perte ſubite de la voix, dans la ſquinancie où l'on eſt menacé d'être ſuffoqué ; & lorſqu'on a eu un accès de fiévre ſi violent qu'on a manqué d'en mourir ; qu'il eſt probable que celui qui ſuivra, ſera pareil, & que le malade ne ſera point en état d'y réſiſter.

---

* Mauvaiſe habitude du corps.

Quoique ce soit une régle de ne point tirer du sang immédiatement après qu'on a mangé, cette régle ne doit cependant point avoir toujours lieu : car il est des cas, où l'on ne peut attendre que la digestion soit faite ; comme lorsqu'on est tombé d'un lieu élevé, & qu'il y a contusion ; lorsqu'on vomit du sang tout à coup : alors, quoiqu'on ait mangé depuis peu, il faut cependant tirer du sang sur le champ, crainte qu'il n'arrive quelque accident, si l'on différe. On doit faire la même chose dans tous les cas où l'on est menacé d'être subitement suffoqué ; mais si la nature de la maladie le permet, on doit attendre qu'il ne reste plus aucune suspicion de crudité. Le second ou le troisiéme jour de la maladie paroît le plus avantageux pour la saignée ; mais s'il est quelquefois nécessaire de tirer du sang dès le premier jour, il n'est jamais utile de le faire après le quatriéme, lorsque la matiére a eu le tems de se dissiper, ou que le corps est affoibli par la maladie. La saignée alors, au lieu de guérir le malade, ne serviroit qu'à l'affoiblir davantage. Saigner dans le fort de l'accès, un homme qui a une fiévre violente, c'est

l'égorger * : il faut attendre l'intermiſ-
ſion. Si la fiévre ne tombe point , &
qu'il n'y ait point de rémiſſion à eſpérer , il faut ſaiſir le moment qu'elle ceſſe
d'aller en augmentant. Alors, quelque
critique que ſoit la circonſtance ; il ne
faut point laiſſer échapper la ſeule occa-
ſion qui ſe préſente.

Lorſqu'il eſt néceſſaire de tirer du
ſang , il eſt plus à propos d'en tirer en
deux jours, la quantité qu'on en doit tirer , qu'en un ſeul : car il eſt plus prudent de débarraſſer petit à petit le malade , & enſuite de le dégager tout à fait,
que de courir peut être le riſque de le
faire périr , en lui retirant tout à coup
toutes ſes forces. Si l'on ſe trouve bien
de cette méthode, lorſqu'il eſt queſtion
d'évacuer les eaux des Hydropiques , à
plus forte raiſon doit-on s'en bien trouver dans la ſaignée.

Si l'on tire du ſang, à raiſon de dégager tout le corps, il faut le tirer du bras :
ſi c'eſt pour débarraſſer quelque partie,
il faut le tirer de la partie même attaquée , ou de celle qui en eſt le plus

* Cette maxime eſt démentie par la pratique générale d'aujourd'hui.

proche , puisqu'on ne peut tirer du
sang à toutes les parties du corps , mais
seulement aux tempes , aux bras & aux
piés. Je n'ignore pas qu'il est des Médecins qui prétendent qu'il faut saigner
le plus éloigné qu'il est possible , de l'endroit qui est attaqué ; parce qu'en suivant cette méthode , ondétourne le cours
du sang ; au lieu que par l'autre on l'attire sur les parties mêmes qui en sont déja
surchargées ; mais cette opinion est absolument fausse : car les vaisseaux les plus
voisins de celui qui est ouvert , se vuident
d'abord , & ceux qui en sont plus éloignés , ne se dégagent qu'à proportion
qu'on laisse couler le sang ; & cessent absolument de se dégorger , dès qu'on a fer-
mé la veine. L'usage néanmoins semble
avoir appris qu'il étoit plus à propos de
saigner du bras dans les blessures de la
tête ; & du bras opposé , lorsque le mal
attaque un bras. En voici la raison :
c'est que s'il survenoit quelque accident
par la saignée , il vaudroit mieux que ce
fut sur une partie saine , que sur une déja malade. On détourne aussi quelquefois le cours du sang , lorsque coulant déja
par une partie , on saigne d'une autre.
Le sang cesse de s'écouler par l'endroit
que nous ne voulons point , en lui oppo-

fant des obftacles, & en lui ouvrant une autre iffuë.

Rien de plus aifé que de tirer du fang, pour celui qui en a l'habitude ; mais auffi rien de plus difficile pour celui qui eft fans expérience. La veine eft jointe aux artères , & les artères aux nerfs. La piqueure du tendon eft fuivie de convulfions qui font périr le malade au milieu des plus vives douleurs. L'artère coupée ne fe reprend point , & laiffe même quelquefois échapper tout le fang avec impétuofité. Si l'on vient à couper la veine de part en part , les bords de l'ouverture fe retirent , & ne laiffent point couler le fang. Si l'on enfonce la lancette avec timidité , on n'effleure que la fuperficie de la peau , & on n'ouvre point la veine. Quelquefois auffi elle eft fort enfoncée , & il eft difficile de la trouver. Toutes ces chofes font que la faignée qui eft très aifée pour un homme inftruit, eft très difficile pour un ignorant.

Il faut ouvrir la veine par le milieu ; & lorfque le fang en fort, on doit examiner fa couleur & fa confiftance : s'il paroît épais & noir , il eft mauvais , & il eft utile d'en tirer ; s'il eft rouge & clair, il eft bon ; alors la faignée eft plus nui-

fible qu'avantageufe, & il faut fermer
la veine fur le champ. Mais on ne court
point ce rifque avec un Médecin qui
fçait quand il eft à propos de faigner ou
non. Il arrive affez ordinairement que
tout le fang qu'on tire le premier jour,
eft également noir; mais quoique cela
foit, il faut l'arrêter, fi on en a tiré fuffi-
fament, & ne jamais attendre que le
malade tombe en foibleffe, pour finir.

On bande le bras, en appliquant fur
l'ouverture de la veine, une compreffe
trempée dans de l'eau froide. Le lendemain on frotte la veine avec le doigt
du milieu, pour que les lévres de la piqueure récemment unies fe féparent, &
laiffent de nouveau échapper le fang. Si
le fang, qui d'abord étoit noir & épais,
commence à devenir rouge & clair,
foit que ce foit le premier ou le fecond jour, on en a affez tiré : ce qui
refte eft bon : il faut fur le champ fermer le vaiffeau, & tenir le bras ban-
dé, jufqu'à ce que la cicatrice foit bien
formée ; ce qui arrive très promptement dans les veines.

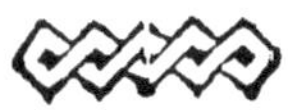

CHAPITRE XI.

De la maniére de tirer du sang par les Ventoufes.

LES Ventoufes font de deux fortes : les unes font de cuivre, &
les autres de corne. La ventoufe de
cuivre eft ouverte par un bout, & fermée par l'autre. Celle de corne, eft
fort ouverte à fa bafe, avec une petite
ouverture en haut. On met dans celle
de cuivre, une méche allumée ; on applique cette ventoufe par fa bafe fur le
corps, & on appuie deffus avec la main,
jufqu'à ce qu'elle tienne. La ventoufe
de corne s'applique fans feu ; on pom-
pe l'air avec la bouche par la petite
ouverture qui eft au haut ; & après
l'avoir fermée avec un petit morceau
de cire, elle tient comme la premiére.
Les ventoufes de l'une & de l'autre efpéce, ne fe font pas feulement avec du
cuivre, ou de la corne, mais encore
avec toute forte de matiére : lors même qu'on n'a rien autre chofe, on peut
fort bien fe fervir d'une petite taffe, ou
de tout autre petit vafe, dont l'ouverture

rc eſt étroite. Après l'application des
ventouſes, ſi l'on a fait des ſcarifications à la peau, il ſort du ſang; ſi
l'on n'en a point fait, la ventouſe
attire les eſprits. On applique les ventouſes avec ſcarifications, lorſque le
mal vient de l'abondance du ſang à l'intérieur; & de la derniére façon, lorſqu'il
eſt occaſionné par les eſprits. On fait
ſur-tout uſage des ventouſes, lorſqu'il y
a dans une partie, un vice local qu'il
ſuffit de détruire, pour rétablir la ſanté.
La preuve qu'il faut, autant que l'on
peut, tirer du ſang, même avec la lancette, de la partie qui eſt affectée, lorſqu'on veut la ſoulager; c'eſt que perſonne n'applique jamais les ventouſes
ſur une partie différente de celle où eſt
le mal, ſi ce n'eſt lorſqu'on veut diriger
le cours du ſang vers l'endroit où on
les applique; mais toujours ſur la partie
malade qu'il eſt à propos de débarraſſer.
On peut employer les ventouſes dans
les maladies chroniques, quoiqu'il y ait
déja quelque tems qu'elles durent; ſoit
que le mal réſidé dans les humeurs, ou
dans les eſprits. On ſe ſert auſſi des ventouſes dans les maladies aiguës, lorſqu'il eſt à propos de diminuer le volume
des liqueurs, & que les forces du malade

ne permettent point de faigner. Ce genre de reméde eſt moin violent, & plus fûr ; il n'y a jamais de danger de l'employer, même dans le fort du redoublement de la fiévre, & lorſque la digeſtion n'eſt point encore faite. Ainſi, il vaut mieux appliquer les ventouſes, lorſqu'il eſt néceſſaire de tirer du ſang, & qu'il y auroit un danger évident de ſaigner ; ou bien lorſqu'il y a un vice local ſur quelque partie noble du corps. Cependant on ne doit point ignorer que s'il y a moins de danger à craindre des ventouſes, il y a auſſi moins de ſecours à en attendre ; & qu'aux grands maux, il faut les grands remédes.

CHAPITRE XII.

De la Purgation.

LES anciens purgeoient & donnoient des lavemens dans preſque toutes les maladies. Ils employoient l'hellébore noir, le polypode, l'écaille d'airain, que les Grecs appellent *Lepidochalcos*, le ſuc de titimale, dont une goutte mêlée avec du pain, purge abondament,

le lait d'anesse, le lait de vache, & le lait
de chevre ; ils ajoutoient au lait un peu
de sel ; ensuite ils le faisoient bouillir ;
& après en avoir ôté tout ce qui s'étoit
caillé , ils faisoient boire le reste qui
étoit comme une espéce de petit lait.
Mais comme la plûpart des médicamens
sont nuisibles à l'estomac, il est bon de
mêler l'Aloës à tous les purgatifs. Les
évacuations par les selles, si elles sont
trop copieuses ou trop fréquentes, affoi-
blissent: ainsi lorsqu'on est malade, il ne
faut jamais employer de purgatifs violens, à moins qu'il n'y ait point de fiévre. On peut par exemple, donner dans
les maladies produites par l'atrabile,
l'hellébore noir, de même que dans la
mélancholie causée par la tristesse, &
dans la paralysie ; mais lorsqu'il y a fiévre , il est plus à propos d'user d'alimens & de boissons qui nourrissent le
malade, & qui lui procurent en même
tems la liberté du ventre. Il est des espéces de maladies, où il est bon de purger
avec le lait.

Du Lavement.

On doit aussi dans presque tous les
cas, tenir le ventre libre par les lavemens. C'est une méthode qu'Asclepiade

a fuivie, quoiqu'il l'ait blâmée, & dont
on ne fert prefque pas dans ce fiécle-ci.
l'ufage modéré néanmoins qu'Afclepiade a fait du lavement, me paroît avoir
de grands avantages; il ne faut pas à la
vérité employer cette forte de reméde
trop fouvent; mais il n'y a aucun inconvénient de donner un lavement ou
deux, fi la tête eft pefante; fi les yeux
font chargés; s'il y a colique; fi l'on
fent des douleurs dans le bas ventre,
dans les hanches; s'il y a amas de bile,
de pituite, ou de férofité dans l'eftomac;
fi l'on refpire difficilement; fi l'on ne
va point à la felle; s'il y a des excrémens
amaffés dans les inteftins, qui n'en
fortent point; fi le malade fe préfente
au baffin, fans rien faire, & s'il fent une
odeur défagréable; fi les matiéres que
l'on rend font vitiées; fi la diéte qu'on a
gardée, n'a point emporté la fiévre; fi les
forces ne permettent pas de faigner,
quoiqu'on ait befoin de l'être, ou fi le
tems de le faire eft paffé; fi l'on a bu beaucoup avant que de tomber malade; fi
l'on eft tout à coup conftipé, après avoir
eu pendant long-tems naturellement,
ou par accident, le ventre libre.

On doit obferver à l'égard des lavemens, de ne point en donner avant le

troifiéme jour , ni lorfque la digeftion n'eft point entiérement faite ; que
le malade eft foible , ou épuifé par une
maladie qui dure depuis long - tems ;
lorfqu'on va tous les jours à la felle
en fuffifante quantité ; qu'on a le flux,
ou qu'on eft dans le redoublement de
la fiévre ; car alors, la liqueur qu'on
injecte , refte dans les inteftins , porte
à la tête , & augmente le danger. Le
malade doit faire diéte la veille , pour
étre plus en état de recevoir le lavement ; boire le jour même , quelques
heures avant que de le recevoir , de
l'eau tiéde , pour humecter les inteftins
gréles. Ces précautions prifes , fi on
n'a pas befoin d'un lavement qui agiffe
bien fortement, on ne fe fert que d'eau
pure ; fi l'on veut un lavement plus
fort, on ajoute du miel à l'eau ; fi l'on
veut un lavement adouciffant, on prend
une décoction de fénu-grec , d'orge , ou
de mauve. Le lavement aftringent fe
fait avec une décoction de verveine. Si
l'on a befoin d'un lavement acre , on le
prépare avec l'eau de la Mer , ou de
l'eau commune , dans laquelle on a fait
fondre du fel. Soit qu'on fe ferve de
l'eau de la Mer , ou de l'eau commune ,
il eft à propos de les faire bouillir l'une

& l'autre. On rend encore le lavement plus acre, en y ajoutant, ou de
l'huile, ou du nître, ou même du miel.
Plus le lavement eſt acre, plus il fait d'effet ; mais il eſt auſſi plus difficile de le
garder. La liqueur que l'on injecte, ne
doit être ni froide, ni chaude ; afin
qu'elle ne nuiſe point, ni par le chaud,
ni par le froid. Lorſqu'un malade a pris
un lavement, il doit autant qu'il eſt
poſſible, ſe tenir au lit, & ne point
aller à la ſelle à la premiére envie qu'il
en reſſent, mais attendre autant qu'il
peut. Il arrive fort ſouvent que, les
matiéres ſuperflues ayant été empor-
tées par le lavement, les parties ſupérieures ſe dégagent, & que le mal ſe
diſſipe. Lorſqu'après avoir pris un lavement, on a été pluſieurs fois à la ſelle,
& qu'on eſt fatigué ; il faut ſe repoſer
un peu ; & de crainte que les forces ne
manquent, prendre de la nourriture ce
jour-là. On en prend plus ou moins, ſelon que l'on a à craindre, ou que l'on n'a
pas à craindre le retour de la fiévre.

CHAPITRE XIII.

Du Vomissement.

LE Vomissement qui est nécessaire
aux personnes bilieuses, lors même
qu'elles se portent bien, l'est aussi dans
les maladies produites par la bile : &
il est bon de faire vomir dans toutes
les fiévres qui sont précédées de frissons,
& de tremblement. Le vomissement
n'est pas moins avantageux aux personnes qui sont sujettes au cholera-morbus : il est aussi d'une grande utilité dans
la folie qui est accompagnée d'un excès
de gaieté ; dans les attaques d'épilepsie ;
mais dans les maladies aiguës, comme
dans le cholera-morbus, dans les fiévres
continuës, avec redoublement, il ne
faut point faire vomir, comme je l'ai dit
ci-dessus à l'article de la purgation, avec
des vomitifs violens : il suffit de prendre
pour vomir, ce que j'ai conseillé aux
personnes en santé. Dans les maladies
chroniques qui sont graves, mais qui ne
sont point accompagnées de fiévre,
comme l'épilepsie, la folie, on se sert
de l'hellébore blanc ; il n'est jamais

avantageux de s'en fervir en Hyver, ou
en Eté ; on s'en trouve très bien au
Printems, & paffablement en Automne.
Avant que de le donner, il eft bon de faire
boire beaucoup le malade. Il eft à propos d'obferver que tous les médicamens
que l'on donne en lavage, ne font pas
toujours bien aux malades, & font toujours mal aux perfonnes en fanté.

CHAPITRE XIV.

De la Friction.

ASCLEPIADE dans le livre qu'il a
intitulé *des Secours Généraux*,
qu'il réduit à trois, qui font la Friction,
dont il fe donne pour l'inventeur ; le
vin, & la geftation ; a dit tant de chofes
de la friction & de la geftation, qu'il a
employé la plus grande partie de ce
livre, fur le feul article de la friction. Il
y auroit de l'injuftice à enlever aux Médecins modernes, la gloire des chofes
qu'ils ont découvertes en ce genre, ou
qu'ils ont fagement imitées de leurs pré-
déceffeurs ; mais il eft jufte auffi de rendre à leurs auteurs, ce qu'on trouve

d'écrit là-deſſus chez quelques anciens.
On ne peut nier qu'Aſclepiade n'ait
parlé d'une façon beaucoup plus éten-
due & plus claire, que ceux qui l'ont
précédé, ſur la maniére d'employer la
friction , & des cas où il convient de
l'employer ; cependant il n'a rien dit
qu'Hippocrate n'ait dit avant lui , en
peu de mots. On trouve dans cet Auteur beaucoup plus ancien qu'Aſclepiade,que la friction violente durcit le tiſſu
des fibres du corps ; que la légere le ramollit ; que celle qui eſt continuée pendant long-tems , amaigrit ; & que celle
qui dure peu , engraiſſe : il s'enſuit
donc qu'on doit l'employer pour reſſerrer le tiſſu des fibres , lorſqu'il eſt trop
lâche ; pour le ramollir, lorſqu'il eſt trop
ſerré ; qu'on doit auſſi s'en ſervir pour
évacuer le ſuperflu des humeurs, lorſqu'on en fait trop ; & pour donner de
l'embonpoint aux perſonnes maigres.
Lorſqu'on voudra faire réfléxion à chacune de ces eſpéces de friction , ce qui
cependant n'eſt point du reſſort de la
Médecine, on verra qu'elles dépendent
toutes de la même cauſe , qui conſiſte
dans le retranchement. Car on ne reſ-
ferre une choſe, qu'en ôtant ce qui la
rendoit lâche: on n'en ramollit une autre,

qu'en retranchant ce qui faifoit la dureté ; on engraiffe, non pas par la friction, mais par la nourriture qui pénétre jufqu'à la peau qu'on a relâchée auparavant, par la friction. La caufe de ces différens effets ne dépend donc que de la maniére de faire la friction. Il y a une très grande différence entre la friction & l'onction : il eft néceffaire d'oindre & de frotter légérement le corps dans les maladies aiguës, lors même qu'elles ne font que commencer, pourvu que ce foit dans la rémiffion, & avant que d'avoir donné à manger : il y a du danger au contraire, d'ufer de frictions un peu fortes, dans les maladies aiguës, lorfqu'elles croiffent : fi ce n'eft dans la phrénéfie, lorfqu'on veut procurer du fommeil aux malades. On ne doit donc employer la friction, que dans les maladies qui durent depuis long-tems, & qui commencent à diminuer. Je n'ignore pas qu'il eft des Médecins qui prétendent que c'eft fur-tout, lorfque les maladies commencent, & qu'elles vont en augmentant, & non pas lorfqu'elles tirent à leur fin, qu'il eft néceffaire de faire des remédes ; mais ils fe trompent : car une maladie qui, à la vérité, fe termineroit d'elle-même, peut

fe terminer bien plus vîte, fi l'on emploie
des remédes ; & il eft néceffaire d'en employer alors, pour deux raifons : la premiére, afin que l'on foit plûtôt rétabli ;
la feconde, afin que la maladie qui refte,
ne vienne pas à augmenter de nouveau,
même par quelque caufe légére : car
une maladie peut être moins grave
qu'elle n'a été, & n'être point encore
entiérement guérie ; & il peut y avoir
quelques reftes, que les remédes ache-
veront de diffiper.

Il eft auffi dangereux d'employer la
friction dans le redoublement de la fiévre, qu'il eft utile de s'en fervir, lorfque la maladie commence à diminuer.
On doit même attendre autant qu'il eft
poffible, qu'il n'y ait plus de fiévre, ou
tout au moins, qu'elle foit dans fa rémiffion. On fait des frictions tantôt par
tout le corps, comme lorfqu'on veut
donner de l'embonpoint à une perfonne
maigre ; tantôt on n'en fait que fur une
partie, lorfque la foibleffe de cette partie même, ou de quelque autre, le demande. La friction adoucit les douleurs
de tête qui durent depuis long-tems,
pourvu néanmoins qu'on ne la faffe pas
dans la violence de la douleur. Il arrive
auffi quelquefois qu'un membre para-

lytique se rétablit par les frictions que l'on fait dessus. Il est cependant plus ordinaire de faire les frictions sur les parties qui ne sont point malades. On fait, par exemple, des frictions sur les parties inférieures, lorsqu'on veut dégager les parties moyennes ou supérieures du corps. Il en est qui veulent fixer le nombre des frictions que l'on doit faire à une personne ; mais mal à propos. Cela dépend absolument des forces de celui qui a besoin qu'on lui fasse des frictions ; car il suffira d'en faire cinquante à une personne fort foible, tandis qu'on pourra en faire jusqu'à deux cens à une personne plus forte, à raison des forces de l'une & de l'autre. Aussi en fait-on moins à une femme qu'à un homme ; moins à un enfant ou à un vieillard, qu'à un jeune homme ; enfin si l'on ne frotte que certaines parties, la friction doit être forte, & durer long-tems ; puisqu'il est impossible d'affoiblir promptement le corps, en ne frottant que sur une partie, & qu'il est nécessaire de dissiper beaucoup de matiére, soit qu'on veuille dégager la partie même sur laquelle on fait les frictions, soit qu'on veuille en débarasser une autre : mais si la foiblesse de tout le corps demande qu'on employe également par tout la friction, elle doit durer moins de tems, & être plus legère ; de sorte qu'il suffit de ramollir seulement la superficie de la peau, afin qu'elle soit plus en état de recevoir la nouvelle matiére qui lui sera fournie par la nourriture que l'on fera prendre immédiatement après les frictions. Nous avons dit plus haut, que le malade étoit fort en danger, lorsqu'il avoit soif & qu'il ressentoit une grande chaleur à l'intérieur, tandis que les parties extérieures étoient froides. Il n'y a point de ressource alors que dans la friction ; si elle rappelle la chaleur à l'extérieur, le malade peut en revenir.

CHAPITRE XV.

De la Gestation.

LA gestation est aussi convenable dans les maladies qui durent depuis long-tems, & qui tendent à leur fin. Elle convient également aux personnes qui ont eu la fiévre, mais qui ne l'ont plus, & qui ne sont point encore en état de s'exercer par elles-mêmes. Elle eſt auſſi très-propre pour emporter les reſtes des maladies qui durent depuis long-tems, & qui n'ont point cédé aux autres remédes. Aſclepiade a prétendu que dans le commencement des fiévres violentes, & ſur-tout de la fiévre ardente, il falloit employer la geſtation, pour la diſſiper. Mais il y auroit du danger de tenter cette méthode ; & le repos eſt plus convenable. Cependant ſi on veut en eſſayer, on peut le faire, ſi la langue n'eſt point ſéche ; s'il n'y a ni tumeur, ni dureté, ni douleur dans les viſcères, à la tête ou aux hypocondres. On ne doit jamais agiter un corps qui ſouffre ; ſoit que l'on reſſente de la douleur par-tout, ſoit qu'on n'en reſſente que dans quelque partie, excepté dans la goutte. On ne doit point le faire non plus, dans le redoublement de la fiévre ; mais toujours dans la rémiſſion. Il eſt pluſieurs eſpéces de geſtations que l'on employe ſelon les forces & les richeſſes de chacun, afin que cette ſorte de reméde n'épuiſe point trop une perſonne foible, & ne manque point à une perſonne pauvre. La geſtation la plus douce de toutes, eſt celle d'un batteau dans le port ou ſur un fleuve ; d'une litiére, ou d'un siége ; celle d'une voiture est plus violente ; & celle d'un navire en pleine mer, l'est encore davantage. Chacune de ces gestations peut être plus ou moins forte. Si l'on n'a aucune des choses précédentes, il faut se servir d'un lit suspendu, que l'on fait agiter ; si l'on n'en a point, il faut mettre sous un des piés du lit, un soutien, & remuer le lit avec la main. Les exercices modérés conviennent aux personnes fort foibles. Les exercices violens sont bons pour les personnes qui n'ont plus de fiévre depuis plusieurs jours, ou qui sans avoir de la fiévre, commencent à ressentir les premiéres atteintes de certaines maladies graves ; comme cela arrive dans la phtisie, les maux d'estomac, l'hydropisie, & quelquefois aussi dans la jaunisse, & dans d'autres maladies qui sont sans fiévre, quoiqu'elles durent long-tems, comme l'épilepsie, & la mélancholie. Il est nécessaire dans ces sortes de maladies, de faire usage aussi des exercices que nous avons rapportés à l'article où nous avons parlé de la maniére dont les personnes saines & délicates doivent se comporter.

CHAPITRE XVI.

De la Diéte.

IL est deux sortes de diétes : l'une où le malade ne prend absolument rien ; l'autre où il ne prend que ce qu'il faut. On ne doit prendre ni nourriture, ni boisson au commencement des maladies ; ensuite il faut tenir un certain milieu ; de façon que l'on ne prenne que des alimens convenables, & pas plus qu'il n'en faut prendre. Il n'est nullement à propos de se trop remplir immédiatement après avoir souffert la faim & la soif ; & s'il y a du danger à le faire, même pour les personnes qui se portent bien, lorsqu'elles ont été obligées par quelque nécessité, de faire abstinence ; combien n'y en aura-t-il pas, pour les personnes infirmes & malades ? Rien ne fait tant de bien à un malade, que l'abstinence gardée à propos. Il est des hommes intempérans parmi nous, qui laissent à leur Médecin le soin de régler la quantité de nourriture qu'ils doivent prendre, & qui veulent régler eux-mêmes le tems où ils doivent

la

prendre : il en eſt d'autres au contraire, qui comme par grace, laiſſent au Médecin à marquer le tems de leur manger, & qui prétendent en régler eux-mêmes la meſure : enfin il en eſt qui penſent que le Médecin leur en redoit, s'ils veulent bien s'en rapporter à lui, pour le reſte du traitement ; mais qui veulent être abſolument libres dans le choix des alimens qu'ils prennent ; comme s'il s'agiſſoit d'examiner juſqu'où vont les droits du Médecin, & non de ſçavoir ce qui peut être ſalutaire au malade. Cependant on ne peut diſconvenir que l'on ne faſſe beaucoup de mal, lorſqu'il eſt queſtion de régler la nourriture d'un malade, ſi l'on ſe trompe au tems, où l'on doit donner à manger ; à la quantité, ou au choix des alimens.

CHAPITRE XVII.

De la Sueur.

LA Sueur s'excite de deux façons ; ou par la chaleur ſéche, ou par le bain. La chaleur ſéche eſt celle du ſable chaud, des étuves, des fours, & de cer-

taines efpéces d'étuves naturelles, où
l'on retient renfermée dans un bâtiment,
la vapeur chaude qui s'éléve de la terre.
Nous avons de ces étuves naturelles, au-
deffus de Bayes, dans des endroits plantés de Myrthes. Enfin la fueur s'excite
encore par le foleil, & l'exercice. Il eft
avantageux de faire fuer par les différentes maniéres que nous venons de
rapporter, toutes les fois qu'il y a au-
dedans du corps, une humeur nuifible
qu'il faut diffiper. On guérit auffi parfaitement certaines maladies de nerfs
par ces différentes méthodes de faire
fuer : on fait ufage des premiéres, pour
les perfonnes délicates ; & on n'a recours à la chaleur du foleil, & à l'exercice, que pour les perfonnes robuftes ;
pourvu néanmoins qu'elles foient fans
fiévre, que ce ne foit point au commencement de la maladie, & que la maladie
ne foit point grave : on doit bien fe
garder de faire fuer d'une façon ou
d'une autre, dans la fiévre, & lorfque
la digeftion n'eft point encore faite.

On fe fert du bain dans deux cas
différens. Tantôt on l'emploie au commencement de la convalefcence, lorfque
la fiévre eft diffipée, avant que de paffer
à une nourriture un peu abondante, &

à un vin plus fort; & tantôt on y a recours, pour diffiper la fiévre même. On
s'en fert prefque toutes les fois qu'il eft
befoin de relâcher la peau, d'attirer au
dehors les humeurs corrompues, & de
changer l'habitude du corps. Les anciens
étoient fort réfervés fur l'ufage du
bain. Afclepiade l'a été beaucoup moins
qu'eux. Il n'y a rien de mauvais à
craindre du bain, fi on l'emploie à
propos: il n'eft nuifible que lorfqu'on
s'en fert à contre-tems. Tout malade
qui n'a plus la fiévre depuis un jour,
peut fe baigner en fûreté le lendemain,
après que l'heure de l'accès eft paffée.
Lorfque la fiévre eft tierce ou quarte;
on peut prendre le bain, tous les jours
où il n'y a point d'accès; mais fi la fiévre
eft lente, & fi la rate eft déja en mauvais état, on peut fe baigner dans le
tems de la fiévre même, pourvu néanmoins que les hypocondres ne foient
point durs, ou enflés; que la langue
ne foit point féche; que l'on ne reffente
point de douleur, ni à la tête, ni à la
poitrine; & que ce ne foit point dans
le redoublement. Dans les fiévres ré-
glées, on peut faire ufage du bain dans
deux tems différens, avant le friffon,
& après l'accès. Dans les fiévres lentes,

on doit attendre pour se baigner, que
l'accès soit entiérement passé. Si la fiévre
est continue, on doit attendre qu'elle
diminue, & qu'on soit aussi bien qu'il
est possible d'être dans ces sortes de fiévres. Les convalescens qui veulent prendre le bain, doivent éviter de s'exposer
au froid avant que de se baigner; ils doivent lorsqu'ils sont entrés dans le bain,
demeurer un instant tranquilles, & examiner si leurs tempes se resserrent, &
s'il en découle ensuite de la sueur. Si
les tempes se resserrent, sans qu'il survienne de sueur, le bain leur feroit mal
ce jour-là; il faut les oindre fort légérement, & les emporter chez eux, où ils
auront soin de se tenir chaudement, &
de faire diéte. Si la sueur au contraire,
découle des tempes, sans qu'elles se
soient resserrées; & si cette sueur se répand ensuite sur toutes les autres parties
du corps, ils se fomenteront la bouche,
avec de l'eau chaude; ils se mettront
dans le bain, & ils examineront pareillement, si au premier contact de l'eau
chaude, ils ont éprouvé un frissonnement à la superficie de la peau; ce qui
n'arrive presque jamais, lorsque les
premiers signes ont été bons: mais si on
éprouve le frissonnement, c'est une

marque certaine que le bain feroit
pernicieux.

C'eft l'état particulier du malade qui
fait connoître, s'il eft néceffaire de l'oindre devant ou après un bain tiéde. Le
plus ordinaire, cependant, à moins que
le Médecin n'ait recommandé expreffé-
ment de le faire après, eft de fe faire
oindre doucement, lorfqu'on a un peu
fué, & de fe mettre enfuite dans le bain.
On doit avoir égard aux forces du malade, pour la durée du bain : il ne faut jamais attendre pour l'en retirer, que la
chaleur le faffe tomber en foibleffe ; il
faut l'en faire fortir avant ; & lorfqu'il
eft dehors, le bien couvrir, afin que le
froid ne puiffe pénétrer par aucun endroit ; & le faire enfuite fuer dans la
falle même du bain , avant que de lui
rien donner à manger.

On fait auffi différentes efpéces de
fomentations chaudes, avec le millet, le
fel, & le fable. On emploie chacune de
ces matiéres , chaudes & enveloppées
dans du linge. Si l'on n'a pas befoin d'une
grande chaleur, le linge feul fuffit ; fi
on a befoin d'une chaleur confidérable,
on fe fert de tifons éteints, enveloppés
dans un morceau d'étoffe. On fe fert
auffi de veffies remplies d'huile chaude :

on verfe de l'eau dans des vafes de terre, qu'on appelle lentilles, à caufe de leur reffemblance avec la graine de cette plante : on met du fel dans un fac de linge ; on trempe ce fac dans de l'eau, qui eft bien chaude, & on l'applique fur la partie qu'on veut échauffer. On fait encore rougir dans le feu, deux mor-ceaux de fer applatis par leurs extrémi-tés ; on en enfonce un dans du fel qui eft bien féché, & on verfe de l'eau douce-ment par-deffus : lorfqu'il commence à fe réfroidir, on le remet au feu, & on fait la même chofe avec l'autre ; ce qu'on réitere à différentes reprifes. Il s'éléve une vapeur falée & chaude qui fait très bien dans toutes les maladies des nerfs. L'effet de toutes ces fomenta-tions, eft de diffiper les matiéres nuifibles qui gonflent les hypocondres, qui gê-nent la refpiration, ou les fonctions de quelque autre partie. Nous indiquerons en parlant des maladies, les cas où il eft à propos de faire ufage de chacune de ces chofes en particulier.

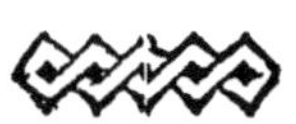

CHAPITRE XVIII.

Quels font les alimens folides, liqui-
des ; & fort, médiocrement, ou
peu nourriffans.

APRÉS avoir parlé des différens
moyens dont on fe fert pour évacuer, il eft à propos d'en venir aux matiéres qui font propres à nous nourrir ;
c'eft-à-dire, aux alimens folides & liquides, dont on fait ufage, non feulement
dans les maladies ; mais encore dans
l'état de fanté. Il eft d'une grande importance de bien connoître toutes les
propriétés des différens alimens, pour
deux raifons : la premiére, afin que les
perfonnes en fanté, fçachent comment
elles doivent en ufer ; la feconde, afin
que les Médecins puiffent indiquer dans
le traitement des maladies, les efpéces
dont il eft à propos de faire ufage, fans
être obligés de les nommer toutes en
particulier.

Je mets dans la premiere claffe ; c'eft-
à-dire, dans celle des alimens fort nourriffans (j'appelle ainfi ceux qui contiennent beaucoup de fucs nourriciers) tous

les légumes, toutes les efpéces de pâtifferie, faites avec le froment ; tous les animaux quadrupédes domeftiques ; les
grandes bêtes fauves, comme le chevreuil, le cerf, le fanglier, l'âne fauvage ; les gros oifeaux, comme l'oye,
le paon & la grue ; les gros poiffons de
Mer, comme la baleine, & les autres
cetacées ; le miel, le fromage. On ne
doit donc point s'étonner qu'un morceau de pâtifferie fait avec le froment ;
la graiffe, le miel & le fromage, foient
ce qu'il y a de plus nourriffant.

Je range dans la claffe moyenne, les
herbes potageres, dont on ne mange
que les racines, ou les bulbes ; certains
quadrupédes, comme le liévre ; tous les
petits oifeaux, jufqu'au flambant inclu-
fivement ; les poiffons qu'on ne fale
point, ou qu'on fale en entier. Je place
dans la derniére claffe, toutes les herbes
potageres à tige, comme la citrouille,
la concombre, les câpres ; toutes les
efpéces de fruits ; les olives, les limaçons, & tous les poiffons à coquilles.
Outre ces différences dans les claffes
des alimens, il y en a encore de très
grandes dans les efpéces qui compofent
chaque claffe. Les unes font plus nour-
riffantes, & les autres le font moins. Le
pain

pain eſt ce qu'il y a de plus nourriſſant ;
celui de froment l'eſt plus que celui
de millet ; & celui-ci, plus que celui
d'orge. La partie la plus nourriſſante du
froment, eſt ſa premiére fleur ; enſuite,
ſa ſeconde ; puis la farine qu'on n'a
point tamiſée, que les Grecs appellent
Autopuron. Le pain fait avec la farine
paſſée par le bluteau, eſt moins nourriſſant : le pain de ménage eſt celui de tous,
qui contienne le moins de ſuc nourricier.
Parmi les légumes, la féve, la lentille,
ſont plus nourriſſantes que le pois ; &
parmi les herbes potageres, la rave, les
navets, & tous les bulbes, au nombre
deſquels je mets l'oignon & l'ail, ſont
plus nourriſſans que le panais & le raifort. Le chou, la bette, le porreau nourriſſent plus que la laitue, la citrouille
& l'aſperge. Parmi les fruits, les raiſins,
les figues, les noix, les dattes, & les
pommes contiennent plus de ſucs nourriciers ; & parmi ces mêmes eſpéces, les
fruits ſucculens en contiennent plus que
ceux qui ſont caſſans. Parmi les oiſeaux
de la claſſe moyenne, ceux qui marchent plus qu'ils ne volent, ſont plus
nourriſſans, que ceux qui volent plus
qu'ils ne marchent ; & parmi ces derniers, les plus gros contiennent plus

Tome I.   P

de sucs nourriciers, que les médiocres, comme la grive & le becfigue. Les oiseaux qui vivent dans l'eau, fournissent une nourriture plus legere, que ceux qui vivent sur terre. Parmi les quadrupedes domestiques, la viande de porc est la plus legere, & celle de bœuf la plus pesante. En général, tous les animaux sauvages fournissent une nourriture d'autant plus solide, qu'ils sont plus gros. Les poissons que j'ai rangés dans la classe moyenne, & dont nous faisons tant d'usage, sont les plus pesans de tous; ceux qu'on peut employer pour les salines, comme le cayement, le sont moins. Les poissons qui ont la chair plus tendre que celle de ces premiers, mais cependant dure, comme la Dorade, le Corbeau marin, l'Oculata, le Spare, le Plane, & tous les poissons plats, sont aussi plus legers: après ceux-ci viennent le Loup Marin, & le Mulet, & enfin tous les petits poissons de mer.

Ce n'est pas seulement dans les espéces qu'il se rencontre des différences; il en est encore qui dépendent de l'âge, des parties, de la nature du lieu où les choses croissent, & de leur conformation extérieure. Tout animal quadrupede qui tette encore, est moins nourriffant, que lorfqu'il eft plus vieux. La volaille eft auffi d'autant moins nourriffante, qu'elle eft plus jeune. Parmi les poiffons, ceux qui font d'un moyen âge, & qui n'ont point encore acquis toute leur groffeur, contiennent moins de fucs nourriciers, que ceux qui font plus gros. Dans le Cochon, les parties qui nourriffent le moins, font les piés, les bajoues, les oreilles, & la cervelle. Dans l'Agneau & le Chevreau, c'eft la tête & la queue ; de forte que l'on peut ranger ces parties dans la claffe des ali- mens qui nourriffent médiocrement ; & c'eft avec raifon qu'on regarde comme la viande la plus legere & la moins nourriffante, le col, & les aîles des oifeaux. Pour ce qui eft du terrein, le froment qui vient dans les collines, contient plus de fuc nourricier, que celui qui croît dans les plaines. Le poif- fon qui vit autour des rochers, eft plus leger que celui qui fe tient dans les en- droits fablonneux ; & celui-ci l'eft en- core d'avantage, que celui qui vit dans une eau bourbeufe ; c'eft pourquoi les mêmes poiffons font plus pefans, felon qu'ils ont été pris dans un étang, un lac, ou une riviére. Ceux qui fe tien- nent dans des endroits, où il y a beaucoup d'eau, font plus légers que ceux qui fe retirent dans des bas-fonds. La chair des animaux fauvages, eft moins pefante que celle des animaux domeftiques. Les animaux qui vivent dans des endroits humides, donnent une nourriture plus légere que ceux qui fe tiennent dans des lieux fecs. Enfin les mêmes animaux nourriffent plus, lorfqu'ils font gras, que lorfqu'ils font maigres; frais, que lorfqu'ils font falés; nouvellement tués, que lorfqu'ils le font depuis long-tems. La même chofe nourrit même plus, lorfqu'elle eft bouillie, que lorfqu'elle eft rôtie; plus, lorfqu'elle eft rôtie, que lorfqu'elle eft frite. Les œufs durs font dans la claffe des alimens les plus pefans; les œufs frais ou mollets, dans la claffe des plus légers. Quoique toutes les piéces de pâtifferie faites avec le froment, foient dans la claffe des alimens qui nourriffent beaucoup, on doit mettre néanmoins dans la derniére claffe, certaines préparations de froment lavé, comme la fromentée, le ris, l'orge mondé, la bouillie, & les breuvages faits avec ces mêmes chofes; & le pain trempé dans de l'eau.

Quant aux boiffons, celle que l'on

fait avec le froment, de même que le lait, le vin miellé, le vin cuit, le vin fait avec des raisins féchés au Soleil, le vin gracieux ou violent, le mouft de vin, & le vin fort vieux doivent être rangés dans la claffe des alimens qui nourriffent beaucoup. Le vinaigre & le vin qui n'a que quelques années, qui eft auftère, ou huileux, font dans la claffe moyenne; ainfi on n'en doit jamais donner de cette efpéce aux perfonnes infirmes : l'eau eft la boiffon la moins nourriffante de toutes.

Une boiffon faite avec le froment, eft d'autant plus nourriffante, que le froment qu'on a employé, eft meilleur. Le vin qui croît dans un bon fol, eft plus nourriffant, que celui qui vient dans un terrein médiocre; & celui qu'on a recueilli dans un endroit temperé, l'eft plus, que celui qui vient dans un lieu ou trop humide, ou trop fec, ou trop froid, ou trop chaud. Le vin miellé contient d'autant plus de fucs nourriciers, qu'il y a plus de miel; le vin cuit, qu'il a plus bouilli; & le vin de raifins féchés au Soleil, qu'il eft fait avec des raifins plus defféchés. L'eau la plus legére eft celle de pluye; enfuite celle de fontaine; puis celle de riviére, & enfin celle de puits. Après celle-ci, vient l'eau de neige, ou de glace; celle de lac, & celle de marais, qui est la plus pesante de toutes. Il est nécessaire de bien faire attention à la pesanteur de l'eau, lorsqu'on en veut connoître la qualité; & il n'y a rien de plus facile, puisqu'il suffit de la peser pour s'assurer de sa legereté. Parmi les eaux qui sont également legères, la meilleure de toutes, est celle qui s'échauffe & qui se refroidit plus vîte, & qui cuit les légumes plus promptement. Il arrive presque toujours que plus une chose contient de suc nourricier, plus elle est difficile à digerer; mais si on la digere, elle nourrit d'avantage: on doit donc avoir égard à l'état des forces dans le choix des alimens, & n'en prendre que la quantité qu'il convient dans chaque espéce. Les personnes foibles doivent faire usage des alimens les moins nourrissans; celles qui sont plus fortes, se trouveront parfaitement bien de ceux qui nourrissent médiocrement; & les personnes robustes s'accommoderont à merveille de ceux qui nourrissent le plus. On peut manger d'avantage des alimens qui sont plus legers; mais il faut user sobrement de ceux qui sont plus pésans.

CHAPITRE XIX.

De la nature & des propriétés de chaque espéce d'aliment.

CE ne font point là, les feules diffé-rences que l'on obferve dans les alimens; il en eft qui font de bon fuc, & d'autres de mauvais. Il eft des ali-mens doux: il en eft qui font âcres: les uns épaiffiffent la pituite; les autres l'at-tenuent: ceux-ci font bons pour l'efto-mac; ceux-là lui font contraires: les uns caufent des vents; les autres n'en caufent point: les uns échauffent, les autres rafraîchiffent: ceux-ci s'aigrif-fent dans l'eftomac, & ceux-là ne s'y corrompent pas fi facilement: les uns lâchent le ventre, d'autres le refferrent: ceux-ci font couler l'urine, & ceux-là, la fuppriment: quelques-uns procurent le fommeil; quelques autres reveillent les fens. Il faut donc connoître les pro-priétés de chacun; parce que les uns conviennent à un tel temperament, ou à une telle maladie; & les autres à un autre.

CHAPITRE XX.

Des alimens de bon suc.

LES alimens de bon suc, sont le froment, l'épautre, la fromentée, le ris, l'amidon, le *Tragum* *, l'orge mondé, le lait, le fromage mou, le gibier, tous les petits oiseaux de la classe moyenne ; & parmi les gros, ceux que nous avons nommés plus haut ; tous les poissons qui tiennent le milieu entre les durs & les tendres, comme le mulet, & le loup marin ; les herbes potageres, comme la laitue, l'ortie, la mauve, la concombre, la citrouille, le pourpier, les limaçons, les dattes ; les fruits qui ne sont ni acerbes, ni acides ; le vin gracieux, tendre ; le vin de raisins séchés au Soleil ; le vin cuit, les olives fraîches, & celles qui ont été conservées dans l'une ou l'autre des deux liqueurs dont nous venons de parler ; les matrices, les bajoues, les piés de cochons ; toute espéce de chair grasse, ou glutineuse, tous les foyes d'animaux, les œufs frais.

---

* Tisanne de froment.

CHAPITRE XXI.

Des alimens de mauvais suc.

LES alimens de mauvais suc, sont le millet, le panis, l'orge, les légumes, la chair des animaux domestiques fort maigres, la chair salée, toutes les salines, le garus, le fromage vieux, le chervi, le raifort, la rave, les navets, les bulbes, le chou, ses rejettons sur-tout; l'asperge, la bette, la concombre, le porreau, la roquette, le cresson alenois, le thym, l'herbe au chat, la sarriette, l'hyssope, la rue, l'anet, le fenouil, le cumin, l'anis, la patience, la moutarde, l'ail, l'oignon, la ratte, les reins, les entrailles; tous les fruits acerbes, ou acides; le vinaigre; toutes les substances âcres, acides, acerbes, l'huile, les petits poissons de mer, & tous ceux qui sont fort tendres ou fort durs, & qui sentent mauvais, tels que sont la plûpart de ceux qui vivent dans des étangs, des lacs, & des ruisseaux bourbeux, ou qui sont d'un volume considérable.

CHAPITRE XXII.

Des alimens doux, & de ceux qui font âcres.

LES alimens doux font la *Sorbi-tion* *, la bouillie, le baignet, l'a-midon, l'orge mondé, la chair graffe, glutineufe, telle que celle de prefque tous les animaux domeftiques, & fur-tout les piés, les bajoues de cochons, les queuës, les têtes de chevreaux, d'a-gneaux, de veaux ; les cervelles, le lait, toutes les chofes qu'on appelle propre-ment douces, le vin cuit, le vin de rai-fins féchés au Soleil, les amandes de pins.

Les alimens âcres font toutes les fub-ftances fort auftères ; tous les acides, les falines, le miel qui eft d'autant plus âcre qu'il eft meilleur ; l'ail, l'oignon, la roquette, la rue, le creffon alenois, la concombre, la bette, le chou, l'af-perge, la moutarde, le raifort, l'en-dive, le bafilic, la laituë, & la plus grande partie des herbes potageres.

---

* Efpéce de breuvage, qui faifoit la prin-cipale nourriture des malades chez les Ro-mains.

CHAPITRE XXIII.

Des alimens qui épaisissent, ou atténuent la pituite.

LES alimens qui épaisissent la pituite, sont les œufs frais, la fromentée, le ris, l'amidon, l'orge mondé, le lait, les bulbes, & presque toutes les substances glutineuses. Ceux qui l'atténuent, sont toutes les choses salées, âcres & acides.

CHAPITRE XXIV.

Des alimens bons à l'estomac.

LES alimens bons à l'estomac, sont toutes les choses austères, acides, & médiocrement salées; le pain qui n'est point fermenté; le ris, l'orge mondé, la fromentée lavée; les oiseaux, le gibier, rôtis ou bouillis; parmi les animaux domestiques, la chair de bœuf; & si l'on fait usage de quelque autre, il vaut mieux que ce soit d'un animal maigre, que d'un gras; les piés, les bajoues, les oreilles de cochon, les matrices des femelles qui n'ont point porté. Parmi les herbes potagéres, l'endive, la laituë, le panais, la citrouille bouillie, le chervi; parmi les fruits, la cerife, la mure, la corme, la poire caffante, telles que celles de Cruftume & de Nevie, de Tarente, & de Segni * ; la pomme de francatu, de fcandie ; la femence de faule ; le coing, la grenade, l'abfynthe, le buret, la pourpre, les limaçons, les raifins de caiffe ; les œufs frais, les dattes, les amandes de pin ; les olives blanches gardées dans de la faumure forte ; les mêmes trempées dans du vinaigre ; les olives noires qu'on a bien laiffé meurir fur l'arbre, ou qu'on a confervées dans du vin cuit, ou dans du vin de raifins féchés au Soleil ; le vin auftère, quoiqu'il foit déja piquant, le vin refiné, les poiffons durs de la claffe moyenne, les huîtres, les petoncles, toutes les efpéces de buccine, & de porcelaine ; tous les alimens tant folides que liquides , froids , ou chauds.

---

* Villes d'Italie.

CHAPITRE XXV.

Des alimens nuisibles à l'estomac.

LES alimens nuisibles à l'estomac, sont toutes les choses tiédes, fort salées, succulentes, fort douces, la sorbition, le pain fermenté, le pain de millet, d'orge, l'huile, les racines des herbes potageres, & tous les légumes accommodés avec l'huile ou le garus ; le miel, le vin miellé, le vin cuit, le vin de raisins séchés au Soleil, le lait, le fromage, le raisin frais, la figue verte ou séche, tous les légumes venteux, le thym, l'herbe au chat, la sarriette, l'hyssope, le cresson alenois, la patience, le lampsane, les noix. On conçoit par le détail que nous venons de donner, que tous les alimens de bon suc ne conviennent pas tous à l'estomac ; & que pareillement tous ceux qui conviennent à l'estomac, ne sont pas toujours de bon suc.

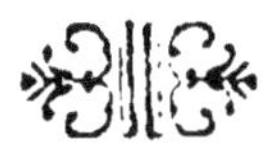

CHAPITRE XXVI.

Des alimens qui caufent des vents.

LES alimens qui caufent des vents, font prefque tous les légumes, toutes les chofes graffes, ou fort douces, ou fucculentes ; le mouft de vin, & le vin lui-même qui n'eft pas bien vieux : parmi les plantes, on compte l'ail, l'oignon, le chou, toutes les racines, excepté celles du chervi , & du panais ; les bulbes, les figues féches, & fur-tout les vertes, les raifins frais, toutes les efpéces de noix, hormis celle de pin, le lait ; les différentes fortes de fromage, & enfin tout ce qui n'eft qu'à moitié cuit.

Des alimens qui ne font point venteux.

Les alimens qui ne font point venteux, font le gibier, les oifeaux que l'on prend à la chaffe, les poiffons, les fruits, les olives, les poiffons à coquilles, les œufs frais, ou mollets ; le vin vieux. Le fenouil & l'anet chaffent les vents.

CHAPITRE XXVII.

Des alimens qui échauffent, ou qui rafraîchissent.

LES alimens qui échauffent, font le poivre, le fel, toutes les efpéces de chairs fucculentes, l'ail, l'oignon, la figue féche, les falines, & le vin qui échauffe d'autant plus qu'il eft plus pur.

Les alimens qui rafraîchiffent, font les herbes potagéres, dont on mange les tiges cruës, comme l'endive, & la laituë, la coriande, la concombre, la citrouille bouillie, la bette, la mure, la cerife, les pommes acerbes, les poires caffantes, la chair bouillie, le vinaigre fur-tout, & les mets ou les boiffons où on le fait entrer.

CHAPITRE XXVIII.

Des alimens qui fe corrompent aifément dans l'eftomac.

LES alimens qui fe corrompent aifément dans l'eftomac, font le pain fermenté ; le pain qui n'eft point de

froment ; tous les ouvrages de pâtisserie ;
le lait, le miel ; tout ce qu'on prépare
avec le lait ; les poiſſons tendres, les
huîtres, les herbes potagéres, le fromage nouveau ou vieux, la chair graſſe,
ou tendre ; le vin doux, le vin miellé,
le vin cuit, le vin de raiſins ſéchés au
ſoleil ; enfin tout ce qui eſt ſucculent,
trop doux, ou trop tendre.

Des alimens qui ne ſe corrompent point dans l'eſtomac.

Les alimens qui ne ſe corrompent
point dans l'eſtomac, ſont le pain qui
n'eſt point fermenté ; les oiſeaux, ſur-tout
ceux qui ſont fort durs ; les poiſſons qui
ont la chair dure, non ſeulement comme
la Dorade, ou le Scarus, mais même le
Calemar, la Langoûte, le Polype ; la
chair de bœuf, & toute ſorte de chair
dure, principalement, ſi elle eſt maigre
ou ſalée ; toutes les ſalines, les limaçons, le Buret, la Pourpre, le vin auſtère, ou réſiné.

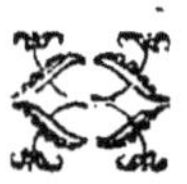

CHAPITRE

CHAPITRE XXIX.

Des alimens qui lâchent le ventre.

LES alimens qui lâchent le ventre, font le pain fermenté, principalement le pain de ménage, & le pain d'orge ; le chou, lorfqu'il n'eft qu'à demi cuit ; la laituë, l'anet & le creffon, le bafilic, l'ortie, le pourpier, le raifort, les câpres, l'ail, l'oignon, la mauve, la patience, la bette, l'afperge, la citrouille, la cerife, la mure ; tous les fruits doux, les figues féches, & furtout les vertes, les raifins frais, gras ; les petits oifeaux, les limaçons, le Garus, les falines, les huîtres, les pelorides, le hériffon, la Moule, prefque tous les poiffons à petites coquilles, & furtout le jus de ces poiffons ; les petits poiffons de mer, tous les poiffons tendres, la liqueur de la Seiche, la chair graffe, fucculente, ou bouillie, les oifeaux qui nagent, le miel crud, le lait ; tout ce qui eft préparé avec le lait ; le vin miellé, le vin doux ou falé, l'eau ; toutes les chofes tendres, tiédes, douces, graffes, bouillies, fucculentes, falées, & délayées.

CHAPITRE XXX.

Des alimens qui refferrent le ventre.

LES alimens qui refferrent le ventre, font le pain d'épautre, le pain fait avec la fleur de farine de froment, fur-tout s'ils ne font point fermentés, ou fi on les a fait rôtir : on les rend encore plus aftringens, en les faifent cuire deux fois. Parmi les alimens qui ont la même propriété, on compte encore la bouillie faite avec la farine de froment, de panis ou de millet ; les breuvages préparés avec ces mêmes chofes, fur-tout fi on les a fait frire auparavant ; la lentille frite & mêlée avec la bette, l'endive, la chicorée fauvage, ou le plantin. L'endive elle même frite, & mêlée avec le plantin ; ou la chicorée fauvage ; les petites herbes potageres ; le chou cuit deux fois, les œufs durs, principalement, lorfqu'on les mange fans apprêt ; les oifeaux d'une médiocre groffeur, comme le merle, le ramier,

fur-tout fi on les a fait cuire dans de
l'oxicrat ; la grive, tous les oifeaux qui
courrent plus qu'ils ne volent ; le liévre,
le chevreuil, le foie des animaux qui ont
du fuif ; le foie & le fuif du bœuf ; le fromage fort vieux, ou qui a paffé la Mer ;
le fromage nouveau, cuit avec du miel,
ou du vin miellé ; le miel cuit, les poires
qui ne font point mures, les cormes,
fur-tout celles qui caufent des tranchées ; le coing, la grenade, les olives
blanches, ou prématurées ; le myrthe,
les dattes, la pourpre, le buret, le vin
réfiné, le vin dur, le vin pur, le vinaigre ; le mouft de vin qui a bouilli ; le
vin cuit qui eft dur ; le vin de raifins féchés au foleil, l'eau chaude ou fort froide, qui eft dure ; c'eft-à-dire, celle qui
eft long-tems fans fe corrompre ; comme
l'eau de pluie ; toutes les chofes dures,
maigres, auftères, âpres, grillées, & la
viande rôtie, plûtôt que celle qui a
bouilli.

CHAPITRE XXXI.

Des alimens qui chassent les urines.

LES alimens qui chassent l'urine, sont toutes les plantes odoriférantes qui croissent dans les jardins, comme l'ache, la ruë, l'anet, le basilic, la menthe, l'hyssope, l'anis, la coriandre, le cresson alenois, la roquette, le fenouil, l'asperge, les câpres, l'herbe au chat, le thym, la sarriette, le lampsane, le panais, sur-tout le panais sauvage, le raifort, le chervi, l'oignon : parmi le gibier, le liévre surtout ; le vin léger, le poivre long & rond, la moutarde, l'absynthe, les amandes de pin.

CHAPITRE XXXII.

Des plantes qui excitent le sommeil.

LES plantes qui excitent le sommeil, sont le pavot, la laituë, surtout celle d'Eté, dont les tiges sont déja remplies de lait, la mure, le porreau.

Des plantes qui réveillent les sens.

Les plantes qui réveillent les sens, sont l'herbe au chat, le thym, la sarriette, l'hyssope, le pouliot sur-tout, la ruë & l'oignon.

CHAPITRE XXXIII.

Des remédes attractifs.

IL est plusieurs remédes attractifs, qui attirent les humeurs au dehors ; mais comme ils sont composés pour la plus grande partie de drogues étrangéres, & qu'on ne les emploie guéres que dans des cas différens de ceux où le régime seul suffit, je n'en parlerai point pour le présent ; je me contenterai d'indiquer ceux qu'il est aisé de se procurer, & qui conviennent dans les maladies dont je vais parler bien-tôt. Ces remédes agissent en rongeant la texture du corps, & en en faisant sortir les humeurs nuisibles. Telle est la vertu de la semence de la roquette, du cresson, du raifort, &

sur-tout de la semence de la moutarde :
le sel & la figue ont aussi cette propriété.

Des répercussifs.

Les remédes qui sont en même tems
légerement répercussifs , & émolliens,
sont la laine grasse trempée dans du vinaigre ou du vin , auquel on a ajouté de
l'huile ; les dattes écrasées , le son bouilli
dans de l'eau salée , ou dans du vinaigre.
Les répercussifs froids, sont la parietaire,
le serpolet , le pouliot , le basilic , la renouée , le pourpier , les feuilles de pavot,
les tendrons de la vigne , les feuilles de
coriandre, la jusquiame, la mousse , le
chervi, l'ache, le solanum , les feuilles de
chou, l'endive, le plantin, la semence de
fenouil , les poires , & les pommes écrasées ; le coing sur-tout, la lentille , l'eau
froide, principalement celle de pluie , le
vin , le vinaigre , le pain , la farine , l'é-
ponge , la frange de soye , la laine grasse , le linge trempé dans du vinaigre ou
du vin ; la terre cimolée , le plâtre ,
l'huile acerbe, l'ocre, le myrthe, l'huile
rosat ; les feuilles de verveine broyées
avec des tiges tendres, telle que la tige
de l'olivier, du cyprès, du myrthe , du

lentifque, du tamaris, du troene, du rofier, du buiffon, du laurier, du lierre & du grenadier.

Les répercuffifs qui ne font point rafraîchiffans, font les coings bouillis, l'écorce de grenade, l'eau chaude dans laquelle on a fait bouillir des feuilles de verveine préparées, comme nous l'avons dit ci-deffus; la poudre faite avec la lie de vin, ou les feuilles de myrthe; l'amande amere.

Des remédes qui échauffent.

Les remédes qui échauffent, font les cataplafmes faits avec telle efpéce de farine que ce puiffe être, de froment, de fleur de froment, d'orge, d'ers, d'yvraie, de millet, de panis, de lentille, de féve, de lupin, de lin, de fenu-grec: on fait bouillir ces farines, & enfuite on les applique chaudes. Les cataplafmes faits avec le vin miellé, font beaucoup plus d'effet, que ceux qu'on fait avec l'eau. On ajoute à ces farines, la pomade de troene, d'iris; la moële, la graiffe, le fiel, qu'on mélange avec de la vieille huile; le fel, le nítre, la nielle, le poivre, la quintefeuille.

Des remédes qui durciſſent ou ramoliſſent le tiſſu de la peau.

La plûpart des répercuſſifs violens & froids, durciſſent le tiſſu de la peau; mais ceux qui ſont en même tems chauds & réſolutifs, le ramoliſſent. Il n'y a rien de plus émollient que le cataplaſme fait avec la ſemence de lin, ou de fenu grec.

Tels ſont les différens remédes que les Médecins emploient, ſimples ou compoſés, chacun plûtôt ſelon ſes idées particuliéres, que ſelon des régles certaines.

LIVRE

LIVRE TROISIÉME.

CHAPITRE PREMIER.

Des différentes espéces de maladies

APRE's avoir parlé de tout ce qui concerne les maladies en général ; je vais passer au traitement de chacune en particulier. Les Grecs ont divisé les maladies en deux classes : en maladies aiguës, & en maladies chroniques ; mais comme les mêmes maladies ne se terminent pas toujours de la même façon, il est arrivé que les uns ont mis dans la classe des maladies aiguës, certaines maladies que les autres ont rangées dans la classe des maladies chroniques ; d'où il est aisé de voir qu'il y a plusieurs classes de maladies ; car il est des maladies courtes & aiguës, qui se terminent promptement pour la vie, ou pour la mort. Il en est de chroniques, dans lesquelles la santé ou la mort n'arrivent qu'après un long-tems. Il en est une troifiéme efpéce de celles qui tantôt font aiguës, & tantôt chroniques. C'eft ce que l'on peut remarquer non feulement dans les fiévres, où cela arrive très-fréquemment ; mais encore dans d'autres maladies. Enfin, il eft encore une quatriéme claffe de maladies qu'on ne peut point appeller aiguës, parce qu'elles ne font point mourir ; ni chroniques, parce que fi on on y remédie dès le commencement, on les guérit facilement. Lorfque je traiterai de chaque maladie en particulier, j'indiquerai la claffe dans laquelle on doit la ranger.

Je diviferai les maladies, en univerfelles qui femblent attaquer tout le corps ; & en particuliéres qui font propres à chaque partie. Je commencerai par les maladies univerfelles, après avoir fait quelques réflexions en forme de préface, fur toutes les maladies en général.

Dans telle maladie que ce puiffe être, on ne doit point plus donner au hafard, qu'à l'Art ; ni pas plus à l'Art qu'à la nature ; puifque fans la nature, l'Art ne peut rien. Un Médecin qui ne guérit point, eft plus excufable dans les maladies aiguës, que dans les maladies chroniques ; car dans celles-là, on n'a que fort peu de tems pour faire des remédes, & s'ils ne réüfiffent point, le malade périt. Dans celles-ci au contraire, on a du tems, & pour réfléchir, & pour changer de reméde ; deforte qu'il eft fort rare que le malade, s'il a été obéiffant, & s'il a appellé le Médecin dès le commencement, périffe fans qu'il y ait de la faute de ce dernier. Une maladie chronique profondément enracinée eft auffi difficile à guérir qu'une maladie aiguë. On guérit d'autant plus facilement une maladie aiguë, qu'elle eft plus ancienne ; & une maladie chronique qu'elle eft plus récente.

On ne doit point ignorer non plus, que les mêmes remédes ne conviennent point à tous les malades dans les mêmes maladies ; & c'eft ce qui a fait que les plus grands Médecins ont vanté comme uniques dans les mêmes maladies , les remédes les plus différens, felon le fuccès qu'ils en avoient éprouvé chacun en particulier ; ainfi lorfqu'un reméde ne réuffit point, il faut préférer la vie du malade à la réputation de l'Auteur du reméde indiqué, & en changer. Dans les maladies aiguës, lorfqu'un reméde ne fait pas bien, il ne faut pas tarder à effayer d'un autre ; dans les maladies chroniques au contraire , qui ne fe

forment que lentement & qui ne se
guérissent que de même, il ne faut pas
rejetter tout de suite un reméde qui n'a
pas réussi à la premiére épreuve ; pour
le peu même qu'il ait procuré de soulagement, il ne faut pas le quitter, parce
qu'avec le tems il guérira la maladie.

CHAPITRE II.

*Comment on distingue les espéces de
maladies ; comment on voit si elles
augmentent ou diminuent ; & de la
maniére dont il faut les traiter dès
le commencement.*

IL est facile dès le commencement des
maladies, de connoître si elles seront
aiguës, ou chroniques, non seulement
dans les cas où elles le sont toujours ;
mais même dans ceux où elles varient.
Si la fiévre est continue, & la douleur
violente, la maladie est aiguë ; mais si
la douleur est modérée, la fiévre peu
considérable ; s'il y a une intermission
marquée entre les accès, & si l'on
remarque les signes que nous avons
rapportés dans le livre précédent, il

eſt clair que la maladie ſera chronique.

On doit examiner auſſi, ſi la maladie augmente, ſi elle reſte dans le même état, ou ſi elle diminue ; parce qu'il eſt à propos de faire quelques remédes, lorſque la maladie augmente, & beaucoup, lorſqu'elle diminue. Dans les maladies aiguës qui vont en augmentant, il eſt à propos d'attendre la rémiſſion de la fiévre, pour faire les remédes qui conviennent. La maladie va en augmentant, lorſque la douleur eſt violente, que les redoublemens ſont conſidérables, que l'un recommence avant que l'autre ſoit fini, ou qu'ils reviennent fort proche les uns des autres. Quoique dans les maladies chroniques, on n'ait point de ſignes auſſi certains que ceux que nous venons de rapporter, on peut être ſûr cependant que la maladie va en augmentant, ſi le ſommeil eſt interrompu ; ſi la digeſtion ſe fait mal; ſi les dejections ſentent fort mauvais ; ſi les ſens ſont appeſantis ; ſi l'eſprit eſt plus pareſſeux que de coutume ; ſi l'on reſſent un ſentiment de froid, & de chaleur qui ſe répand par - tout le corps ; ſi l'on eſt fort pâle. Les ſignes contraires à ceux-ci, ſont une preuve que la maladie tend à ſa fin. Dans les

R iij

maladies aiguës , on doit différer plus long-tems à donner de la nourriture au malade : il faut attendre que la maladie aille en baiſſant ; afin de diminuer , par l'abſtinence , le volume des liqueurs , & la violence du mal. Dans les maladies chroniques , il eſt néceſſaire de donner plûtôt de la nourriture , afin que le malade ait aſſez de forces pour réſiſter à la maladie pendant tout le tems qu'elle durera. Lors même que la maladie n'affecte point tout le corps ; mais ſeulement une partie , il eſt cependant toujours plus à propos de l'attaquer par des remédes qui agiſſent ſur tout le corps, que par d'autres , dont l'effet ſeroit borné à la partie affectée ; car ce n'eſt que par l'action générale du corps, que les parties malades ſe guériſſent. Il y a auſſi une grande différence à faire , ſi le malade a été bien ou mal traité dès le commencement , parce que les remédes font moins de bien à ceux ſur qui on les a déja employés inutilement. Cependant ſi un malade n'a rien perdu de ſes forces pour avoir été mal traité d'abord, il eſt bien-tôt rétabli , lorſqu'on emploie les remédes convenables. Comme j'ai commencé par rapporter les ſignes qui annoncent que la ſanté eſt ſur le point

de se déranger , ce sera aussi par les remédes qu'il est à propos de faire dans ce
tems , que je commencerai le traitement
des maladies. Lors donc qu'on éprouve
quelques-uns des accidens dont j'ai parlé ci-dessus , rien ne fait mieux que le
repos & l'abstinence. Si l'on boit, il ne
faut boire que de l'eau. Il suffit quelquefois pour prévenir une maladie grave ,
de prendre ces précautions pendant
un jour ; & quelquefois pendant deux ,
s'il reste encore après le premier jour ,
quelques accidens qui donnent lieu de
craindre. On ne doit prendre que fort
peu de nourriture , après qu'on a fait
diéte , & il ne faut boire que de l'eau ; le
jour suivant, on peut boire du vin ; &
ensuite on boit alternativement de l'eau
un jour , & du vin un autre ; on continue d'en user ainsi jusqu'à ce qu'on n'ait
plus rien à appréhender. Souvent on
prévient par ces précautions, une maladie fâcheuse prête à se déclarer. Plusieurs se trompent , lorsqu'ils s'imagi-
nent pouvoir emporter tout de suite, dès
le premier jour , soit par l'exercice , soit
par le bain , soit par la purgation , soit
par le vomissement , soit par les sueurs
ou l'usage du vin , l'accablement qu'é-
prouve le malade. Cette méthode , il est

vrai , réuſſit quelquefois ; mais elle trompe bien plus ſouvent , qu'elle ne réuſſit ; & il n'y a que l'abſtinence qui ſoit abſolument ſans danger ; car on eſt toujours le maître de la proportionner à la grandeur du mal ; & ſi les ſymptomes ſont légers , on peut ſe contenter de retrancher le vin au malade , ce qui lui fera beaucoup plus de bien , que ſi l'on diminuoit quelque choſe de ſa nourriture. Si les accidens ſont un peu plus graves , on ne ſe contentera pas ſeulement de boire de l'eau ; mais on ſe paſſera même de viande. Quelquefois auſſi , il ſera à propos de manger moins de pain qu'à l'ordinaire , & de n'uſer que d'alimens rafraîchiſſans , & principalement d'herbes potagéres. Si les ſymptomes ſont fâcheux , il ſera néceſſaire de ne faire uſage d'aucun aliment ſolide , de ne point boire de vin , & de s'abſtenir de tout exercice du corps. Il eſt preſque impoſſible , qu'un homme qui n'a point voulu diſſimuler ſon mal , mais qui a cherché à y remédier de bonne heure , en uſant des précautions dont nous venons de parler , devienne malade ſérieuſement.

CHAPITRE III.

Des différentes espéces de fiévres.

TELLE est la maniére dont doivent se gouverner les personnes en santé, lorsqu'elles se sentent menacées de quelque maladie. Maintenant je vais parler du traitement des différentes espéces de fiévres. La fiévre est une maladie qui attaque tout le corps, & qui est extrêmement commune. Il est plusieurs sortes de fiévres; l'une est quotidienne, l'autre tierce, & l'autre quarte. Il en est même qui ne reviennent qu'après un plus long intervalle, mais elles sont fort rares. Les premiéres sont de vraies maladies; mais dont on connoît le reméde. La fiévre quarte est plus simple que les autres; elle commence ordinairement par un tremblement qui est suivi de chaleur; l'accès étant fini, elle laisse deux jours bons, & revient le quatriéme. Il est deux espéces de fiévres tierces; l'une qui commence & finit comme la fiévre quarte; avec cette différence cependant, que le malade n'a qu'un jour bon, & que la fiévre revient le troisiéme jour. L'autre qui est beaucoup plus dangereuse, ne revient à la vérité que le troisiéme jour comme la premiére ; mais fur quarante-huit heures , l'accès en dure prefque trente-fix ; quelquefois moins , quelquefois plus ; il n'y a pas même d'intermiffion parfaite entre les accès ; ce n'eft qu'une fimple rémiffion. Prefque tous les Médecins appellent cette efpéce de fiévre *hémitritée*.

Il eft plufieurs efpéces de fiévres quotidiennes, fort différentes entre elles. Les unes commencent tout de fuite par la chaleur , les autres par un friffon , & d'autres par un tremblement. Il y a friffon , lorfque les extrémités du corps font froides ; tremblement lorfque tout le corps tremble. Il eft auffi des fiévres quotidiennes , dans lefquelles il y a une intermiffion marquée ; d'autres où il n'y a qu'une fimple rémiffion , & dans lefquelles il refte toujours quelque chofe du premier accès , jufqu'à ce qu'il en revienne un autre. Enfin il en eft dans lefquelles on n'apperçoit prefque point de rémiffion , & qui continuent, comme elles ont commencé. On en voit auffi qui font accompagnées d'une chaleur violente ; d'autres dont la chaleur eft fupportable ; dans les unes , les accès fe répondent , & font pareils ; dans les au-

tres, ils ne se suivent pas, & sont différens, de sorte qu'il seront modérés un
jour, & un autre, fort violens. Les unes
reviennent le lendemain à la même heure; les autres plus tôt ou plus tard. Dans
les unes les accès durent un jour & une
nuit; dans les autres plus, dans les autres moins. Dans quelques-unes, l'accès se termine par une sueur; & dans
d'autres, les malades ne suent pas. Dans
celles-ci, c'est la sueur qui annonce
la fin de l'accès; & dans celles-là,
elle ne sert qu'à rendre le corps plus foible. Tantôt on n'a qu'un accès par jour,
tantôt on en a deux; & quelquefois
plus; c'est ce qui fait que dans le même
jour, il y a plusieurs redoublemens, &
plusieurs rémissions; de façon néanmoins que chaque redoublement répond toujours à quelques-uns de ceux
qui ont précédé.

Souvent les accès sont tellement con-
fondus, qu'on ne peut remarquer ni
le moment où ils commencent, ni celui
où ils finissent. Il n'est pas vrai, ainsi
que quelques-uns le prétendent, qu'il n'y
a de fièvres erratiques, que celles qui
sont occasionnées ou par un vomique,
ou par une inflammation, ou par un
ulcère. Si cela étoit, le traitement des

fiévres seroit fort aisé. D'ailleurs, pourquoi des causes cachées ne pourroient-elles point faire, ce que font des causes évidentes ? C'est disputer sur les mots & non pas sur les choses, que de dire, lorsque dans une maladie, la fiévre revient tantôt d'une façon, tantôt d'une autre, qu'elle n'est pas erratique pour cela ; mais que ce sont différentes fiévres qui se succédent les unes aux autres. Au reste, que cela soit ainsi, ou non, le traitement n'en doit pas être différent. Quelquefois le tems de la rémission est considérable, d'autres fois il dure fort peu.

CHAPITRE IV.

Curations des différentes sortes de Fiévres.

TELLE est la nature des Fiévres ; mais il y a autant de traitemens particuliers, qu'il y a d'Auteurs différens qui ont écrit sur cette matiére. Asclepiade dit que le devoir du Médecin, est de guérir d'une maniére sûre, prompte & agréable. Il seroit à souhaiter que cela

put fe faire ainfi ; mais il y a prefque
toujours du danger à fe trop preffer,
& à trop ménager la délicateffe des
malades. Je ferai voir dans le détail
du traitement des maladies , quel milieu l'on doit tenir, pour remplir autant qu'il eft poffible, ces trois points;
de maniére cependant qu'on ait toujours principalement égard à la fûreté
des jours du malade. Le premier foin
du Médecin doit être de bien régler
dès les premiers jours , la maniére de
traiter le malade. Les anciens qui re-
doutoient fur-tout l'état de crudité,
tâchoient de procurer la coction par
différens remédes ; ils évacuoient enfuite l'humeur qui leur paroiffoit nuifible,
en donnant beaucoup de lavemens. Afclepiade a retranché tous les médicamens. Il faifoit donner des lavemens
dans prefque toutes les maladies , mais
moins fouvent , & prétendoit que le
principal reméde de la fiévre étoit la
fiévre même. Il croyoit qu'il étoit à propos d'affoiblir les forces du malade ,
par la lumiére , la veille , & par une
foif immodérée ; enforte que dans les
premiers jours de la maladie , il ne permettoit pas même au malade de fe laver
la bouche. On voit par-là combien fe

trompent ceux qui prétendent que ſa méthode de traiter les maladies, étoit gratieuſe en tout point. Il eſt vrai qu'a-près avoir traité en bourreau ſes mala-des pendant les premiers jours, il leur permettoit enſuite d'être mollement couchés dans un lit ſuſpendu.

Pour moi, je penſe qu'on ne doit donner des remédes & des lavemens que rarement ; & qu'on ne doit pas mê-me le faire dans l'intention d'affoiblir le malade, parce qu'on n'a rien de plus à craindre que la foibleſſe. Il ſuffit ſeulement de diminuer la quantité de matiére qui abonde, & qui ne manque pas de ſe diſſiper d'elle-même, lorſ-qu'on ceſſe de prendre de la nouvelle nourriture. On ne doit donc point donner à manger au malade dans les premiers jours de la maladie, & ne point le laiſſer dans les ténébres pendant le jour, à moins qu'il ne ſoit extrême-ment foible, parce que la lumiére diſſi-pe elle-même les humeurs. Il faut mettre coucher le malade dans une fort grande chambre.

Pour ce qui eſt de la ſoif & du ſom-meil, il faut faire enſorte, autant qu'il eſt poſſible, que le malade veille pen-dant le jour, & qu'il dorme pendant la nuit, qu'il ne boive ni trop, ni trop peu. Il faut aussi lui permettre de se laver la bouche, lorsqu'elle est séche, & qu'elle sent mauvais, quand même ce ne seroit point le moment de lui donner à boire. Car comme Erasistrate l'a fort bien remarqué, la bouche, le gosier ont souvent besoin de rafraichissement, sans que les parties intérieures en ayent besoin ; & le mauvais état du malade ne doit point être un obstacle en pareil cas : voilà ce qu'il convient de faire les premiers jours.

La nourriture donnée à propos, est un des meilleurs médicamens qu'on puisse employer. La premiére question que l'on fait à ce sujet, est de sçavoir quand on doit commencer à en donner. La plûpart des Anciens n'en donnoient que fort tard ; & attendoient quelquefois au cinquiéme, & quelquefois au sixiéme jour : peut-être que la nature du climat permet d'en user ainsi en Asie, ou en Egypte. Asclepiade après avoir épuisé pendant trois jours les forces de son malade par toutes sortes de voies, lui permettoit de manger le quatriéme. Thémison examinoit non pas quand avoit commencé la fiévre ; mais quand elle avoit fini, ou quand elle avoit diminué, & laiſſoit écouler trois jours depuis ce tems ; alors ſi la fiévre n'étoit point revenue, il faiſoit manger ſon malade ſur le champ : ſi elle étoit revenue, il attendoit qu'elle fut paſſée, ou, ſi elle étoit continue, qu'elle fut diminuée, pour donner à manger. Il ne faut ſuivre conſtamment aucune de ces méthodes. Il eſt des cas où l'on peut donner à manger le premier, le ſecond, & le troiſiéme jour ; il en eſt d'autres, où il faut attendre juſqu'au quatriéme, & au cinquiéme ; on peut le faire après un accès, après deux, ou après pluſieurs. Il faut avoir égard à la nature de la maladie, au tempérament, au climat, à l'âge du malade, à la ſaiſon de l'année ; & dans des choſes ſi différentes entre elles, il eſt impoſſible de fixer préciſement le tems de donner de la nourriture au malade. Il faut le faire plûtôt dans une maladie qui diminue conſidérablement les forces, ou dans un climat où l'on tranſpire beaucoup. C'eſt pourquoi en Afrique, il ne ſeroit pas prudent de laiſſer le malade même un jour, ſans prendre de nourriture : il faut en donner plûtôt à un enfant qu'à un jeune homme, & plûtôt en Eté qu'en Hiver. La ſeule choſe qu'il faut obſer-

ver

ver toujours, & par-tout ; c'eſt que le
Médecin ſoit attentif à examiner l'état
du malade, & qu'il lui faſſe faire abſtinence, tant qu'il aura des forces de
reſte ; mais qu'il lui faſſe prendre de la
nourriture, dès qu'il s'appercevera qu'elles commencent à s'affoiblir. Car il eſt
du devoir du Médecin de prendre garde
que le trop d'humeurs ne ſuffoque le
malade, & qu'il ne périſſe d'inanition.
C'eſt auſſi le ſentiment d'Eraſiſtrate :
quoiqu'il n'ait pas marqué bien poſiti-
vement le tems où il ne reſtoit rien dans
l'eſtomac & dans tout le corps, des
humeurs ſuperflues, il n'a pas laiſſé
de dire qu'il falloit y faire attention,
& donner au malade de la nourriture
lorſqu'il en étoit beſoin ; n'eſt - ce pas
comme s'il avoit dit qu'il n'en falloit
point donner tant qu'il y avoit des forces de reſte ; mais qu'il falloit prendre
garde auſſi de ne pas les laiſſer trop
affoiblir.

On juge de-là, qu'il eſt impoſſible
qu'un même Médecin puiſſe ſuivre à
la fois un grand nombre de malades;
& que le Médecin le plus en état de
réuſſir, s'il eſt praticien, eſt celui qui
quitte fort peu ſon malade. Mais ceux
qui ne recherchent que le gain, comme

on gagne d'avantage à se répandre beaucoup, embrassent volontiers dans cette
vûe, les maximes qui ne demandent point
d'assiduité ; car il est aisé aux Médecins
qui ne voient pas souvent leurs malades, de nombrer les accès & les jours ;
mais il faut de l'assiduité dans un Médecin qui s'attache à la seule chose essen-
tielle, qui est de faire prendre de la
nourriture à son malade, lorsqu'il en est
tems, de crainte qu'il ne devienne trop
foible. Dans la plûpart des maladies,
le quatriéme jour est le plus convenable
pour commencer à faire prendre de la
nourriture.

Il s'éleve encore un doute au sujet
des jours mêmes dans lesquels on doit
donner à manger aux malades ; les Anciens avoient sur-tout égard aux jours
impairs : ils les appelloient critiques,
comme si c'eussent été ces jours qui dé-
cidassent du sort des malades. Ces jours
critiques étoient le troisiéme, le cinquiéme, le septiéme, le neuviéme, le
onziéme, le quatorziéme, & le vingt-
uniéme. Le septiéme, le quatorziéme,
& le vingt-uniéme étoient regardés
comme les plus critiques. Ainsi donc
dans le régime qu'ils faisoient observer
à leurs malades, ils laissoient passer les

accès des jours impairs, & donnoient enfuite de la nourriture, comme fi les accès fuivans euffent dûs être moins confidérables ; en forte qu'Hippocrate craignoit la rechute, fi la fiévre ceffoit tout autre jour qu'un jour impair.

Afclepiade regarda toutes ces idées comme vaines & chimériques, & prétendit que le malade n'étoit pas plus ou moins en danger, parce que le jour étoit pair ou impair : au contraire il eft des jours pairs qui font plus dangereux que les impairs ; & il eft plus à propos de ne donner à manger au malade que lorfque l'accès de ces jours eft fini : quelquefois même dans une maladie l'ordre des jours change, & il arrive que celui où le malade a coutume de fe trouver mieux, eft celui où il fe trouve plus mal ; & le quatorze même, auquel les Anciens attribuoient tant de puiffance, eft un jour pair. Ils prétendoient que le huitiéme jour reffembloit au premier ; & ils commençoient à compter d'après le huit, le fecond jour feptenaire ; en quoi ils fe trompoient manifeftement, puifqu'ils ne regardoient ni le huitiéme, ni le dixiéme, ni le douziéme, mais le neuviéme, & le onziéme, comme les jours qui influoient le plus fur le refte de la maladie. Comme ils n'avoient aucune raifon plaufible pour en agir de la forte, du onziéme ils paffoient, non au treiziéme, mais au quatorziéme. On trouve même dans les ouvrages d'Hippocrate, que le quatriéme jour étoit le plus fâcheux pour un malade qui devoit être guéri le fept. Ainfi felon cet Auteur, dans un jour pair, la fiévre peut être plus violente, & on peut avoir une marque certaine de l'avenir. Dans un autre endroit, il regarde chaque quatriéme jour de la maladie, c'eft-à-dire, le quatre, le fept, le onze, le quatorze, le dix-fept, comme celui où la fiévre eft plus forte, & où on a des fignes plus affurés de l'avenir. Il paffe, comme l'on voit, du nombre impair, au nombre pair. Ce qu'il n'a pas même conftamment obfervé ; puifqu'à compter du feptiéme jour, ce n'eft pas le quatre, mais le cinq, qui eft le onziéme. De quelque façon que l'on puiffe envifager les idées d'Hippocrate fur le nombre pair & impair, on reconnoit qu'elles ne font appuyées fur aucune bonne raifon. Ce qui trompa fur-tout les Anciens fur cet article, furent les nombres Pythagoriciens, qui étoient alors très-rénommés. Ce ne font point les jours que le Médecin doit compter, mais ce font les accès qu'il doit obferver, & voir lorfqu'il eft à propos de donner à manger au malade.

Il eft bien plus important de fçavoir s'il faut donner à manger, lorfque la fiévre a entiérement ceffé, ou lorfqu'il en refte encore un peu. Les Anciens n'en donnoient que lorfque le malade étoit abfolument fans fiévre; Afclepiade, lorfqu'il reftoit encore de la fiévre, mais qu'elle étoit confidérablement diminuée. Il fe trompoit en cela. Il eft vrai qu'il faut quelquefois donner à manger plutôt, lorfque l'on craint que le fecond accès ne foit fort proche du premier; mais on n'en doit donner que lorfqu'il ne refte abfolument plus de fiévre. La nourriture que l'on prend, lorfqu'il n'y a plus de fiévre, fe corrompt moins facilement. Nous n'adoptons point néanmoins le fentiment de Thémifon, qui prétendoit que fi le malade étoit deux heures fans fiévre, c'étoit dans ce tems, qu'il lui falloit donner à manger, afin que la digeftion fe fît fur-tout dans l'apyrexie. Il n'y auroit rien de mieux, fi la digeftion pouvoit fe faire en fi peu de tems, mais comme un fi court efpace ne fuffit

point, il vaut mieux commencer à donner à manger lorſque la fiévre diminue, afin que la digeſtion ſoit entiérement faite, lorſque l'accès ſuivant recommence. Ainſi, s'il y a beaucoup
d'eſpace entre les deux accès, il ne faut
point donner de nourriture, que lorſque la fiévre eſt entiérement paſſée ; s'il
y en a peu, il faut en donner lorſqu'elle commence à diminuer. Ce que
nous diſons ici de l'apyrexie des fiévres
intermittentes, doit s'entendre de la
rémiſſion des fiévres continues.

Comme il eſt des tems où l'on ne
doit point changer le malade ; on demande ſi pour le faire, il faut attendre
que l'accès ſoit entiérement paſſé ; ou
s'il ſuffit qu'il le ſoit en partie. Le plus
ſûr eſt de ne le changer, que lorſque
l'accès eſt entiérement paſſé ; cependant
lorſque l'accès eſt long, on peut changer le malade plûtôt, mais il faut toujours qu'il y en ait au moins la moitié de paſſée. C'eſt une attention qu'il
faut avoir non ſeulement dans la fiévre
dont nous venons de parler, mais encore dans toutes les autres.

CHAPITRE V.

Des différentes espéces de fiévres; de leurs curations, & premiérement, du tems où il faut donner à manger aux fébricitans.

VOILA le traitement qu'il faut suivre en général dans la fiévre; je vais à présent donner celui qui est propre à chaque espéce. Si l'on n'a eu qu'un accès de fiévre, occasionné par une tumeur dans l'aine, par lassitude, chaleur, ou autre chose semblable, sans qu'il y ait aucune cause intérieure qui y ait contribué; le lendemain, si l'heure de l'accès est passée, sans que la fiévre soit revenue, on peut donner à manger; mais si la chaleur a été fort considérable; si l'on a ressenti des pesanteurs à la tête, ou aux hypocondres, sans que l'on connoisse bien la cause qui a produit ce dérangement, alors quoiqu'il n'y ait eu qu'un accès suivi d'une parfaite apyrexie, comme on peut craindre la fiévre tierce, il faut attendre au troisiéme jour, & lorsque l'heure de l'accès est passée, il faut donner

à manger ; mais en petite quantité ;
parce qu'on a auſſi à craindre la fiévre
quarte. Mais ſi la fiévre n'eſt point revenue le quatriéme jour, on peut prendre de la nourriture en toute ſûreté. Si
la fiévre eſt revenue le lendemain, le
trois, ou le quatre ; c'eſt une vraie
maladie. La curation des fiévres tierces
& quartes, dont les retours ſont reglés,
& dans leſquelles les intervalles entre
les deux accès ſont, abſolument ſans
fiévre, eſt aiſée ; je parlerai de ces fiévres en leur place. Maintenant je vais
traiter de la fiévre quotidienne. Dans
cette fiévre, le meilleur eſt de ne donner
à manger que tous les trois jours ; ce
qui ſuffit, & pour diminuer la fiévre,
& pour ſoutenir les forces du malade ;
mais il faut le faire ſi c'eſt une fiévre
quotidienne qui ceſſe entiérement, dès
que l'accès eſt paſſé. Si la fiévre eſt
continue avec des redoublemens & des
rémiſſions, il ne faut faire prendre de
la nourriture, que lorſque la fiévre eſt
dans ſa plus grande rémiſſion. Si le redoublement eſt plus violent un jour,
que l'autre, on donnera à manger immédiatement après le plus violent redoublement ; car il arrive preſque toujours que la nuit qui ſuit le plus vio-

lent

lent redoublement, est plus tranquille que les autres; desorte que le plus violent redoublement est toujours précédé d'une nuit plus fâcheuse. Mais si la fiévre est continue, & toujours également violente, & qu'il soit nécessaire de donner à manger, les sentimens sont extrêmement partagés sur le tems où l'on doit le faire. Les uns pensent qu'il faut faire prendre de la nourriture le matin, parce qu'il y a presque toujours un peu de rémission dans ce tems. Si la chose arrive ainsi, il faut donner à manger au malade, non parce que c'est le matin, mais parce qu'il y a rémission. Mais si le malade n'éprouve pas même alors un peu de relâche, cela est d'autant plus fâcheux, que ce tems par sa nature, est ordinairement celui où il y a un peu de mieux : ce n'est donc qu'au mauvais caractère de la maladie, qu'on peut attribuer l'effet contraire : on doit appréhender que l'après-dinée, où le mal est presque toujours plus violent, ne soit plus mauvaise que de coûtume. Il est des Médecins qui, en pareil cas, ne donnent à manger que le soir; mais comme assez communément, c'est dans ce tems, que les malades se trouvent plus mal, on doit craindre si l'on

Tome I.   T

donne quelque chofe, que le mal n'augmente encore. C'eſt pour cette raiſon, que quelques-uns attendent le milieu de la nuit, pour donner à manger, parce-qu'alors le tems le plus fâcheux de la maladie, eſt paſſé, & le plus éloigné qu'il eſt poſſible. Le plus ſûr eſt de ne donner à manger qu'un peu avant le jour, qui eſt le tems où la plûpart des malades repoſent; enſuite c'eſt le matin qui eſt le plus propre pour cela, parce-que c'eſt le tems qui par ſa nature, eſt le moins fâcheux de tous, dans les maladies.

Si la fiévre n'eſt point réglée, comme il ſeroit à craindre qu'elle ne revint immédiatement après avoir mangé, il faut en donner, dès que l'accès eſt paſſé. Mais ſi l'on a pluſieurs accès dans un même jour, il faut voir ſi les accès ſont ſemblables en tout; ce qui n'eſt preſque point poſſible, ou s'ils ſont diffé-rens. Si les accès ſont ſemblables en tout, il eſt plus à propos de ne donner de la nourriture, qu'après l'accès qui ne ceſſe point entre midi & le ſoir. S'ils ſont différens, il faut voir en quoi ils différent; car ſi l'un eſt plus violent, & l'autre plus leger, il faut donner à manger après l'accès le plus violent. Si

l'un eſt plus long , l'autre plus court,
il faut en donner après le plus long ;
ſi l'un eſt plus violent , & l'autre plus
long, il faut examiner celui qui fatigue
le plus le malade, l'un par ſa violence,
l'autre par ſa longueur ; & en donner
après celui qui fatigue le plus. Il eſt
extrêmement important de conſidérer
qu'elle eſt la nature de la rémiſſion qui
ſuccéde à chacun de ces accès ; car ſi
après l'un , il reſte toujours un peu
d'agitation dans le pouls , & ſi après
l'autre, il y a une apyréxie parfaite,
c'eſt après celui-ci, qu'il eſt plus à propos de donner à manger ; mais s'il reſte
également après tous les deux, un peu
de fiévre, il vaut mieux n'en donner
qu'après l'accès qui eſt ſuivi d'une plus
longue rémiſſion ; enforte que ſi les accès ſont ſubintrans , la régle eſt d'en
donner, dès que le premier accès commence à diminuer. C'eſt une régle con-
ſtante, de laquelle il ne faut jamais s'é-
carter, que le ſecond accès ſoit le plus
éloigné qu'il eſt poſſible, du tems où l'on
donne de la nourriture au malade, &
de n'en donner, en obſervant cette précaution, que lorſque le malade eſt auſſi
bien qu'il eſt poſſible qu'il ſoit ; ce qu'il
faut obſerver, non ſeulement lorſqu'il y

a deux accès, mais même lorsqu'il y en
a plusieurs. Quoique j'aie dit plus haut,
qu'il étoit à propos de ne donner à
manger que tous les trois jours, cependant si le malade est fort foible, il faut
lui en donner tous les jours, sur-tout
si la fiévre est continue & sans rémission, & qu'elle affoiblisse considérablement le malade, ou s'il y a deux ou
plusieurs accès par jour. C'est pourquoi
il est à propos de donner à manger tous
les jours, dès le premier accès, si le pouls
est affaissé dès le commencement ; &
d'en donner même plusieurs fois par
jour, si les forces manquent à cause de
la multiplicité des accès: il faut observer seulement d'en donner moins dans
les fiévres où l'on n'en donneroit point
du tout, si les forces le permettoient.
Comme la fiévre s'annonce, commence, augmente, reste dans le même état,
diminue, ensuite demeure dans cet état
de rémission, ou cesse entiérement; le
meilleur tems de tous, pour faire prendre de la nourriture au malade, est celui où la fiévre a entiérement cessé ;
ensuite, lorsqu'elle demeure dans son
état de rémission, & enfin, s'il est absolument nécessaire de faire prendre quelque chose, lorsqu'elle diminue : tous les

autres tems font dangereux. Cependant fi le malade étoit fort foible, & qu'il y eut un befoin preffant de lui donner à manger, il vaut mieux le faire, lorfque la fièvre eft parvenue à fon dernier degré d'accroiffement, que lorfqu'elle va en augmentant; mieux lorfqu'elle s'annonce, que lorfqu'elle commence. Il faut obferver néanmoins, que lorfque les forces manquent tout-à-fait à un malade, il n'y a point de tems où on ne doive lui faire prendre quelque chofe, pour le foutenir.

Ce n'eft point affez que le Médecin faffe attention aux accès; il faut qu'il ait égard encore à toute l'habitude du corps, & qu'il y donne fes foins; qu'il examine s'il y a des forces de refte, ou fi elles manquent; s'il ne furvient point d'accidens fâcheux.

Il eft toujours à propos de raffurer les malades, afin que le mal n'attaque pas en même-tems le corps & l'efprit; mais c'eft fur-tout après qu'on leur a donné à manger, qu'il eft à propos de le faire. C'eft pourquoi s'il furvient quelque chofe qui pourroit troubler la tranquillité de leur ame, il faut le leur cacher pendant tout le tems qu'ils font malades; fi on ne peut point attendre jufqu'à ce tems, il faut différer jufqu'à ce qu'ils ayent pris de la nourriture & du repos, & ne leur en faire part, que lorfqu'ils font bien éveillés.

CHAPITRE VI.

Du tems où il eſt à propos de faire prendre de la boiſſon aux Fébricitans.

IL eſt aſſez facile ordinairement de faire entendre raiſon aux malades, au fujet du manger, parce que quand même ils auroient envie de prendre de la nourriture, leur eſtomac ne peut la fupporter; mais il n'en eſt pas de même de la boiſſon : on a d'autant plus de peine avec eux fur cet article, que la fiévre eſt plus violente. Car la fiévre allume la foif, & demande du rafraîchiſſement, lors même qu'il feroit fort dangereux d'en donner. Il faut repréfenter au malade, que dès que l'accès aura ceſſé, la foif ceſſera auſſi ; que l'accès fera plus long, fi on lui donne quelque aliment ; & que celui qui ne boit point, ceſſe plûtôt d'avoir foif. Mais

de même que dans la santé , il est plus
facile de supporter la faim que la soif ;
de même aussi il faut être plus indul-
gent à l'égard du malade , sur la boisson ,
que sur le manger. On ne doit jamais
le premier jour, donner aucune sorte
de boisson au malade , à moins que le
pouls ne tombe tout-à-coup, de façon
qu'il soit même nécessaire aussi de donner à manger. On peut le second jour ,
& même dans ceux où l'on ne donne
point de nourriture , si la soif est violente , donner de la boisson au malade. Et ce n'est pas sans raison, qu'Heraclide de Tarente a dit, que lorsqu'il y
a un amas de bile & de crudité dans
l'estomac , il est à propos de délayer
ces matiéres corrompues , par une légere quantité de boisson qu'on fait
prendre au malade. Ordinairement il
faut donner à boire au malade , lorsqu'on lui donne de la nourriture ; &
lorsqu'on lui donne de la boisson, sans
lui donner à manger , il faut le faire
dans le tems où l'on veut qu'il repose,
parce que la soif empêche presque toujours le sommeil. On convient assez
communément , que la trop grande
quantité de boisson est nuisible aux personnes qui ont la fiévre ; mais princi-

palement aux femmes qui ont la fiévre après leur accouchement. Il ne faut
donner à boire & à manger au malade, que dans le tems de la rémiffion
de la fiévre ; mais il n'eft pas facile de
fçavoir quand le malade a la fiévre,
quand il l'a moins fort, & quand il
n'en a abfolument point. Cependant
fans la connoiffance de ces chofes, il eft
très-difficile de bien régler un malade,
pour le boire & le manger. Nous nous
en rapportons au battement des artères,
qui eft la chofe du monde la plus
trompeufe ; car fouvent ce battement
eft plus fréquent ou plus lent, felon
l'âge, le fexe, & le tempérament. Il
arrive affez ordinairement, que dans
les perfonnes qui font d'une fanté paf-
fable, fi elles ont l'eftomac foible, leur
pouls eft fi petit & fi affaiffé, lorfque
la fiévre commence, qu'elles paroif-
fent fans forces, quoiqu'elles foient en
état de fupporter l'accès violent dont
elles font menacées. Au contraire, le
pouls devient plus vif & plus développé
par la chaleur du foleil, par le bain,
l'exercice, la crainte, la colére, &
par toute autre affection de l'ame : à
l'approche même du Médecin, la crainte & l'incertitude du malade, fur le

jugement que celui-là va porter de son état, lui caufent une agitation dans le pouls. C'eſt pourquoi il eſt d'un bon Médecin, de ne point tâter le pouls de ſon malade, tout en arrivant; mais de s'afſeoir à côté de lui, avec un viſage gai; de lui demander comment il ſe trouve; s'il craint, de chercher à calmer ſes allarmes; & enſuite de lui tâter le pouls. Mais ſi la préſence feule du Médecin émeut le pouls du malade, combien n'y a-t-il point de choſes qui peuvent le déranger. Un autre ſigne auquel nous nous en rapportons encore & qui eſt également trompeur, c'eſt la chaleur que l'ardeur du ſoleil, le travail, le ſommeil, la crainte, l'inquiétude peuvent augmenter. Il faut donc avoir égard à ces choſes; mais ne pas s'y rapporter entiérement. On peut être ſur qu'il n'y a point de fiévre, lorſque le pouls eſt bien réglé, & que la chaleur eſt comme dans l'état de ſanté: mais il ne faut pas tout de ſuite, parce qu'il y aura fréquence dans le pouls, & chaleur, croire qu'il y a de la fiévre. Il faut voir ſi la peau eſt inégalement féche; ſi le front eſt chaud; s'il y a chaleur à l'intérieur; ſi l'air de la reſpiration qui ſort par les narines, eſt fort

échauffé ; si la couleur du malade est
changée ; s'il est plus rouge ou plus pâle
qu'à son ordinaire ; si les yeux sont pesans, fort secs, ou un peu humides ; si la
sueur, lorsqu'elle survient, ne se répand
pas également par-tout ; si le pouls est
inégal. C'est pourquoi le Médecin ne doit
point se tenir au chevet du lit de son malade, ni dans les ténébres, mais se placer
vis-à-vis lui, dans un lieu bien éclairé ;
afin d'observer ces différens signes sur le
visage de son malade. Lorsqu'on a eu
la fiévre, & qu'elle est diminuée, il faut
examiner , si les tempes ou quelques
autres parties du corps ne sont point en
moiteur , ce qui annonce une sueur
prochaine ; si l'on en apperçoit quelque marque, il faut faire boire de l'eau
chaude , dont l'effet salutaire est de
faire répandre la sueur également par-
tout le corps. Pour cette raison, il est
à propos que le malade ait les mains,
les jambes & les piés bien couverts ;
cependant les malades se trouvent ordinairement mal de la trop grande quantité de couverture dans la violence de
la fiévre , sur-tout si c'est une fiévre
ardente. Lorsque la sueur commence,
il faut avoir un linge chaud , & essuyer
doucement avec ce linge , tous les mem-

bres les uns après les autres ; lorſque la
ſueur a entiérement ceſſé, ou lorſqu'elle n'eſt point venue, après avoir tenu
le malade le plus chaudement qu'il a été
poſſible, & qu'il eſt tems de lui faire
prendre de la nourriture, il le faut oindre légérement ſous ſes couvertures,
enſuite l'eſſuyer, & puis lui faire prendre quelque choſe. Les alimens liquides, ou ceux qui en approchent le plus
& qui ſont peu nourriſſans, ſont les
meilleurs pour les fébricitans. Il n'y a
rien de mieux que la *ſorbition* ; elle doit
être même très-légére, ſi la fiévre eſt
conſidérable. On peut y ajouter le miel
bouilli, & écumé, pour la rendre plus
nourriſſante. Mais ſi l'eſtomac ne s'en
accommode point, il ne faut point y en
ajouter. Il eſt même à propos de ſe
paſſer de *ſorbition*. On peut donner à
la place, de l'*Intritum* * dans de l'eau
chaude ; ou de la fromentée bouillie
dans de l'eau miellée, ſi l'eſtomac eſt
en bon état, & que le ventre ſoit reſſerré ; ou préparée avec de l'oxicrat, ſi
l'eſtomac eſt foible, & le ventre lâche.
Il ne faut rien de plus pour la premiére

---

* Pain émié.

fois qu'on donne à manger ; la seconde
on peut ajouter quelque chose, pourvu
que ce que l'on ajoute, soit aussi très-lé-
ger, comme quelques légumes, quelques petits poissons à coquille, ou quelques fruits. Mais lorsque la fiévre va
en augmentant, il faut s'en tenir à ce
que nous avons dit d'abord ; lorsqu'elle
cesse, ou qu'elle se rallentit, il faut
commencer par faire usage des alimens
les plus légers, ensuite en ajouter quelques-uns qui le soient un peu moins,
ayant toujours égard aux forces du malade, & à la nature de la maladie. Lorsque le malade est dégoûté, & qu'il
manque de forces, il faut lui présenter
des alimens de différentes espéces, ainsi
qu'Asclepiade le prescrit ; afin qu'en
goûtant un peu de chacun, il se garan-
tisse de la faim ; mais s'il a des forces
& de l'appétit, il est inutile de l'exciter
par la variété des mets, de peur qu'il
n'en prenne plus qu'il n'en puisse digérer. Asclepiade s'est trompé, lorsqu'il a
dit que la variété des alimens facilitoit
la digestion. Il est vrai qu'on mange
davantage ; mais la digestion dépend
de la quantité & de la nature des alimens que l'on prend ; & il est toujours
dangereux de faire prendre beaucoup

de nourriture à un malade, lorſque la douleur eſt violente, & que la maladie va en augmentant. Il ne faut jamais le faire, que lorſque la ſanté commence à ſe rétablir.

Il eſt auſſi d'autres obſervations qu'il eſt à propos de faire dans les fiévres. On ne peut ſe diſpenſer d'examiner ce que quelques-uns regardent comme la ſeule choſe néceſſaire ; ſçavoir, ſi le corps eſt reſſerré ou relâché. Dans le premier cas, on court riſque d'être ſuffoqué ; dans le ſecond, on peut périr d'épuiſement. Si le corps eſt reſſerré, il faut lâcher le ventre par des lavemens, faire couler les urines, exciter la ſueur par toutes ſortes de moyens. Il eſt avantageux alors de tirer du ſang, d'agiter le corps violemment, de laiſſer le malade expoſé au grand jour, de lui faire ſouffrir la faim, la ſoif, la veille; de le conduire au bain, de le baigner, & enſuite de l'oindre ; & de le baigner de nouveau ; de lui fomenter les aines avec beaucoup d'eau tiéde ; de mêler de l'huile avec l'eau tiéde du bain ; de manger rarement , & d'attendre plus tard pour le faire ; de n'uſer que d'alimens légers, ſimples, tendres ; de les prendre chauds, & en petite quantité ;

de faire sur-tout usage de légumes ,
par exemple, de patience, d'ortie, de
mauve, de bouillons de poissons à coquille, de rats de mer, de crabes, & de ne
point donner de viande, à moins qu'elle ne soit bouillie. La boisson doit être
plus abondante ; il faut en donner devant , après & avec le manger ; en
prendre même au-de-là de la soif. On
peut donner au malade , lorsqu'il sort
du bain, un bouillon fort nourrissant ,
ou du vin doux ; il n'y a même point
de danger de lui donner une fois ou
deux du vin grec salé. * Au contraire,
si le corps est relâché, il faut arrêter la
sueur ; tenir le malade dans un parfait
repos ; le laisser dans l'obscurité , & le
laisser dormir tant qu'il voudra ; ne
l'agiter que le plus légérement qu'il est
possible , & approprier les remédes à
l'espéce du mal. Car s'il y a flux de
ventre ou vomissement, il faut, lorsque la fiévre est diminuée , lui faire
boire beaucoup d'eau tiéde, & le faire
vomir ; à moins que le gosier, la région épigastrique, la plévre ne soient

---

* Vin dans lequel les Grecs faisoient entrer de l'eau de la mer.

douloureux & enflammés , ou que la maladie ne foit ancienne.

Si le malade fue, il faut refferrer le tiffu de la peau avec du nître, & du fel qu'on méle avec de l'huile ; fi la fueur n'eft point confidérable, il fuffit d'oindre le corps avec de l'huile ; mais fi elle eft fort abondante , il faut le frotter avec de l'huile de fleur de coing , de rofes , ou de myrthe, à laquelle on aura ajouté du vin auftère.

Ainfi donc , toutes les fois qu'on eft malade avec écoulement de quelque matière , il faut, lorfqu'on eft arrivé dans l'endroit du bain, d'abord fe faire oindre, & enfuite fe baigner. Si le mal eft à la peau , il vaut mieux fe fervir d'eau froide , que d'eau tiéde. Pour ce qui eft de la nourriture, elle doit être forte, froide, féche, fimple, & très-peu corruptible ; il faut ufer de pain grillé, de viande rótie, de vin auftère, ou qui le foit du moins un peu ; fi le ventre eft lâche, il faut boire tiéde ; mais, fi l'on fue trop, ou fi l'on vomit, on doit boire froid.

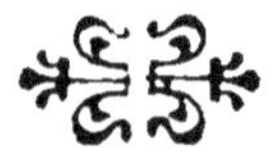

CHAPITRE VII.

De la curation de la Fiévre Peftilentielle.

LA fiévre peftilentielle exige un traitement particulier : dans cette fiévre, il ne faut point fatiguer le malade, ni par la faim, ni par les médicamens, ni par les lavemens ; mais il n'y a rien de mieux, fi les forces le permettent, que de tirer du fang, fur-tout fi la fiévre eft ardente. S'il y a du danger à le faire ; lorfque la fiévre eft diminuée, on fait vomir. Il faut avoir recours au bain de meilleure heure que dans les autres maladies ; donner du vin chaud, & pur ; n'ufer que d'alimens glutineux, & de chair de même efpéce: car il eft néceffaire de recourir d'autant plus promptement aux remédes, & même avec une efpéce de témérité, que cette terrible maladie emporte plus rapidement le malade. Si c'eft un enfant qui en eft attaqué, & que fes forces ne permettent point qu'on lui tire du fang, il faut employer les ventoufes ; lui donner des lavemens avec l'eau fimple, ou

une

une décoction d'orge; & ne lui faire prendre que des alimens très-légers. En un mot
le traitement des enfans est tout-à-fait
différent de celui des personnes faites ;
& il faut dans cette maladie, de même
que dans toutes les autres, être fort
réservé sur les remédes, à l'égard des
enfans : il ne faut point se déterminer
facilement à les faire saigner, ou à leur
donner des lavemens ; il seroit dangereux de les tourmenter par la veille,
la faim, ou la trop grande soif, & de
leur donner du vin dans le traitement
de leurs maladies. Lorsque la fiévre est
passée, il est à propos de les faire vomir ; de leur donner une nourriture
très-légere, ensuite de les faire reposer.
Le lendemain, si la fiévre subsiste, on
leur fait faire diéte ; le troisiéme jour
on leur rend la même nourriture, que
le premier : il faut sur-tout avoir attention, qu'en leur faisant observer une
diéte exacte, on ne les soutienne que
par une nourriture convenable.

Curation de la fiévre ardente.

Si le malade est consumé par une
fiévre ardente, il ne faut lui faire prendre aucun médicament en lavage ; mais

il faut l'oindre pour le rafraîchir dans le tems même des accès, avec de l'eau & de l'huile qu'on agîte enfemble avec la main, jufqu'à ce qu'elles blanchiffent. Il faut le mettre dans une grande chambre, afin qu'il puiffe refpirer beaucoup d'air pur & frais; ne point l'étouffer par trop de couvertures; mais n'en mettre fur lui que de fort légéres. On peut lui appliquer fur la région de l'eftomac, des feuilles de vignes, trempées dans de l'eau froide, & ne point trop le fatiguer par la foif; il faut lui donner à manger de meilleure heure; c'eft-à-dire, dès le troifiéme jour, & l'oindre avant que de lui donner de la nourriture, comme nous l'avons dit ci-deffus. S'il y a amas de crudité dans l'eftomac, lorfque l'accès eft diminué, il faut le faire vomir, & après, lui faire prendre quelques légumes ou quelques fruits rafraîchiffans convenables à l'eftomac. Si, malgré tout cela, la région de l'eftomac eft toujours fort échauffée, il faut fur le champ lui faire prendre une crême de ris, de fromentée, ou d'orge, dans laquelle on aura fait bouillir de la graiffe nouvelle. Lorfque la fiévre eft dans toute fa force, & que le malade eft tourmenté d'une violente

foif, il faut, pourvu que ce foit après
le quatriéme jour, lui faire boire une
grande quantité d'eau froide ; lui en
faire avaler au-de-là de fa foif, & lorfque le ventre & l'eftomac font fuffifa-
ment pleins & rafraîchis , le faire vomir. Il eft des Médecins qui ne font
pas même vomir, & qui fe contentent
de faire prendre de l'eau froide, jufqu'à
ce que le malade n'en veuille plus. Lorfqu'on a fait l'une & l'autre de ces chofe, il faut couvrir bien le malade, & le
faire dormir. Cette quantité prodigieu-
fe d'eau froide qu'on fait avaler au malade, même au-de-là de fa foif, diminue la chaleur, & fait ordinairement
fuccéder un fommeil plein à la longue
veille , & à la foif violente qu'il a en-
durée. Ce fommeil eft accompagné d'une
fueur des plus confidérables, qui eft le
reméde le plus efficace qu'on puiffe
employer dans cette maladie. Mais il
ne faut employer cette méthode que
dans la fiévre ardente, qui n'eft point
accompagnée de violentes douleurs, ni
de gonflement d'hypocondres; lorfqu'il
n'y a rien dans le poulmon, ou dans
l'intérieur de la bouche, qui s'y oppo-
fe ; qu'il n'y a ni ulcère , ni foibleffe, ni flux de ventre. Si cette fiévre eft

accompagnée d'une petite toux, le malade ne doit point trop réfister à la foif, ni boire d'eau froide ; il faut le traiter comme dans les autres efpéces de fiévres.

CHAPITRE VIII.

Curation de la fiévre demi-tierce qu'on appelle hémitritée.

IL faut beaucoup d'attention pour n'être point trompé dans l'efpéce de fiévre que les Médecins appellent *Hémitritée*. Les accès, d'ordinaire, reviennent fi près les uns des autres, qu'on pourroit quelquefois la prendre pour une maladie tout-à-fait différente. Ils durent quelquefois vingt-quatre, & quelquefois trente-fix heures ; enforte qu'il paroît que c'eft un accès différent, tandis que c'eft le même ; & il eft d'une conféquence extrême de ne point donner à manger que dans la vraie rémiffion, & d'en donner fi-tôt qu'elle commence. Beaucoup de malades périffent brufquement par la faute du Médecin qui fe trompe fur l'un ou l'autre de ces points. Il eft néceffaire, à moins

qu'il n'y ait quelque forte raifon qui
en empêche, de tirer du fang dès le
commencement; & après la faignée, de
donner une nourriture qui n'augmente
point la fiévre, mais qui puiffe foutenir
le malade pendant le long-tems que
dure cette elpéce de fiévre.

CHAPITRE IX.

Curation des fiévres lentes.

IL eft des fiévres lentes qui n'ont aucune rémiffion, & dans lefquelles
on ne peut trouver de tems propre
pour donner de la nourriture, & faire
des remédes au malade. Alors les vûës
du Médecin doivent tendre à changer
la maladie; par-là il l'a rendra peut-
être plus fufceptible de guérifon. A cet
effet il eft à propos de frotter fouvent
le corps du malade avec de l'eau froide, à laquelle on aura ajouté de l'huile.
Ce frottement occafionne quelquefois
un friffon qui excite un nouveau genre de mouvement dans le malade. La
fiévre devient plus forte qu'à l'ordinaire, & elle eft enfuite fuivie d'une

rémiſſion. Les frictions faites avec de l'huile & du ſel, paroiſſent auſſi devoir apporter quelque ſoulagement dans cette eſpéce de fiévre.

Mais ſi le froid, l'engourdiſſement, le tremblement durent trop long-tems, il eſt à propos de donner dans la fiévre même, trois ou quatre verres de vin miélé, ou bien un peu de nourriture, avec du vin bien délayé. Par-là on augmente la fiévre ; & la chaleur plus conſidérable qui s'en ſuit, emporte ſouvent le premier mal & donne lieu à une rémiſſion, dans laquelle on peut eſpérer la guériſon du malade.

La méthode que ſuivent aujourd'hui certains Praticiens, pour guérir par des remédes contraires, des maladies que d'autres Médecins plus circonſpects qu'eux, n'ont pû guérir, n'eſt ſûrement point nouvelle ; puiſque parmi les anciens mêmes, avant Herophile & Eraſiſtrate, & après Hippocrate, il y a eu un certain Petron qui traitoit les perſonnes attaquées de la fiévre, à peu près de cette façon : il faiſoit couvrir beaucoup le malade, pour exciter en même tems une violente chaleur, & une grande ſoif ; lorſque la fiévre commençoit à diminuer un peu, il lui faiſoit boire beaucoup d'eau froide ; s'il furvenoit une abondante fueur, il regardoit fon malade comme guéri ; s'il n'en furvenoit point, il lui faifoit avaler encore une plus grande quantité d'eau froide, & après, il le faifoit vomir. S'il avoit réufli par l'une ou l'autre de ces façons, à chaffer la fiévre, il faifoit manger fur le champ de la viande de porc rôtie à fon malade, & lui donnoit du vin. Si la fiévre n'avoit point cédé à ce traitement, il faifoit bouillir du fel dans de l'eau, & donnoit enfuite cette décoction à boire, pour faire vomir, & emporter les matières contenues dans les premiéres voies. Voilà en quoi confiftoit toute fa médecine ; & elle n'étoit pas moins avantageufe autrefois à ceux que les difciples d'Hippocrate n'avoient pû guérir, qu'elle l'eft maintenant à ceux que les fectateurs d'Herophile & d'Erafiftrate ont traités pendant long-tems, fans fuccès. Ce n'eft pas qu'il n'y ait du danger & de l'imprudence, à fe fervir d'une pareille méthode ; & bien des malades périffent, pour avoir été traités dès le commencement de cette forte ; mais comme il eft impoffible que les mêmes remédes conviennent à tout le monde, il arrive quelquefois que des charlatans guérissent des malades que des Médecins sçavans & éclairés n'ont pû guérir. Aussi voit-on que cette espéce de Médecins réussit mieux sur les malades que d'autres Médecins ont déja traités, que sur ceux qu'ils traitent eux-mêmes dès le commencement des maladies. Il est donc d'un Médecin prudent, de changer quelquefois de reméde, d'augmenter la maladie, d'allumer la fiévre ; parce que si la situation présente du malade n'est point susceptible de guérison, celle où on le mettra, pourra l'être.

CHAPITRE X.

Remédes dans les fiévres, contre la douleur de tête, l'inflammation des hypocondres, la sécheresse, & l'âpreté de la langue.

IL faut aussi examiner si la fiévre est seule, si elle n'est point accompagnée d'accidens ; c'est-à-dire, s'il n'y a point de maux de tête ; si la langue est séche & raboteuse ; si les hypocondres font

font tendus. S'il y a douleur de tête, il
faut mêler de l'huile rofat avec du vinaigre ; avoir deux linges de la grandeur du front ; les tremper tour à tour
dans ce mélange, & les appliquer alternativement fur le front. Au lieu de linge, on peut fe fervir de laine graffe
trempée dans la même liqueur. Si le
vinaigre incommode, on n'employe que
l'huile rofat ; & fi celle-ci fait mal, on
fe fert d'huile de verjus. Si l'on éprouve
peu de foulagement de ces remédes, il
faut piler de l'iris féche, ou des amandes ameres, ou quelque autre herbe
rafraichiffante : l'une ou l'autre de ces
drogues, trempée dans du vinaigre, &
appliquée fur le front, ne manque pas
de diminuer la douleur de tête ; l'une
plus, l'autre moins, felon les perfonnes. On fe trouve bien auffi d'appliquer fur le front, du pain bouilli avec
des feuilles de pavots ou de rofes, de
la cerufe, ou de la litharge. On peut
auffi refpirer du ferpolet ou de l'anet.

Si les hypocondres font enflammés &
douloureux, il faut d'abord appliquer
deffus, des cataplafmes repercuffifs ; car
fi on en appliquoit de chauds, ils pourroient attirer fur ces parties, une plus
grande quantité de matiére. Lorfque la

Tome I.   X

premiére violence de l'inflammation eft
appaifée, on en vient aux cataplafmes
chauds & humectans, pour achever
de diffiper le refte de l'inflammation.
Il y a quatre fignes qui caractérifent
l'inflammation ; la rougeur, la tumeur,
la chaleur, & la douleur : ce qui fait
voir combien Erafiftrate s'eft trompé,
quand il a dit qu'il n'y avoit point de
fiévre fans inflammation. S'il y a douleur fans inflammation, il ne faut rien
appliquer ; car la douleur eft bientôt
emportée par la fiévre ; mais s'il n'y a
ni fiévre ni inflammation, mais feulement douleur dans les hypocondres, on
peut employer tout de fuite les cataplafmes chauds & defféchans. Si la langue eft féche & raboteufe, il faut la
nettoyer d'abord avec une compreffe
trempée dans l'eau chaude ; enfuite la
frotter avec un mélange de miel &
d'huile rofat ; le miel déterge, l'huile
rofat repercute & empêche la féchereffe.
Si la langue n'eft point raboteufe, mais
feulement aride, lorfqu'on l'a nettoyée
avec une compreffe, il fuffit de la frotter avec l'huile rofat, dans laquelle on
a fait fondre un peu de cire.

CHAPITRE XI.

Reméde contre le friſſon qui précéde la fiévre.

LA fiévre eſt ordinairement précédée d'un friſſon, qui eſt un mal
des plus fàcheux. Lors donc qu'on l'at-
tend, il ne faut abſolument prendre
aucune boiſſon, parce qu'elle augmen-
teroit le friſſon conſidérablement. Il
faut tenir de bonne heure le malade
bien couvert ; appliquer ſur les parties pour leſquelles on craint, des fomentations ſéches & chaudes ; de façon
cependant qu'on n'excite pas d'abord
une chaleur trop violente, mais qui
aille peu à peu en augmentant. Il faut
frotter ces parties avec les mains trempées dans de la vieille huile, à laquelle
on ait ajouté quelques drogues chaudes. Il y a eu des Médecins qui ſe ſont
contentés d'une friction faite avec telle
eſpéce d'huile que ce fût. Quelques-
uns ſont d'avis de donner dans la rémiſſion de ces fiévres, avant la fin de
l'accès, trois ou quatre goblets de *Sorbition* ; enſuite, lorſque l'accès eſt en-

tiérement fini, ils font prendre au malade, pour le fortifier, une nourriture legére & rafraîchiffante. Pour moi, je crois qu'il ne faut faire cette épreuve, que lorfque la nourriture qu'on donne en une feule fois au malade après l'accès, lui profite peu.

On ne peut être trop attentif pour n'être point trompé au fujet de la rémiffion. Car fouvent dans cette maladie, la fiévre paroît être diminuée, & augmente de nouveau. On ne peut donc être fûr qu'il y a rémiffion, que lorfque cette rémiffion dure long-tems, que l'agitation, & la chaleur du corps font diminuées. Si les accès font femblables tous les jours, il n'y a point d'inconvenient de faire prendre un peu de nourriture tous les jours ; s'ils font différens, on donne de la nourriture après le plus fort, & de l'eau miellée après le plus leger.

CHAPITRE XII.

Curation du tremblement qui précéde la fiévre.

LES fiévres qui sont précédées de tremblement, ont ordinairement des retours réglés, & des apyrexies parfaites ; ainsi elles sont les moins dangereuses, & les plus faciles à guérir. Car lorsque les retours de la fiévre ne sont point réglés, on ne peut employer avec sûreté, ni les lavemens, ni le bain, ni faire avec succès, usage de vin, ou de quelque autre médicament que ce puisse être. On est incertain de l'heure à laquelle la fiévre recommencera ; & par-là, il peut arriver, si l'accès revient tout-à-coup, que les remédes mêmes deviennent très-pernicieux. Il faut se contenter de faire observer une diéte exacte au malade, pendant les premiers jours, & ne lui faire prendre de la nourriture, qu'après la fin du plus violent accès.

Mais lorsque les retours sont réglés, on fait usage de tous les remédes, avec plus de sûreté, parce que l'on connoît beaucoup mieux le commencement & la fin des accès. La diéte ne fert de rien dans ces fiévres, lorfqu'elles ont duré un certain tems ; ce n'eft que dans les premiers jours que l'on s'en trouve bien. Dans la curation, on doit fe propofer deux vûes ; la premiére, de guérir d'abord le tremblement, & enfuite de chaffer la fiévre ; pour cela, il faut dès que le tremblement eft paffé, & que la chaleur commence, faire prendre au malade, de l'eau tiéde un peu falée, & enfuite le faire vomir ; car le tremblement eft prefque toujours occafionné par un amas de bile dans l'eftomac. Il faut repéter la même chofe, fi le tremblement revient à l'accès fuivant ; on le guérit fouvent de cette façon : on fçait alors de quelle efpéce eft la fiévre. Ainfi un peu avant le retour du troifiéme accès, il faut mener le malade au bain, & faire enforte qu'il foit dans la cuve à fe baigner, dans le tems même du tremblement ; fi malgré cela, le tremblement ne fe fait pas moins fentir, il faut effayer de nouveau le bain, un peu avant le commencement du quatriéme accès : cette feconde épreuve prévient auffi fouvent le tremblement. Si le bain ne fait rien, il faut avant l'accès,

faire avaler de l'ail au malade, ou lui
faire boire de l'eau tiéde mêlée avec
du poivre; car ces chofes prifes intérieurement, excitent une chaleur qui
empêche le trembl.ment; il faut auffi
couvrir le malade, avant que le tremblement commence, ainfi que nous
l'avons préfcrit à l'article du friffon;
faire des fomentations chaudes par tout
le corps, & l'environner de briques &
de tifons éteints, enveloppés dans du
linge. Si malgré toutes ces précautions,
le tremblement furvient, on mêle dans
beaucoup d'huile qu'on a fait tiédir,
quelques drogues chaudes dont on oint
le corps du malade fous fes couvertures; on lui fait enfuite des frictions
auffi fortes qu'il peut les fupporter, fur-
tout aux piés & aux mains; pendant
cette opération, le malade doit retenir
fon haleine. On continue d'en agir ainfi
quand même le tremblement revien-
droit; car il n'y a fouvent que l'opi-
niâtreté à fe fervir d'un reméde falu-
taire, qui emporte le mal.

Si le malade vomit, on lui fait prendre de l'eau tiéde; & on le fait vomir
de nouveau. On continue ces remédes,
jufqu'à ce que le tremblement foit entiérement fini; s'il dure trop long-

tems, il est à propos de donner un lavement qui ne manque pas de soulager, en évacuant les matiéres contenues dans les intestins. Enfin les derniers remédes qu'on employe après ceux-ci, sont la gestation & la promenade. Il faut faire choix dans les fiévres, d'une nourriture qui tienne le ventre libre, ne manger que des chairs glutineuses, & ne faire usage que de vin austère.

CHAPITRE XIII.

Curation de la fiévre quotidienne.

TELLE est la méthode que l'on doit suivre dans le traitement des fiévres en général; cependant il est à propos de distinguer les différentes espéces, parce qu'elles demandent chacune, un traitement différent. Si c'est une fiévre quotidienne, il faut garder une diéte exacte les trois premiers jours, & ensuite donner à manger de deux jours, l'un. Si la fiévre subsiste depuis longtems, il faut essayer le bain après l'accès, & donner du vin au malade, surtout si la fiévre dure, après qu'on a guéri le tremblement.

CHAPITRE XIV.

Curation de la fiévre tierce.

SI c'eſt une fiévre tierce ou quarte qui ſoit parfaitement intermittente, il faut, les jours qu'on n'a pas la fié-vre, ſe promener, faire d'autres exer-cices, & ſe faire oindre. Il s'eſt trouvé parmi les anciens Médecins, un certain Cléophante qui dans cette eſpéce de fiévre, faiſoit répandre long-tems avant l'accès, beaucoup d'eau tiéde, ſur la tête du malade, & lui faiſoit enſuite donner du vin. Quoiqu'Aſclepiade ait preſque ſuivi en tout, les préceptes de ce Cléophante, il a cependant négligé, & avec raiſon, de faire uſage de ce reméde, car il eſt douteux.

Aſclepiade eſt d'avis, ſi la fiévre eſt tierce, de faire donner le troiſiéme jour, après l'accès, un lavement au malade ; de le faire vomir le cinquiéme , lorſ-que le tremblement eſt paſſé ; & immé-diatement après l'accès, lors même qu'il reſte encore de la chaleur, de lui don-ner à manger, & du vin à boire, ainſi qu'il avoit coutume de faire dans les

autres maladies. Il vouloit que le malade gardât le lit le sixiéme jour: il prétendoit qu'avec ces précautions, la fiévre ne revenoit point le septiéme. Il est
vrai-semblable que cela peut arriver souvent ainsi; cependant il me paroît plus
sûr de suivre dans l'administration de
ces remédes, l'ordre suivant: de faire
vomir le troisiéme jour, de donner un
lavement le cinquiéme, & de ne faire
boire du vin au malade, que le septiéme, même après l'accès.

Si la fiévre n'est point guérie dans
les premiers jours, & si elle traîne en
longueur; le jour qu'on attendra l'accès, il faut que le malade se tienne au
lit, & qu'il se fasse frotter lorsque l'accès sera fini; qu'il boive de l'eau ensuite après avoir mangé; que le lendemain il ne prenne point de nourriture; qu'il ne fasse aucun exercice, &
qu'il ne se fasse pas oindre; qu'il se contente seulement de prendre de l'eau, &
qu'il se tranquilise. C'est tout ce qu'il
peut faire de mieux. S'il est fort foible,
il peut prendre du vin après l'accès, &
un peu de nourriture, vers le milieu du
jour.

CHAPITRE XV.

Curation de la fiévre quarte.

LA fiévre quarte demande le même traitement; mais comme elle dure ordinairement très-long-tems, à moins qu'on ne la guérisse dès les premiers jours, il faut dès le commencement, ordonner avec beaucoup de soin, les remédes qu'il est à propos de faire. Si la fiévre quarte est accompagnée de frisson; lorsque l'accès est fini, le malade doit se tranquiliser le jour même de l'accès, le lendemain, & le sur-lendemain; ne prendre que de l'eau chaude le premier jour après l'accès; & les deux suivans, s'en passer même, s'il est possible: le quatriéme jour, si la fiévre revient avec tremblement, il faut le faire vomir, de la façon que nous avons prescrite ci-dessus. Après l'accès, il faut prendre un peu de nourriture, & un demi-septier de vin; le lendemain & le sur-lendemain de l'accès, faire encore diéte, & ne boire que de l'eau chaude, si l'on a soif. Le septiéme jour, prévenir le frisson par le bain, ne point manger, se reposer, & boire de l'eau chaude, si l'on est pressé par la soif. Le neuf, prévenir encore le frisson par le bain; & si l'accès revient, prendre un lavement; se faire oindre, & se faire frotter fortement, lorsque le lavement a fait son effet; prendre de la nourriture comme auparavant, & se priver de vin les deux jours suivans, sans négliger de faire les frictions. Le treize, essayer de nouveau le bain; & si la fiévre revient encore, se faire frotter comme auparavant, & boire du vin plus abondamment qu'à l'ordinaire. Le repos, la diéte exacte & les autres remédes que nous avons conseillés, ont coutume d'emporter la fiévre.

Si malgré toutes ces précautions, la fiévre subsiste, il faut suivre une méthode tout-à-fait différente, & régler la diéte du malade, de façon qu'il puisse supporter un mal qui doit durer long-tems. La maniére dont Heraclide de Tarente traitoit la fiévre quarte, est tout-à-fait à rejetter : il faisoit donner des lavemens les premiers jours au malade, & l'empêchoit de rien prendre jusqu'au sept. Quand on avoueroit qu'il est des malades qui peuvent supporter une pareille abstinence, on ne pourroit disconvenir qu'ils auroient toutes les peines du monde à se raccommoder, lors même que la fiévre seroit passée. Le malade périroit infailliblement, si la fiévre duroit long-tems. Si elle va au-delà du treize, il ne faut point essayer le bain ni devant, ni après l'accès, à moins que le tremblement ne soit absolument guéri. On le guérit avec les mêmes remédes que nous avons conseillés plus haut. Après l'accès, il est à propos d'oindre le malade, & de le faire frotter fortement ; de lui faire prendre des alimens qui soient fort nourrissans, & en grande quantité, & de lui laisser boire du vin à discrétion. Le lendemain, lorsqu'il se sera suffisamment reposé, il doit se promener, s'exercer, se faire oindre, se faire donner une forte friction, & manger, sans boire de vin ; le troisiéme jour ne rien prendre. Le jour de la fiévre, le malade doit se lever avant que l'accès commence, s'exercer, & faire ensorte que ce soit dans le tems même que la fiévre a coutume de revenir. Par-là on prévient souvent l'accès : si malgré cela, il revient, lorsque le malade est à s'exercer, il faut qu'il se repose. Les médicamens que l'on peut employer dans cette sorte de fiévre, sont l'huile, les frictions, l'exercice, la nourriture, & le vin : si le ventre est resserré, il faut le tenir libre par des lavemens. Les personnes un peu robustes supportent à merveilles ces remédes ; mais si le malade est foible, il doit au lieu de s'exercer, avoir recours à la gestation ; s'il n'est point même en état de la supporter, il doit au moins faire usage de la friction ; si les frictions un peu fortes l'incommodent, il faut se contenter de lui faire prendre du repos, de le faire oindre, & de lui donner à manger. On doit sur-tout prendre garde de ne point changer cette fiévre en quotidienne, par quelque indigestion ; car la fiévre quarte ne fait mourir personne ; mais le malade est en danger, si de quarte, elle devient quotidienne ; ce qui n'arrive jamais que par la faute du Médecin, ou du malade.

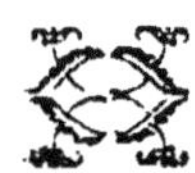

CHAPITRE XVI.

Curation de la fiévre double-quarte.

SI la fiévre est double-quarte, & si l'on ne peut employer les exercices que nous avons proposés, le malade doit garder un repos parfait, ou s'il ne peut que difficilement rester en repos, il faut qu'il se contente de se promener doucement, en s'arrêtant de tems en tems, & qu'il se tienne la tête & les piés bien couverts; qu'il prenne un peu de nourriture & de vin à la fin de chaque accès, & qu'il ne mange point dans d'autres tems, à moins qu'il ne soit fort foible. Mais si les deux accès se touchent pour ainsi dire, il ne doit rien prendre que lorsque tous les deux sont passés. Il faut qu'il s'exerce un peu, lorsqu'il n'y a plus de fiévre; qu'il se fasse oindre, & qu'il mange ensuite. Comme il est fort rare qu'une fiévre quarte invétérée se termine avant le Printems, il faut bien prendre garde de rien faire dans ce tems, qui empêche la guérison. Il est à propos dans une fiévre de cette nature, de changer

de régime de vivre, de passer du vin à
l'eau, de l'eau au vin, d'une nourriture
douce à une nourriture âcre, & d'une
âcre à une douce; de manger des racines de raifort, ensuite de vomir; de se
tenir le ventre libre avec l'eau de poulet; d'ajouter à l'huile qu'on employe
pour les frictions, quelques drogues
chaudes; de prendre avant l'accès, ou
deux verres de vinaigre, ou un de moutarde détrempée dans trois verres de vin
grec salé; ou de prendre en égale quantité, & délayer dans de l'eau, du poivre, du *Castoreum*, du laser, & de la
myrrhe. Il faut agiter & remuer le corps
avec ces drogues, ou avec de semblables, pour le faire sortir de l'état où il
est. Lorsque cette fiévre est passée, il
faut se souvenir long-tems du jour de
l'accès, & éviter ce jour-là, le froid,
le chaud, les indigestions, & la fatigue;
car elle revient facilement, à moins
qu'on ne prenne des précautions, lors
même qu'on est guéri, pour s'en garantir.

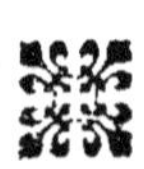

CHAPITRE

CHAPITRE XVII.

Curation de la fièvre qui est devenue quotidienne, de quarte qu'elle étoit.

MAIS si la fiévre, de quarte qu'elle étoit, devient quotidienne ; si cela arrive dès le commencement, il ne faut point manger pendant deux jours ; il faut se faire frotter le soir, & ne boire que de l'eau : il arrive souvent que la fiévre ne revient point le troisiéme jour ; mais soit qu'elle revienne, ou qu'elle ne revienne point, il faut donner à manger après l'accès : si elle subsiste, il faut garder pendant deux jours, la diéte la plus sevère qu'il est possible, & se faire frotter tous les soirs.

CHAPITRE XVIII.

Des trois espéces de folies ; & premiérement de la curation de la folie que les Grecs appellent Phrénesie.

NOus venons de donner le traitement des fiévres ; il nous reste à donner celui des autres maladies aux-

quelles le corps eſt expoſé. Je parlerai
d'abord de celles qui ne ſont point particuliéres à certaines parties du corps. *
Je commencerai par l'eſpéce de folie
que les Grecs appellent Phrénéſie, qui
eſt une maladie aiguë, accompagnée de
fiévre. Avant toutes choſes, il eſt bon
de ſçavoir que dans certains accès de
fiévre, les malades extravaguent & tiennent des diſcours où il n'y a point de
ſens. Ce ſymptôme eſt toujours fort grave, & il n'arrive jamais, ſans que la
fiévre ſoit très-violente ; cependant il
n'eſt pas toujours également dangereux ;
car ordinairement il ne dure pas long-
tems, & la raiſon revient aux malades,
dès que la violence de l'accès eſt paſſée.
Cet accident ne demande point d'autres
remédes, que ceux que nous avons preſcrits pour la fiévre même.

Mais c'eſt une vraie phrénéſie, lorſque le malade extravague continuellement ; ou bien, lorſqu'il ſe remplit la
tête d'idées vaines & chimériques, quoiqu'il conſerve encore ſa raiſon. La
phrénéſie eſt parfaite, lorſque l'eſprit
du malade eſt entiérement fixé ſur ces

---

* Nous avons ſuivi ici le texte du manuſcrit de la Bibliothéque du Roi.

idées. Il est différentes sortes de phréné-
sies : on voit des phrénétiques qui sont
gais ; d'autres qui sont tristes ; d'autres
qu'il est plus aisé de contenir, & qui n'extravaguent que dans leur discours ; d'autres qui sont furieux, & qui s'agitent violemment. Parmi ceux-ci, il en est qui ne
font rien que par emportement ; d'autres
qui employent les ruses , & qui font
paroître tout le bon sens possible, pour
trouver les occasions de venir à bout
des mauvais desseins qu'ils se propo-
sent, mais qui se décélent par les effets.
On ne doit point trop garotter ceux
qui n'extravaguent que dans leur discours, ou qui ne s'agitent que légérement ; mais il est à propos de bien lier
ceux qui sont furieux, de crainte qu'ils
ne se fassent mal à eux-mêmes, ou aux
autres. Il ne faut point en croire un
phrénétique qu'on a lié , & qui feint
d'avoir recouvré sa raison , afin qu'on
le délie. On ne doit point se laisser toucher de compassion, tel bon sens qu'il
puisse faire paroître dans ses discours.
C'est une ruse que sa folie même lui
suggère.

Les anciens tenoient ordinairement
pareils malades dans les ténébres, parce qu'ils pensoient qu'il étoit dange-

reux qu'un phrénétique apperçut quelque objet qui pût l'épouvanter, & qu'ils
croyoient que l'obfcurité même contri-
buoit en quelque chofe, à la tranquillité
de l'efprit. Mais Afclepiade prétend
qu'il n'y a rien de plus capable d'épouvanter, que les ténébres ; & qu'ainfi
on doit toujours laiffer les phrénétiques,
expofés à la lumiére. Ni l'une ni l'autre de ces maximes ne doit être confta-
ment obfervée. Il eft des phrénétiques
que la clarté épouvante ; il en eft que
les ténébres troublent ; il en eft enfin
fur lefquels, ni la clarté ni les ténébres
bres ne font aucune impreffion. Ainfi
donc, le plus fage parti que l'on puiffe
prendre, eft d'éprouver l'une & l'autre
de ces méthodes, & de tenir dans un
endroit éclairé, un phrénétique que les
ténébres épouvantent ; & dans les ténébres, celui qui a horreur de la lumiére.
Mais fi la lumiére, ni les ténébres n'excitent en eux aucun trouble, il faut
dans ce cas, fi le malade à des forces,
le tenir dans un lieu bien éclairé ; &
dans l'obfcurité, s'il eft foible. Il eft
inutile de faire aucun reméde, lorfque
la phrénéfie eft dans toute fa violence ;
car la fiévre eft auffi alors dans toute
fa force : il faut fe contenter de conte-

nir le malade. Mais dès que l'état de la maladie le permet, on doit y remédier fans perdre de tems. Afclepiade a prétendu que c'étoit égorger les phrénétiques, que de les faigner, parce que la phrénéfie eft toujours accompagnée d'une fiévre aiguë ; & qu'il penfoit qu'il n'étoit jamais avantageux de faigner, que dans la rémiffion de la fiévre. Il tâchoit de les faire dormir, en leur faifant faire beaucoup de frictions ; mais la violence de la fiévre empêche le fommeil, & les frictions ne font bien, que lorfque la fiévre eft diminuée. Ainfi Afclepiade ne devoit point non plus prefcrire ce reméde. Que faire donc ? Lorfque le danger eft preffant, on fait avec raifon bien des chofes qu'il ne faudroit point faire dans d'autres circonftances ; il eft des tems, même dans la fiévre continuë, ou, fi elle ne diminue point, du moins elle ne va point en augmentant ; & fi ce moment n'eft point le plus avantageux, pour faire des remédes, on ne peut difconvenir qu'il ne foit affez favorable. On doit même faigner, fi les forces du malade le permettent.

Il n'y a pas moins de doute, pour fçavoir fi l'on doit donner des lavemens. Il eſt à propos de laiſſer paſſer un jour, & de raſer enſuite la tête ; après quoi, on fait deſſus, des fomentation avec de l'eau dans laquelle on a fait bouillir quelques feuilles de verveine, & des plantes aſtringentes ; ou bien on commence par les fomentations ; on raſe enſuite la tête, & on répéte les fomentations. Enfin on couvre la tête de feuilles de roſes ; on en remplit les narines ; on fait reſpirer au malade, de la rue qu'on a pilée dans du vinaigre ; on excite l'éternuement par les remédes propres pour cela. On ne doit faire tous ces remédes, que lorſque le malade a des forces ; mais s'il eſt foible, il faut ſe contenter d'humecter ſeulement la tête avec de l'huile roſat, à laquelle on ait ajouté du ſerpolet, ou quelque autre plante ſemblable. Dans quelque état que ſoient les forces, on ſe ſert avec avantage, de la morelle & de la pariétaire ; on exprime le ſuc de ces plantes, & on le répand ſur toute la tête. Lorſque la fiévre eſt diminuée, on emploie les frictions ; on les fait moins fortes ſur les phrénétiques qui ſont trop gais, que ſur ceux qui ſont trop triſtes. Tels ſont les remédes qu'on doit employer pour

le corps, mais ceux qui peuvent guérir
l'efprit, doivent être différens, felon la
nature de la folie. Il eft des phrénétiques dont il faut bannir les vaines terreurs ; comme l'on fit dans la phrénéfie
d'un homme fort riche, qui avoit peur
de mourir de faim, & auquel on an-
nonçoit de fauffes fucceffions : il en eft
dont il faut réprimer l'audace, & qu'on
eft même obligé de battre, pour pouvoir les contenir. Il faut arrêter les ris
infenfés de quelques-uns, par les répri-
mandes & les menaces ; chaffer la trif-
teffe de l'efprit de quelques-autres par
la mufique, la fymphonie, le bruit des
cymbales. On doit cependant fe prêter
plus fouvent à leurs idées, qu'on ne
doit y réfifter ; & il faut tâcher de ra-
mener petit à petit, & non pas tout-à-
coup, leur efprit, de la folie à la raifon : il eft à propos d'exciter leur attention ; quelquefois auffi, fi c'eft un homme de Lettres par exemple, on lui lira
quelque ouvrage correctement, fi cela
lui fait plaifir, ou bien on le lui lira mal,
fi cela le choque ; le malade eft obligé
de réfléchir, pour corriger. On force
même ces fortes de malades de réciter par
cœur, s'ils fe fouviennent de quelque
chofe. On en a vû qui ne vouloient point

manger, & qu'on a guéris de cette folie, en les mettant au milieu de gens qui étoient à table.

Les phrénétiques ne dorment que difficilement ; cependant le sommeil est très-nécessaire dans cette maladie : plusieurs ne guérissent que par-là. On se sert pour procurer le sommeil, & pour remédier en même tems, au dérangement de l'esprit, de l'onguent de safran que l'on mêle avec celui d'iris, & que l'on applique sur la tête. Si ce reméde ne fait point dormir, quelques-uns donnent pour boisson au malade, de l'eau dans laquelle on a fait bouillir des pavots ou de la jusquiame ; d'autres mettent sous l'oreiller, des pommes de mandragore ; quelques-uns appliquent sur le front l'amome, ou le suc gommeux qui distille du *Sycaminum.* Je trouve ce nom dans les auteurs de Médecine. Mais pourquoi les Grecs appellent-ils le murier, *Sycaminum,* puisqu'il n'en distile point de suc gommeux ? Il faut qu'on prenne ce terme, pour exprimer le suc gommeux qui distile d'un arbre qui croît en Egipte, & qu'on appelle dans le pays, *Sycomore.* Plusieurs font bouillir l'écorce du pavot dans de l'eau, & font avec

cette

cette décoction des fomentations fur
la tête , & fur le vifage avec une
éponge.

Afclepiade a prétendu que ces remédes étoient dangereux , parce qu'ils
changent fouvent la phrénéfie , en léthargie. Il veut que le malade ne boive,
ne mange, ni ne dorme le premier jour;
qu'on lui donne de l'eau pour boiffon
le foir ; qu'enfuite on lui faffe une légére friction, de façon que la main de
celui qui frotte, ne faffe point de forte
impreffion fur la peau; que le lendemain , on réitére les mêmes chofes ;
qu'on donne enfuite de l'eau au malade , & qu'on répéte de nouveau la friction ; que c'eft le plus fur moyen de
procurer le fommeil. Cela arrive quelquefois ; le fommeil même eft fouvent fi
profond, qu'Afclepiade convient que la
friction trop violente peut faire tomber en léthargie. S'il arrive avec tout
cela , que le fommeil ne vienne point,
il faut le faire venir avec les remédes
dont nous avons parlé plus haut. Mais
il faut les employer avec la modération
convenable, de crainte que l'on ne puiffe
plus éveiller un malade, que l'on ne
vouloit que faire dormir. Le bruit de
l'eau qui tombe d'un tuyau qu'on place

à côté du malade ; l’agitation que l’on éprouve , lorsqu’on se fait porter , si c’est le soir après avoir mangé ; & principalement le balancement d’un lit suspendu contribuent pour quelque chose au sommeil.

Il n’y a point non plus d’inconvénient , si l’on n’a point saigné le malade , s’il est sans raison , & s’il ne peut dormir, de lui appliquer les ventouses à la nuque, avec scarification. Ce reméde diminue la violence du mal, & peut par conséquent procurer le sommeil. Il faut tenir un juste milieu pour le manger; il ne faut point trop nourrir le malade , de crainte que sa phrénésie n’augmente ; il ne faut pas non plus le trop fatiguer par l’abstinence, de crainte que la foiblesse ne le jette dans la défaillance. Il ne faut donner qu’une nourriture légere, & sur-tout de la *sorbition*.

On donne pour boisson, de l’eau miellée ; il suffit d’en donner trois verres en Hyver, & quatre en Eté. Il est une autre espéce de folie , qui dure plus long-tems , qui commence ordinairement sans fiévre , & qui ensuite est accompagnée d’un petit mouvement fébrile. Cette folie consiste dans une tristesse qui paroît dépendre de l’atrabile ; la saignée

eſt néceſſaire dans ce mal : s'il y a
quelque choſe qui s'y oppoſe, il
faut d'abord faire faire diéte, enſuite
purger, & faire vomir avec l'hellébore blanc : après qu'on a fait l'une
& l'autre de ces choſes, on fait au
malade deux frictions par jour. S'il
eſt fort & vigoureux, on le fait exercer ſouvent ; on le fait vomir à jeun ;
on lui donne, ſans vin, pour nourriture, des alimens de la claſſe moyenne.
Toutes les fois que je dirai qu'on peut
employer les alimens tirés de cette claſſe, on pourra auſſi ſe ſervir de ceux de
la derniére ; pourvu qu'on ne les donne
point ſeuls ; il n'y a que ceux de la premiére claſſe qu'il faut retrancher. On
doit auſſi, outre ces précautions, tenir
le ventre très-libre ; bannir la crainte
de l'eſprit du malade ; lui donner toute
ſorte de bonnes eſpérances ; l'amuſer
par des contes & des jeux qui lui faiſoient ſur-tout plaiſir, lorſqu'il étoit
en ſanté ; louer ſes ouvrages, s'il en a
fait quelques-uns, & les lui mettre devant
les yeux ; lui reprocher doucement ſa
triſteſſe qui n'eſt point fondée ; lui faire ſentir qu'il devroit plûtôt ſe réjouir,
que s'attriſter des choſes qui l'occu-
pent. Si la fiévre ſurvient, il faut la

la traiter comme les autres fiévres.

La troisiéme espéce de folie est très-longue, & n’est point un obstacle à la vie du malade ; elle n’attaque que les personnes fort robustes. Elle est de deux espéces : car les uns sont trompés par de vains phantômes, sans avoir l’esprit aliéné : telle étoit, au rapport des Poëtes, la folie d’Ajax & d’Oreste : d’autres ont l’esprit aliéné. Si ce sont des phantômes qui frappent l’imagination du malade, il faut avant toutes choses, voir si ces objets sont tristes ou gais : s’ils sont tristes, on purge avec l’hellébore noir ; s’ils sont gais, on fait vomir avec l’hellébore blanc. Si le malade ne veut point prendre ces remédes en lavage, on les mêle avec son pain, pour les lui faire prendre, sans qu’il s’en apperçoive : si on réussit à le bien purger, on est sûr de diminuer très-considérablement la maladie ; ainsi donc si, après avoir donné une fois l’hellébore, on s’apperçoit qu’il n’a pas suffisament agi, on le donne de nouveau au bout d’un certain tems. La folie qui dépend d’un accès de gaieté, est moins dangereuse, que celle qui vient d’un excès de tristesse. C’est une régle constante dans toutes les maladies, de dispo-

ſer à la purgation, par quelques lavemens qu'on donne auparavant , pour
tenir le ventre libre ; & de le reſſerrer ,
lorſqu'on veut faire vomir. Si l'eſprit
du malade eſt aliéné , on employe avec
ſuccès, certaines corrections. S'il arrive
au malade de dire ou de faire quelque
choſe mal-à-propos, on le fait jeuner,
on le lie, on le bat même, pour l'empêcher de recommencer. On le force
d'être attentif , d'apprendre par cœur
certaines choſes, & de les réciter. C'eſt
ainſi qu'on l'oblige peu à peu par la
crainte , à faire attention à ce qu'il
dit. Les terreurs, les craintes ſubites,
en un mot, tout ce qui peut troubler
conſidérablement l'eſprit, procure du
ſoulagement dans cette maladie. Car il
peut ſe faire un changement en mieux,
lorſqu'on retire l'ame de la ſituation
où elle étoit auparavant. Il eſt auſſi
important d'examiner ſi le malade rit
ſans ſujet, ou s'il eſt triſte & abattu.
Dans le premier cas, il eſt à propos de
l'épouvanter ; dans le ſecond , on lui
fait de douces frictions qu'on continue pendant long-tems deux fois le
jour ; on lui répand ſur la tête de l'eau
froide ; on le baigne dans un bain
d'eau & d'huile.

Voici les remédes généraux. Il faut faire exercer beaucoup ces fortes de fous ; employer fréquemment la friction ; ne leur point laiſſer manger de viande graſſe ; leur interdire le vin ; ne leur donner pour nourriture, après qu'ils ont été bien purgés, que les alimens les plus légers de la ſeconde claſſe ; ne les point laiſſer ſeuls, ou avec des inconnus, ou des gens qu'ils mépriſent, ou dont ils ne font point de cas ; les faire changer de climat ; & ſi la raiſon leur revient, les faire voyager tous les ans.

Le délire naît quelquefois, quoique rarement, de la crainte. Ce genre de folie eſt de la même eſpéce que ceux dont nous venons de parler, & ſe guérit de la même façon ; la ſeule différence qu'il y a, c'eſt que cette eſpéce de démence eſt la ſeule dans laquelle on puiſſe donner du vin avec ſûreté.

CHAPITRE XIX.

De la Cardialgie.

LA Cardialgie, ainſi nommée des Grecs, eſt une maladie tout-à-fait oppoſée à la phrénéſie ; puiſque dans celle-ci, l'eſprit eſt aliéné, & qu'il ne l'eſt point dans celle-là : les phrénétiques y ſont fort ſujets. Ce mal conſiſte dans une débilité extrême de tout le corps qui eſt épuiſé par des ſueurs continuelles, qui reconnoiſſent pour cauſe, l'état foible & languiſſant de l'eſtomac. On eſt ſur de l'exiſtence de cette maladie, lorſque le pouls eſt petit & foible, & qu'on ſue plus que de coutume, tant pour la durée, que pour la quantité de la ſueur, aux environs de la poitrine, du cou, de la tête, tandis que les jambes & les piés ſont ſecs & froids. Cette maladie eſt dans la claſſe des maladies aiguës. On doit commencer par appliquer des cataplaſmes répercuſſifs ſur la région de l'eſtomac ; enſuite arrêter la ſueur : on remplit cette indication avec de l'huile aſtringente de roſe, de coing, ou de myrthe : on frotte doucement le

Z iiij

corps, avec l'une ou l'autre de ces huiles, & on applique par-dessus, du cerat fait avec quelques-unes de ces huiles. Si les sueurs ne cessent point, on frotte légérement le corps du malade avec du plâtre, de la litharge d'argent, de la terre cimolée : ou l'on répand dessus, de la poudre faite avec l'une ou l'autre de ces matiéres. La poudre préparée avec les feuilles séches de myrthe, d'églantier, ou de lie desséchée de bon vin austère, fait le même effet, ainsi que quantité d'autres choses semblables. Si l'on n'a rien de tout cela, il suffit de jetter sur le corps, de la poussiére que l'on trouve dans les chemins. On ne couvre que très-légérement le malade, pour qu'il sue moins; on le met dans une chambre qui ne soit point chaude, & dont on laisse les fenêtres ouvertes, afin que l'air puisse y entrer. En troi-siéme lieu, il faut remédier à la foibles-se du malade, par le vin & les alimens convenables. On donne à manger le jour & la nuit au malade, peu & sou-vent, dans la vue de réparer ses forces, sans fatiguer l'estomac. La nourriture doit être des plus légeres & propre pour l'estomac. Il ne faut point trop se pres-ser de recourir au vin, à moins que cela ne foit néceffaire. Si l'on craint que les forces ne manquent, on fait prendre du pain émié dans du vin qui foit auftère, léger, pur, & tiéde ; on en donne abondament : on y ajoute de la farine de froment féché au feu, fi le malade prend peu de nourriture. Le vin qu'on lui donne, ne doit être ni trop fort, ni trop foible : on peut fans aucun inconvénient, lui en faire prendre, tant le jour que la nuit, deux ou trois chopines, & même davantage, fi c'eft un corps d'un volume confidérable. Si le malade ne prend point de nourriture, il faut avant que de l'oindre, lui répandre fur le corps, de l'eau froide, & lui donner enfuite à manger.

Si l'eftomac eft affoibli au point qu'il ne puiffe garder les alimens, le malade doit fe faire vomir avant & après le manger ; & prendre de nouveau de la nourriture, lorfqu'il a vomi. Si malgré cela, il la rend, il faut qu'il prenne un verre de vin, & une heure après, un fecond ; s'il rejette même le vin, il faut qu'il fe faffe enduire tout le corps, d'oignons pilés. Lorfque les oignons feront defféchés, l'eftomac gardera fûrement le vin, qui ne manquera pas de rendre de la chaleur & de la force à tout le corps, & de rétablir le pouls.

Pour derniére reſſource, on fait prendre en lavement, de la crême d'orge mondé, ou de fromentée ; ce qui eſt un excellent reméde pour rétablir les forces. On fait auſſi reſpirer au malade, quelque choſe de reſtaurant, comme du vin, ou des roſes : s'il a les extrêmités froides, on les lui frotte avec les mains graſſes & chaudes. Si l'on réuſſit par tous ces remédes, à modérer la ſueur, & à prolonger la vie, le tems qu'on gagne, devient lui-même un reméde. Lorſque le malade paroît être en ſûreté, il eſt cependant à craindre qu'il ne retombe dans ſon premier état. C'eſt pourquoi, il faut ſe contenter de lui retrancher le vin, & lui faire prendre tous les jours des alimens fort nourriſſans, juſqu'à ce que ſes forces ſoient ſuffiſament revenues.

CHAPITRE XX.

De la Léthargie.

IL est encore une autre maladie opposée à la phrénésie. Dans celle-ci, les malades ne dorment que très-difficilement ; leur esprit se porte avec une promptitude extrême aux choses les plus hardies : dans la maladie dont il est ici question , il y a un assoupissement profond, & une nécessité presque insurmontable de dormir : on l'appelle léthargie. Elle est dans la classe des maladies aiguës : elle fait périr le malade en fort peu de tems , si l'on n'y apporte un prompt secours. Les uns s'efforcent de retirer les malades de l'assoupissement où ils sont, par les sternutatoires, & par les médicamens qui ont la propriété par leurs mauvaises odeurs, de mettre les esprits en mouvement. Telle est la poix brûlée, la laine grasse, le poivre, l'hellébore, le castoreum, le vinaigre, l'ail, l'oignon. On brûle aussi à côté du malade, du galbanum ou de la corne de cerf ; si l'on n'en a point, quelque autre drogue fétide. La mauvaise

odeur que ces drogues répandent, lorſqu'on les brûle, réveille les eſprits.

Il s'eſt trouvé un certain Tharrias
qui a prétendu que la léthargie n'étoit
qu'un accès de fiévre, & que cette maladie finiſſoit avec l'accès ; qu'ainſi c'é-
toit mal-à-propos qu'on s'efforçoit de
faire revenir les léthargiques de leur
aſſoupiſſement. Il eſt important d'examiner ſi le malade s'éveille à la fin de
l'accès de fiévre, ou s'il continue de
dormir, quoique la fiévre ſoit diminuée, ou même entiérement paſſée.
Car s'il s'éveille, il eſt inutile de lui
donner aucun reméde, pour le retirer
de ſon aſſoupiſſement : il ne ſe trouvera certainement pas mieux, lorſqu'il ſera éveillé ; mais s'il eſt mieux,
il s'éveillera de lui-même. Si le ſommeil
eſt continuel, il faut donner des remédes au malade, pour l'éveiller : mais il
ne faut les donner, que lorſque la fiévre eſt exrêmement diminuée, afin que
le malade puiſſe aller à la ſelle, & prendre quelque choſe. Le reméde le plus
efficace qu'on puiſſe employer, pour
faire revenir ces malades de leur aſſoupiſſement, eſt de leur répandre tout-à-
coup de l'eau froide ſur le corps. Ainſi
donc, lorſque la fiévre eſt dans ſa

rémiſſion, on oint tout le corps du malade avec beaucoup d'huile, & on lui verſe ſur la tête trois ou quatre bouteilles d'eau froide. On ne doit employer ce reméde, qu'autant que la reſpiration eſt égale, & que les hypocondres ſont moux : ſi cela eſt autrement, il faut employer les remédes que nous avons preſcrits plus haut. Voilà ce qu'on peut faire de mieux contre l'aſſoupiſſement.

Pour ce qui eſt de la maladie, il eſt à propos de raſer la tête, & enſuite de faire deſſus, des fomentations avec de l'oxicrat, dans lequel on a fait bouillir du laurier, ou de la ruë. Le lendemain, on applique deſſus, du caſtoreum ou de la ruë qu'on a pilée dans du vinaigre, ou des bayes de laurier, ou du lierre pilé avec des feuilles de roſes, dans du vinaigre. On emploie auſſi avec ſuccès, contre l'aſſoupiſſement, la graine de moutarde qu'on fait reſpirer au malade, & qu'on lui applique auſſi ſur le front ou ſur la tête, pour détruire les cauſes de la maladie. On retire pareillement un ſoulagement marqué de la geſtation. Si l'on veut que la nourriture faſſe bien, il n'en faut donner, que lorſque la fiévre est dans sa plus grande rémisfion. Il n'y a rien de mieux, que la *sorbition*, tant que la maladie ne va pas en diminuant : s'il y a tous les jours un accès de fiévre violent, il faut en donner tous les jours : si l'accès violent ne revient que de deux jours l'un, on donne de la *sorbition* après l'accès le plus violent, & de l'eau miellée, après le plus léger. Le vin que l'on donne avec une nourriture convenable, est aussi d'un grand secours. Si la léthargie ne vient qu'à la suite d'une fiévre qui a duré long-tems; on emploie les mêmes remédes. Si le ventre est resserré, on donne trois ou quatre heures avant l'accès, du castoreum avec de la scammonée ; s'il ne l'est point, on donne le castoreum seul dans de l'eau. Si les hypocondres sont moux, on donne plus à manger; s'ils sont durs, on s'en tient à la *sorbition*, & on applique dessus, quelque chose de répercussif, & d'émollient.

CHAPITRE XXI.

De l'Hydropisie.

LA léthargie est une maladie aiguë : l'hydropisie au contraire (si l'on n'y remédie dès le commencement) est une maladie chronique. Il y a trois sortes d'hydropisie ; car tantôt le ventre est considérablement tendu, & lorsqu'on le frappe, on entend à l'intérieur, un son qui est produit par l'agitation de l'air : tantôt toute l'habitude du corps est inégale, & il s'éleve de tous côtés différentes tumeurs : tantôt l'eau s'amasse dans l'intérieur du ventre, de maniére que lorsqu'on le presse, on sent la fluctuation de l'eau. Les Grecs ont appellé la premiére espéce d'hydropisie, *Tympanite ;* la seconde, *Leucophlegmatie* ou *Anasarque ;* & la troisiéme *Ascite.* La cause commune de toutes, est la trop grande abondance d'humeurs : ce qui fait que les ulcéres ne se guérissent que très-difficilement chez ces sortes de malades. L'hydropisie commence souvent d'elle-même ; souvent aussi elle survient à une ancienne maladie, & principalement à la fiévre quarte.

Cette maladie se guérit plus facilement chez les esclaves, que chez les hommes libres, parce que la curation demande qu'on supporte la faim, la soif, & mille autres dégoûts qui exigent beaucoup de patience. On guérit donc bien plus vîte les personnes qu'il n'est point difficile d'astreindre à toutes ces choses, que celles qui jouissent d'une liberté qui leur est nuisible. On ne guérit pas même ceux qui sont sous la puissance d'autrui, s'ils ne sont assez maîtres d'eux-mêmes, pour se refuser tout. Voici un exemple qui le prouve. Un Médecin d'un mérite distingué, disciple de Chrysippe, & qui suivoit la Cour du Roi Antigone, soutint qu'un ami du Roi, qui n'étoit que légérement attaqué de cette maladie, mais dont l'intempérance étoit connue, ne guériroit point : un autre Médecin d'Epire, nommé Philippe, promit au contraire de guérir le malade. Le disciple de Chrysippe dit que son Collegue ne faisoit attention qu'à la maladie, mais que pour lui, il considéroit le caractére du malade. L'événement justifia ce qu'il avoit prédit ; car quoique le malade fut

gardé

gardé avec un foin extrême, non feü-
lement de la part du Médecin, mais
encore de la part du Roi, il trouva le
moyen d'avaler fes cataplafmes, de
boire fon urine; & par-là, fe perdit lui-
même.

Si l'hydropifie ne fait que commencer, fi le malade peut dormir, s'il fupporte avec conftance la faim, la foif,
il n'eft pas bien difficile de le guérir;
mais fi le mal eft invéteré, on n'en vient
à bout qu'avec beaucoup de peine. On
rapporte qu'un certain Métrodore dif-
ciple d'Epicure, étant attaqué de cette
maladie, & ne pouvant fupporter la foif
qui étoit néceffaire, après y avoir refif-
té pendant long-tems, fe mettoit à boire, & vomiffoit enfuite la boiffon qu'il
avoit prife. Si l'eftomac rend tout ce
qu'il a reçu, on s'épargne bien de l'en-
nui en buvant; mais s'il ne rend pas
tout, on augmente furement fon mal;
ainfi il ne faut point confeiller ce parti
à tout le monde.

Si la fiévre fe met de la partie, il
faut la traiter de la maniére que nous
avons rapportée ci-deffus: fi le malade
eft fans fiévre, il faut attaquer la caufe
du mal même. De quelque efpéce que
foit l'hydropifie, fi elle ne fait que

commencer, elle se guérit par les mêmes remédes. Il faut se promener beaucoup, courir quelquefois, se faire faire des frictions réitérées sur les parties supérieures, pour y rappeller la chaleur : pendant ces frictions, le malade doit retenir son haleine. Il faut exciter la sueur non seulement par l'exercice, mais encore par le bain de sable chaud, les poëles, les fours, & autres choses semblables. Les sueurs que l'on excite par le moyen des étuves séches & naturelles, telles que celles qui sont situées au-dessus de Bayes, dans des endroits plantés de myrthes, sont très-avantageuses dans cette maladie. Le bain, & généralement toute sorte d'humidité sont contraires dans l'hydropisie ; on donne avec succès à jeun, des pilules faites avec deux parties d'absynthe & une partie de myrrhe.

Les alimens que l'on donne au malade, doivent être tous tirés de la seconde classe ; il faut même choisir les plus durs : il ne faut donner de boisson qu'autant qu'il en faut pour soutenir la vie : la meilleure dont on puisse faire usage, est celle qui fait couler les urines. Il faut mieux tenir le ventre libre par les alimens, que par des médicamens.

Cependant s'il est nécessaire de purger, il faut le faire avec quelques drogues propres pour cela, qu'on fait bouillir dans de l'eau: on fait ensuite boire cette décoction au malade. Les médicamens qui ont cette propriété, sont l'iris, le nard, le safran, la canelle, la casse, la myrrhe, le baume, le galbanum, le ladanum, la lambrusque, la panacée, le cardamome, l'ébene, la semence de cyprès, le raisin des bois, l'abrotanum, les feuilles de rose pâle, l'acorus, l'amande amère, l'origan, le styrax, le cocq, la fleur du jonc quarré & du rond. Toutes les fois que je parlerai de ces plantes, j'entendrai, non pas celles qui viennent dans ce pays ; mais celles qu'on nous apporte avec les aromates. On commence par employer les plus doux de ces remédes ; comme sont les feuilles de rose, les gousses du nard. Le vin austère fait aussi un bon effet, mais il faut qu'il soit fort léger.

Il est bon aussi d'avoir la précaution de mesurer le ventre tous les jours avec un fil, & d'en marquer la grosseur. On fait la même chose le lendemain, & on voit si le ventre est plus enflé, ou s'il est diminué: s'il est diminué, c'est une marque que les remédes font effet. On doit auffi mefurer la quantité de boiffon que l'on donne au malade, & la quantité d'urine qu'il rend : s'il rend plus d'urine qu'il ne prend de boiffon, il y a lieu d'efpérer qu'il guérira. Afclepiade rapporte qu'il guérit une hydropifie qui étoit furvenue à la fuite d'une fiévre quarte, en faifant faire diéte & des frictions pendant deux jours, & que le troifiéme fon malade étoit fans fiévre, & en état de prendre du vin & de la nourriture. Jufqu'à préfent nous n'avons fait que donner le traitement général pour toutes les efpéces d'hydropifie ; mais fi le mal eft confidérable, il faut un traitement particulier pour chaque efpéce.

Si c'eft une *tympanite*, & qu'elle foit accompagnée de douleur un peu vive, il eft bon de faire vomir le malade tous les jours, ou de deux jours l'un, après qu'on lui a donné à manger. On emploie des cataplafmes chauds & fecs : fi la douleur ne céde point à ce reméde, il eft néceffaire d'en venir aux ventoufes féches : fi les ventoufes féches ne font rien, on emploie les ventoufes avec fcarification. Enfin fi l'une & l'autre efpéce de ventoufe n'ont point foulagé le malade, on injecte pour derniére reffource, beaucoup d'eau chaude

dans le bas ventre, en forme de lavement : ont fait trois ou quatre fortes
frictions par jour, avec de l'huile, &
quelques drogues chaudes : on évite de
faire les frictions fur le ventre. On applique à différentes reprifes, de la graine de moutarde fur le ventre, jufqu'à
ce qu'il y ait érofion à la peau : on fait
par le moyen d'un fer chaud, différens
ulcères fur le ventre, & on laiffe couler ces ulcères pendant long-tems. On
applique aufli avec fuccès fur la peau,
de l'oignon de fcille bouilli. Lorfqu'on
a été attaqué de la tympanite, il faut
s'abftenir pendant long-tems de tout ce
qui peut produire des vents.

Mais s'il y a leucophlegmatie, il faut
expofer au foleil, les parties qui font
tumefiées, & ne point les y laiffer trop
long-tems, de crainte d'allumer la fiévre : fi la chaleur du foleil eft confidérable, il faut bien couvrir la tête ; faire des
frictions avec les mains trempées feulement dans de l'eau, à laquelle on ait
ajouté un peu d'huile & de nitre, &
n'employer à ces frictions, que des femmes ou des enfans, parce qu'ils ont la
main plus douce. Si les forces le permettent, il faut faire avant midi, une
friction pendant une heure, & l'après

midi, on en fait une feconde pendant une demi - heure. On fe trouve auffi fort bien des cataplafmes répercuffifs, fur-tout fi l'on a affaire à des malades délicats. Il faut faire au-deffus du talon, une ouverture dans l'intérieur, d'environ quatre doigts, & laiffer échapper le plus qu'il eft poffible, de férofité par cette ouverture, pendant plufieurs jours. On fait même des ouvertures confidérables fur les tumeurs ; on agite violemment le corps ; & lorfque les cicatrices des plaies qu'on a faites, commencent à fe fermer, on augmente l'exercice, & la nourriture, jufqu'à ce que le corps foit remis dans fon premier état. Les alimens que l'on donne, doivent être fort nourriffans & glutineux, principalement les viandes. Si l'eftomac permet qu'on donne du vin, il doit être fort doux. Le malade même ne doit point en boire continuellement; mais il faut qu'il boive alternativement pendant deux ou trois jours, tantôt de l'eau, tantôt du vin. La femence de laituë marine qui croît à une très-grande hauteur, le long des rivages de la mer, mêlée avec de l'eau qu'on donne pour boiffon, fait fort bien. Si le malade eft robufte, on peut lui appliquer fur

le ventre, de l'oignon de fcille cuit. Plufieurs Auteurs prétendent qu'il faut
effayer de diffiper ces enflures avec des
veffies pleines d'air.

S'il y a de l'eau épanchée dans la
cavité du bas ventre, il faut à la vérité
fe promener, mais avec plus de modération. On applique fur le ventre, un
cataplafme réfolutif, & on met par-
deffus, un morceau d'étoffe plié en trois,
qu'on affujétit par le moyen d'un ban-
dage qu'il faut avoir la précaution de ne
point trop ferrer. C'eft un confeil donné
par Tharrias, & que bien des Médecins ont fuivi. S'il paroît manifeftement que le foie ou la ratte font affectés, on fait avec des figues graffes & du
miel, un cataplafme qu'on applique
deffus. Si malgré ces remédes, les eaux
ne fe diffipent point, mais font toujours
en auffi grande quantité, on en vient
à une voie plus courte, qui eft d'évacuer les eaux, par la ponction que l'on
fait au bas ventre. Je fçais que cette
méthode n'étoit point du goût d'Erafiftrate : il croyoit que l'hydropifie afci-
te dépendoit toujours d'un vice du foie,
qu'il falloit guérir, & que c'étoit inutilement qu'on évacuoit les eaux qui ne
manquoient pas de revenir, fi le foie

n'étoit point guéri. Mais premiérement cette maladie ne dépend pas toujours d'un vice du foie ; car elle peut dépendre d'un vice de la ratte, ou de la mauvaise disposition de tout le corps : d'ailleurs quand elle reconnoîtroit pour principe, le mauvais état du foie, si l'on n'évacue l'eau qui croupit contre nature, dans la capacité du bas ventre, elle nuira par son séjour, au foie & à toutes les autres parties intérieures ; & il n'est pas moins nécessaire pour cela, de corriger la mauvaise disposition du corps. Car ce n'est point l'écoulement des eaux qui guérit ; il ne fait que disposer à la guérison qui seroit impossible, si les eaux n'étoient point évacuées. On ne prétend point non plus, qu'il faille employer cette méthode à l'égard de tous les malades, mais seulement à l'égard des jeunes gens qui sont vigoureux, qui sont absolument sans fiévre, ou dont la fiévre à des intermissions très-marquées. Il est bien sûr qu'on ne pourroit guérir par la ponction, les hydropiques qui auroient l'estomac vitié, qui seroient tombés dans l'hydropisie, à la suite de l'atrabile, ou de la cachexie. Il ne faut point donner de nourriture le jour qu'on a évacué les eaux pour la

première

premiére fois, à moins que les forces ne manquent. Les jours fuivans, il faut donner du vin pur, mais en petite quantité, & remettre petit à petit le malade à l'ufage des frictions, le faire exercer, l'expofer au foleil, le faire fuer, le fatiguer même, & lui donner des alimens convenables, jufqu'à ce qu'il foit entiérement guéri. Il ne faut ufer du bain que fort rarement, & fe faire vomir fouvent à jeun. Si c'eft en Eté, on fe trouve bien de nager dans la mer. Lorfqu'un hydropique eft rétabli, il doit s'abftenir pendant long-tems du commerce de femmes.

CHAPITRE XXII.

De la Confomption & de fes efpéces.

L A Confomption eft une maladie qui dure fouvent fort long-tems, & qui eft fort dangereufe. Il y en a de plufieurs efpéces. Il en eft une où le corps ne prend point de nourriture, & dans laquelle rien ne réparant les pertes continuelles que nous faifons naturellement de notre propre fubftance, le

malade devient d'une maigreur extrême, & meurt, si on ne lui donne du
secours. Les Grecs ont appellé cette
espéce, *atrophie*. Elle provient ordinairement de deux causes : car, ou le
malade par un excès de crainte, ne
prend point assez de nourriture, ou
par un excès contraire, il en prend
plus qu'il ne doit. Dans le premier
cas, ce qu'il prend de moins, l'affoiblit; dans le second, ce qu'il prend de
trop, se corrompt.

Les Grecs appellent l'autre espéce,
Cachexie ; elle dépend de la mauvaise
habitude de tout le corps, en sorte que
tous les alimens que l'on prend, se corrompent ; ce qui arrive presque toujours, lorsqu'à la suite d'une longue
maladie, le corps a été tellement affoibli, que, quoique la maladie soit passée,
la nutrition ne peut plus se faire ; ou
bien parce qu'on a employé des médicamens pernicieux, ou parce qu'on a
manqué long-tems du nécessaire, ou
parce qu'on a fait usage d'alimens ex-
traordinaires & nuisibles, ou qu'il est
arrivé quelque chose de semblable.
Cette espéce de consomption est aussi
quelquefois accompagnée de pustules,
ou d'ulcères qui défigurent toute la

superficie de la peau ; ou de tumeurs
qui attaquent certaines parties du corps.

La troisiéme & la plus dangereuse
espéce de consomption , est celle que
les Grecs appellent *Phtisie* ; elle commence ordinairement par attaquer la
tête , & se jette ensuite sur le poulmon
où elle produit un ulcère qui est accompagné d'une petite fiévre lente qui
cesse & qui recommence. Le malade
tousse beaucoup , crache du pus , &
quelquefois du sang. Si l'on jette sur le
feu les crachats du malade , ils sentent
mauvais. C'est une marque à laquelle
on reconnoît la phtisie , lorsqu'on a
des doutes sur son existence.

Puisqu'il y a trois sortes de consomp-
tions , il faut d'abord examiner de quelle nature est celle dont on est attaqué.
S'il paroît qu'il n'y a que défaut de
nutrition , il faut en rechercher la cause ; si c'est parce que le malade prend
moins de nourriture qu'il ne doit , il
faut l'augmenter , mais peu à peu , de
peur que si l'on en donnoit trop tout
d'un coup , l'estomac ne se trouvât
chargé , & que la digestion ne se fît
pas bien. Si au contraire , c'est parce
que le malade mange trop , il faut lui
faire faire diéte un jour ; le lendemain

lui rendre un peu de nourriture , &
augmenter tous les jours , jusqu'à ce
qu'on soit parvenu à un juste milieu.
Outre cela , le malade doit se promener
dans les lieux les plus froids ; éviter le
soleil , & faire aussi quelque exercice de
la main. S'il est foible , il faut qu'il
fasse usage de la gestation, de l'onction ;
& qu'il se fasse lui-même, s'il le peut ,
le même jour , des frictions à differen-
tes reprises , devant & après les repas ;
qu'il aujoute quelquefois à l'huile dont
il se sert, quelques drogues chaudes , &
qu'il continue de se frotter jusqu'à ce
qu'il sue. Il se trouvera bien aussi de se
prendre à jeun la peau en différens endroits , & de la tirer , afin qu'elle se
relâche ; d'étendre dessus de la résine,
de l'ôter , & de se tirer ensuite la peau
comme nous venons de le dire. Le bain
fait aussi quelquefois assez bien , pourvu que ce soit après un léger repas.
Le malade peut même en toute sûreté,
lorsqu'il est dans le bain , prendre
quelque aliment ; s'il n'a rien pris avant
que de se frotter , il faut qu'il prenne quelque chose immédiatement après
la friction. Les alimens doivent être
du genre de ceux qui se digérent facilement , & qui nourrissent beaucoup ;

l'usage du vin austère est même nécessaire pour faire couler les urines. Si c'est cachexie, on doit commencer par la diéte ; faire prendre ensuite des lavemens ; prendre peu à peu de la nourriture, & joindre à tout cela l'exercice, les onctions, & les frictions. Le bain fréquent fait bien dans cette espéce de consomption ; mais il faut que les malades le prennent à jeun, & qu'ils y restent jusqu'à ce qu'ils suent. Il faut donner une plus grande quantité d'alimens, les varier, les choisir de bon suc, & de nature à ne point se corrompre aisément, & faire usage du vin austère. Si les autres remédes ne font rien, il faut tirer du sang, pendant plusieurs jours de suite, mais peu à la fois, & employer avec la saignée, les autres remédes que nous avons prescrits ci-dessus.

Enfin, si le mal est plus grand, & si c'est une vraie phtisie, il faut y remédier dès le commencement ; car cette maladie ne se guérit point facilement, lorsqu'elle est invétérée. Il faut, si les forces le permettent, entreprendre de longues navigations, changer de climat, & passer dans un air plus épais que celui que l'on quitte. On se trouve par exemple très-bien de paſſer d'Italie à Alexandrie ; les malades ſe trouvent preſque toujours en état dans les commencemens, d'entreprendre un pareil voyage, parce que cette maladie ne ſurvient ordinairement que dans l'âge le plus robuſte ; c'eſt-à-dire, depuis dix-huit ans, juſqu'à trente-cinq. Si les forces ne permettent point d'entreprendre de longs voyages en mer, on ſe trouve toujours très-bien de naviger ; mais il ne faut pas aller fort loin. Si quelque choſe s'oppoſe à la navigation, il faut ſe faire porter en litiére ou autrement ; il faut renoncer aux affaires, & à tout ce qui peut cauſer de l'inquiétude ; il faut dormir beaucoup, prendre garde de ne point s'enrhumer, de crainte que le rhume ne détruiſe le bien que les précautions qu'on a priſes, peuvent avoir apporté ; éviter les indigeſtions, le chaud & le trop grand froid ; ſe tenir la bouche & le col couverts ; calmer la toux par les remédes qui ſont propres pour cela, & tâcher d'enlever la fiévre, tantôt par la diéte, tantôt par les alimens convenables & donnés à propos. Pendant tout le tems que dure la fiévre, il ne faut boire que de l'eau. Le lait que l'on peut

regarder comme un poiſon dans les
grandes douleurs de tête, dans les maladies aiguës, dans la ſoif violente qui
accompagne ces maladies, & toutes les
fois que les hypocondres ſont gonflés,
que l'urine eſt bilieuſe, & ſanguino-
lente, fait très-bien dans la phtiſie, de
même que dans les fiévres lentes, &
qui réſiſtent aux remédes.

S'il n'y a point encore eu de fiévre,
ou ſi elle eſt paſſée, il faut avoir recours
aux exercices modérés, ſur-tout à la
promenade, & aux légéres frictions. Le
bain eſt contraire; les alimens doivent
être d'abord âcres, comme l'ail, le porreau; il faut même les préparer avec le
vinaigre. A l'ail, au porreau, on ſubſti-
tue la chicorée, le baſilic, la laituë que
l'on prépare auſſi avec le vinaigre. On
donne enſuite une *ſorbition* adouciſ-
ſante, faite avec l'orge mondé, ou la
fromentée ou l'amidon, & le lait. Le
ris, ou toute autre ſorte de grain, ſi
on n'a rien autre choſe, fait le même
effet. On employe ces alimens âcres &
adouciſſans alternativement les uns
après les autres : on en ajoute quelques-uns de la ſeconde claſſe ; parmi
ceux de la premiére, on fait principalement uſage de cervelle, de petits

poissons, & d'autres choses semblables. La farine mêlée avec la graisse de
brebis ou de chevre, est aussi un reméde dont on se sert. Le vin qu'on
boit, doit être austère & léger.

Tant que la phtisie demeure dans
cet état, on s'oppose à ses progrès sans
beaucoup de peine ; mais si le mal est
plus considérable, si la fiévre & la toux,
sont continuelles; si le corps commence à se décharner, il faut avoir recours
à des remédes plus efficaces. Il faut faire
avec un fer chaud, un ulcère artificiel
sous le menton, un autre à la gorge,
deux sur chaque mamelle, & un pareil
nombre à l'extrêmité des os des épaules que les Grecs appellent *omoplates*.
Il ne faut point laisser guérir ces ulcères, que la toux ne soit entiérement
finie, contre laquelle il est clair, qu'il
faut aussi employer des remédes. On
fait par jour, trois ou quatre fortes frictions sur les extrêmités; on passe seulement légérement la main sur la poitrine ; une heure après le repas, on
fait des frictions sur les jambes & sur
les bras, & dix jours après, on met le
malade dans un bain d'eau tiéde &
d'huile. Pendant tout ce tems, il ne
faut boire que de l'eau ; ensuite on

prend du vin froid pour boiſſon, s'il ne reſte plus de toux ; s'il en reſte, on le boit tiéde. On ſe trouve bien de donner tous les jours, de la nourriture dans la rémiſſion de la fiévre, de ſe faire porter, & de ſe faire faire quelques frictions. Tous les quatre ou cinq jours, on mange de tems en tems de la pimprenelle ou du plantin trempés dans du vinaigre. Le ſuc de plantin ſeul, ou celui de marrube cuit avec du miel, eſt un fort bon reméde ; la doſe eſt d'un verre que l'on prend par cuillerée, & que l'on avale tout doucement. On peut auſſi mêler ces ſucs & les faire cuire enſemble ; y ajouter une demi-partie de réſine, de térébenthine, & une partie de miel & de beurre. Les remédes qui tiennent le premier rang, ſont le bon régime, la geſtation, la navigation, & la *ſorbition*. Il faut ſur-tout prendre garde à ce qu'il n'arrive point de dévoiement : le vomiſſement fréquent, principalement le vomiſſe-ment de ſang, eſt pernicieux dans cette maladie. Lorſqu'on commence à ſe trouver un peu mieux, il faut aug-menter l'exercice, les frictions, & la nourriture ; enſuite ſe frotter ſoi-mê-me, en retenant ſon haleine ; s'abſtenir pendant long-tems du vin, du bain, & des plaisirs de l'amour.

CHAPITRE XXIII.

De l'Epilepsie.

L'EPILEPSIE, ou le haut mal, est une maladie des plus connues. Le malade tombe tout-à-coup, écume par la bouche, revient ensuite à lui au bout d'un certain tems, & se reléve de lui-même. Cette maladie attaque plus souvent les hommes que les femmes ; elle a coutume d'être fort longue, & de durer jusqu'à la mort, sans abréger pour cela la vie. Elle fait cependant périr quelquefois celui qui en est attaqué, lorsqu'elle est récente ; souvent aussi, si elle n'a point cédé aux remédes, elle se guérit dans les jeunes garçons, lorsqu'ils commencent à jouir du commerce des femmes, & dans les jeunes filles, lorsqu'elles commencent à avoir leurs régles. L'épilepsie est quelquefois accompagnée de mouvemens convulsifs, quelquefois aussi il n'y en a point. Il y en a qui tâchent de faire revenir les épileptiques par les mêmes remédes qu'on emploie dans la léthargie, ce qui est abfolument inutile ; car on ne guérit pas toujours la léthargie avec ces remédes ; d'ailleurs il peut arriver qu'un léthargique ne fe réveille jamais, & par-là qu'il périffe de faim ; mais un épileptique revient toujours à lui.

Lorfque quelqu'un eft tombé en épilepfie , s'il n'y a point de mouvemens convulfifs, il faut faigner ; s'il y en a, il ne faut point faigner, à moins qu'il n'y ait quelque autre chofe qui demande la faignée. Il eft néceffaire de donner des lavemens , ou de purger avec l'hellébore noir , ou de faire l'un & l'autre , fi les forces le permettent. Il faut rafer la tête , la frotter avec de l'huile & du vinaigre ; il ne faut donner à manger que le troifiéme jour , lorfque l'heure à laquelle le malade a coutume de tomber, eft paffée. La *forbition*, les alimens doux , légers, la chair , principalement celle de porc , ne conviennent point dans cette maladie ; il ne faut que des alimens tirés de la claffe moyenne , parce qu'on à befoin de forces , & qu'on doit fur-tout redouter les indigeftions. Les épileptiques doivent fuir l'ardeur du foleil, le bain, le feu, & tout ce qui échauffe; ils doivent pareillement redouter le froid, le vin, l'ufage des plaifirs de Venus, de même que l'afpect d'un précipice & de tous les objets effrayans. Le vomiffement, la laffitude, les inquiétudes, les affaires de toute efpéce, leur font contraires. Lorfqu'on leur a donné à manger le troifiéme jour, il ne faut leur rien donner le quatriéme; ne leur rendre enfuite de la nourriture, que de jour à autre, & toujours à la même heure, jufqu'à ce que le quatorze foit paffé. Lorfque la maladie a paffé ce terme, elle n'eft plus aiguë, & fi elle fubfifte encore, il faut la traiter comme une maladie chronique.

Si le Médecin n'a point été appellé le jour que le malade eft tombé pour la premiére fois, & fi le malade ne s'eft mis entre fes mains, qu'après plufieurs attaques, le Médecin doit fe contenter d'ordonner d'abord le genre de vivre que nous venons de prefcrire, & attendre le jour auquel le malade tombera, pour ordonner ou la faignée, ou les lavemens, ou la purgation avec l'hellébore noir. Les jours fuivans, il faut donner au malade, les alimens que nous avons confeillés, & éviter tout ce

que nous avons dit lui être contraire.
Si le mal ne céde point à ces remédes, il
faut en revenir à l'hellébore blanc ; le
donner trois ou quatre fois, sans mettre
beaucoup de jours de diftance entre chaque prife ; & ne le plus prendre après, à
moins qu'il n'y ait une rechute. Les
jours que l'on ne donnera point l'hellébore blanc , il faut foutenir les forces du malade par une nourriture convenable, ajouter même quelque chofe
aux alimens que nous avons indiqués.
Le lendemain matin , lorfque le malade
eft éveillé , il faut lui frotter légérement tout le corps, à la réferve de la
tête & du ventre , avec de la vieille
huile ; le faire enfuite promener pendant long-tems en ligne droite ; & après
la promenade , le frotter dans un lieu
tiéde, fortement & long-tems , au moins
deux cens fois, à moins qu'il ne foit
foible ; lui répandre enfuite fur la tête
beaucoup d'eau froide ; lui donner un
peu de nourriture , le laiffer un peu
repofer , & le faire promener de nouveau ; avant la nuit, réitérer les frictions avec la même force , & les mêmes
précautions ; après quoi , on le fait
fouper , & au bout de trois ou quatre jours, on lui fait prendre pendant

un jour ou deux, des alimens âcres.

Si le mal réfifte à ces remédes, il faut faire rafer la tête, l'oindre avec de la vieille huile à laquelle on ait ajouté du vinaigre, & du nître; verfer deffus de l'eau falée; faire prendre à jeun, du caftoreum dans de l'eau, & ne donner pour boiffon, que de l'eau bouillie. Il en eft qui fe font délivrés de cette maladie, en buvant du fang chaud d'un gladiateur qui venoit d'être égorgé; & qui fe font rendu fupportable, par ce reméde affreux, un mal plus affreux encore. En dernier lieu, on fait tirer un peu de fang aux deux piés; on applique à la nuque, des ventoufes avec fcarification; on fait auffi à la nuque, & plus bas à l'endroit où la premiére vertèbre du col s'unit avec les os de la tête, deux brûlures avec un fer ardent, pour donner une iffuë à l'humeur pernicieufe qui occafionne cette maladie. Si ces remédes ne l'emportent point, il eft rare qu'elle guériffe jamais; on emploie feulement pour l'adoucir, l'exercice & les alimens que nous avons prefcrits plus haut : il eft fur-tout important d'éviter les chofes que nous avons dit être nuifibles,

CHAPITRE XXIV.

De la Jauniſſe.

LA Jauniſſe eſt auſſi une maladie fort connue : Hippocrate a prétendu qu'elle étoit ſans danger, ſi elle ſurvenoit après le ſeptiéme jour de la fiévre , & ſi les hypocondres n'étoient point tendus. Dioclès ſoutient que cette maladie n'eſt nullement à craindre ; qu'elle eſt même ſalutaire, pourvu qu'elle ne commence pas avant la fiévre ; mais qu'elle eſt mortelle, ſi la fiévre ne vient qu'après. La couleur & ſur-tout celle des yeux dont le blanc devient jaune, fait connoître cette maladie. Elle eſt accompagnée de ſoif, de douleur de tête , de hocquet fréquent , de dureté dans l'hypocondre droit, de difficulté de reſpirer, de paralyſie même, ſi l'agitation du corps eſt trop violente. Lorſque cette maladie a duré un certain tems , tout le corps devient d'un jaune pâle.

Le malade doit faire diéte le premier jour , le lendemain prendre un lavement : s'il y a fiévre , il faut la guérir

par le régime de vivre ; s'il n'y en a
point, on peut donner de la fcammon-
née dans la boiſſon , ou de la poirée
blanche piléc dans de l'eau , ou des
amandes amères , de l'abſynthe , de
l'anis dans de l'eau miéllée , de façon
cependant qu'il entre moins d'anis
que de toute autre choſe. Aſclepiade
purgeoit pendant deux jours, ſon malade avec de l'eau ſalée qu'il lui faiſoit
boire , & n'employoit point les diurétiques. Quelques Médecins rejettoient
les autres remédes dont nous avons
parlé, employoient des diurétiques , &
les alimens atténuans , & prétendoient
parvenir au même but.

Pour moi, je penſe que ſi le malade
a beaucoup de forces, il faut employer
des remédes fort actifs ; s'il en a peu,
il faut en employer de plus foibles. Si
l'on a purgé le malade , il doit prendre
les trois jours ſuivans, peu de nourriture tirée des alimens de la claſſe moyenne , boire du vin grec ſalé , pour entretenir la liberté du ventre : les trois autres jours , il faut qu'il uſe d'alimens
plus nourriſſans, qu'il mange même un
peu de viande , & qu'il s'en tienne à
l'eau pour toute boiſſon. On doit enſuite revenir au premier genre de vivre,
mais

mais manger davantage ; quitter le vin grec , pour fe mettre au vin auftère noir ; varier beaucoup fa façon de vivre ; tantôt faire ufage d'àlimens âcres, & tantôt revenir au vin falé. Pendant tout ce tems, le malade doit s'exercer beaucoup, fe faire frotter , prendre le bain , fi c'eft en Hyver , & fe baigner dans l'eau froide , fi c'eft en Eté. Il faut mettre le malade dans un lit & dans une chambre bien parés ; le diffiper par la compagnie ; par la fituation riante du lieu où on l'a mis ; par le jeu, par le plaifir , & par toutes les autres chofes qui peuvent égayer l'efprit. Il paroît que c'eft la raifon pour laquelle on a appellé ce mal, la maladie royale. On applique auffi avec fruit, un cataplafme réfolutif fur les hypocondres ; ou bien des figues féches , fi le foie ou la ratte font affectés.

CHAPITRE XXV.

De l'Elephantiasis.

L'ELEPHANTIASIS est une maladie chronique, qui est à peine connue en Italie, & qui est très-fréquente en certains pays. Ce mal affecte le corps au point que les os mêmes sont vitiés. Toute l'habitude du corps est couverte de taches & de boutons ; leur couleur rouge se change peu à peu en une couleur noiratre ; la peau est inégale, épaisse, mince, dure, molle, raboteuse, écailleuse ; le corps devient maigre, tandis que la bouche, le gras des jambes, & les piés s'enflent. Lorsque la maladie a duré un certain tems, les doigts des piés & des mains s'enfoncent, & se cachent sous les tumeurs de ces parties. Il survient ensuite une petite fiévre, qui emporte en peu de tems, le malade accablé de tant de maux.

Il faut dès le commencement, tirer du sang deux jours de suite, ou purger avec l'héllébore noir ; garder pendant trois jours la plus grande abstinence qu'il est possible ; ensuite on rétablit peu

à peu les forces, & on donne des lavemens. Lorſque la maladie eſt diminuée, il eſt à propos de s'exercer, &
ſur-tout à la courſe. Il faut exciter la
ſueur, d'abord par le travail du corps,
& enſuite par les méthodes ſéches que
nous avons propoſées. On doit employer
les frictions, & garder en tout cela une
telle modération que l'on conſerve les
forces du malade. On n'uſe du bain que
rarement ; les alimens ne doivent être ni
gras, ni glutineux, ni venteux. Il eſt
à propos de donner du vin, excepté dans
les premiers jours ; le plantin froiſſé &
appliqué ſur le corps, paroît faire un
fort bon reméde.

CHAPITRE XXVI.

De l'Apoplexie.

L'APOPLEXIE, mal dans lequel
l'eſprit & le corps ſont en ſtupeur,
eſt auſſi une maladie rare en Italie. Elle
eſt produite quelquefois, par un coup
de foudre, quelquefois par une maladie.
Il faut tirer du ſang, purger avec l'héllébore blanc, ou donner des lavemens.

Ensuite on met en usage les frictions ;
on fait choix d'alimens tirés de la seconde classe, qui ne soient point gras,
& mêlés même avec quelques alimens âcres : on ne doit point boire
de vin.

CHAPITRE XXVII.

De la Paralysie.

LA Paralysie est une maladie très-
fréquente dans tous les pays. Elle
attaque quelquefois tout le corps, quelquefois aussi elle n'affecte qu'une partie.
Les Grecs ont appellé la prémiere *Apo-*
plexie, & la seconde *Paralysie*; mais je
vois qu'aujourd'hui on appelle l'une &
l'autre Paralysie. La paralysie qui attaque tout le corps, emporte ordinairement le malade en peu de tems : s'il ne
meurt pas tout de suite, il peut vivre
encore du tems, mais il est rare qu'on
guérisse jamais parfaitement : on mene
ordinairement une vie languissante ; &
la mémoire reste entiérement perdue.
La paralysie qui affecte les parties, est
quelquefois une maladie aiguë, quel-

quefois une maladie chronique, & prefque toujours incurable.

Si la paralyſie affecte violemment
tous les membres, la ſaignée tue ou
guérit : on ne guérit preſque jamais par
toute autre méthode ; on ne fait ſouvent
que différer la mort, & on altere à coup
ſûr, la ſanté pour toute la vie. Si le
mouvement & la raiſon ne reviennent
point après la ſaignée, le malade eſt
ſans reſſource ; s'ils reviennent, on peut
eſpérer de guérir. Lorſque la paralyſie
n'affecte qu'une partie, il faut ſaigner,
ou donner des lavemens, ſelon les forces du corps, & la violence du mal.
On doit prendre les mêmes précautions
dans les deux eſpéces de paralyſie ; car
il eſt d'une grande importance dans
l'une & l'autre, d'éviter le froid. Il faut
reprendre peu à peu de l'exercice, &
marcher le plûtôt qu'on peut ; ſi la foibleſſe des jambes s'y oppoſe, il faut ſe
faire porter, ou ſe faire agiter dans ſon
lit. Il faut ſur-tout tâcher de remuer
par ſoi-même le membre qui eſt affecté ;
ſi on ne le peut, il faut le faire par le
ſecours d'un autre ; & faire, pour ainſi
dire, violence à la partie, afin qu'elle
revienne à ſon premier état. On ſe trouve bien de tourmenter la partie qui eſt

affeclée, foit en la fouettant avec des
orties, foit en appliquant deffus, de la
graine de moutarde qu'on ôte dès que
la peau commence à rougir. On applique auffi deffus avec fuccès, de l'oignon
de fcille pilé, des bulbes écrafés, &
mêlés avec de l'encens. Il eft bon auffi
de frotter pendant long-tems de trois
jours en trois jours, la peau, avec de
la refine ; d'appliquer en différens endroits du corps, les ventoufes féches. La
meilleure chofe qu'on puiffe employer
pour les onctions, eft la vieille huile,
ou le nître mêlé avec de l'huile &
du vinaigre. Il eft auffi néceffaire de
faire des fomentations avec l'eau chaude
de la mer, & à fon défaut, avec
l'eau falée ; & fi l'on trouve quelque
part des bains naturels ou artificiels de
cette efpéce, il eft bon d'y aller ; &
lorfqu'on y eft, ce font fur-tout les parties affectées qu'on doit agiter. Si l'on
n'a point de ces fortes de bains, on
ufe avec fuccès du bain ordinaire. Les
alimens doivent être tirés de la feconde
claffe ; il faut fur-tout faire ufage de
gibier. On ne doit boire que de l'eau
chaude fans vin. Cependant fi la maladie dure depuis long-tems, on peut
dans la vûe de tenir le ventre libre au

malade, lui donner tous les quatre ou cinq jours du vin grec salé. Il est avantageux de le faire vomir après souper.

De la douleur des nerfs.

La douleur attaque aussi quelquefois les nerfs ; dans ce cas, on ne doit point, comme quelques-uns le prétendent, employer ni les vomitifs, ni les diurétiques, ni exciter la sueur par l'exercice du corps. Il faut boire de l'eau, deux fois par jour & se faire frotter légèrement dans le lit, le corps pendant long-tems. Lorsqu'on s'exerce, on doit retenir son haleine, & remuer sur tout les parties supérieures. Il ne faut user que rarement du bain ; & après tout cela, changer d'air. Si la douleur se fait sentir actuellement, on se contente de faire frotter la partie avec de l'eau nitrée, sans huile ; on l'enveloppe ensuite, & on la met au-dessus d'un petit brasier, sur lequel on jette du souffre, pour qu'elle en reçoive la vapeur : on continue ces fumigations pendant quelque tems, mais à jeun, & après que la digestion est faite. On applique aussi souvent des ventouses sur la partie douloureuse ; on comprime légèrement l'endroit qui fait mal, avec des veſſies de bœuf, remplies d'air. On ſe trouve bien auſſi de faire un amalgame avec parties égales de ſuif, de ſémence de cumin, & d'orties broyées, & de l'appliquer ſur la partie ; on la fomente auſſi avec de l'eau dans laquelle on a fait bouillir du ſouffre. On met encore deſſus avec ſuccès, de petits outres remplis d'eau tié-de, ou du bitume, mêlé avec de la farine d'orge. C'eſt ſur-tout dans le fort de la douleur, qu'il faut agiter violemment la partie affectée ; ce qui ſeroit très-pernicieux dans toute autre ſorte de douleur.

Du tremblement.

Les vomitifs, les diurétiques ſont également contraires au tremblement, de même que le bain & les ſueurs que l'on excite par une chaleur ſéche. Il faut boire de l'eau, ſe promener beaucoup, s'oindre & ſe frotter ſoi-même autant qu'on le peut. On doit ſe fortifier les parties ſupérieures par le jeu de paume, & autres choſes ſemblables. On peut uſer de toutes ſortes d'alimens, pourvû qu'on les digére. Après les repas, il faut bannir toute inquiétude ; n'uſer que rarement des plaiſirs de l'amour,

&

& lorfqu'on s'y eft livré, fe faire frotter légèrement & pendant long-tems,
le corps d'huile dans le lit, plûtôt par
un enfant que par un homme.

Des fuppurations internes.

Lorfqu'on s'apperçoit qu'il fe forme
à l'intérieur une fuppuration, il faut
employer les cataplafmes repercuffifs,
afin de ne point laiffer former un amas
de matiére nuifible. Si ces premiers cataplafmes ne font rien, il faut avoir
recours aux cataplafmes réfolutifs ; fi
par leur moyen on ne peut procurer la
réfolution, il ne refte d'autre parti, que
d'attirer à l'extérieur les matiéres, &
faire murir l'abfcès ; alors la vomique
ne manque pas de s'ouvrir : le pûs qu'on
rend par les felles ou par la bouche,
eft une preuve qu'elle eft ouverte. Il ne
faut rien faire qui empêche le pûs de
fortir. On doit fur-tout ufer de *forbition* & d'eau chaude. Lorfque le pûs ne
coule plus, il faut fe mettre à l'ufage
d'alimens à la vérité faciles à digérer,
mais qui foient fort nourriffans, &
froids ; boire de l'eau froide ; de façon
cependant qu'on commence par faire
un peu dégourdir toutes ces chofes. On

mêle avec le miel, quelques alimens,
comme les amandes de pin, ou les noix
grecques, ou les avelines : il faut éviter tout ce qui pourroit former trop-
tôt la cicatrice. On se trouve bien de
prendre alors du suc de porreau, ou
de marrube, & de mêler même du
porreau avec tous les alimens que
l'on prend, pour entretenir l'ulcère en
bon état. Il faut se promener doucement, & se faire faire de legéres frictions sur les parties qui ne sont point
affectées. On doit sur-tout éviter de rien
faire, soit en courant, soit en s'exerçant à la lutte, ou à quelque autre
chose, qui puisse irriter les bords des
ulcères, lorsqu'ils commencent à se guérir. Dans cette maladie, le vomissement
de sang est très-pernicieux, il faut donc
prendre toutes sortes de précautions
pour s'en garantir.

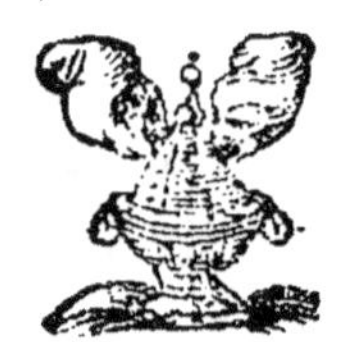

LIVRE QUATRIÉME.

CHAPITRE PREMIER.

De la position des parties intérieures du corps.

JUSQU'A présent nous n'avons parlé que des maladies qui attaquent tellement toute l'habitude du corps, qu'il est impossible de leur assigner un siége fixe ; maintenant nous allons parler de celles qui font particuliéres à chaque partie ; mais auparavant, je crois qu'il est à propos, pour faciliter la connoissance & la curation des maladies internes, de faire connoître en peu de mots, les parties qu'elles affectent.

La tête & les parties situées dans la bouche, ne se bornent pas simplement à la langue & au palais ; elles comprennent encore toutes les parties extérieures de cette portion du corps, de la façon qu'elles font exposées à nos yeux. On trouve à droite & à gauche, le long du cou, de grandes veines qu'on appelle *sphagitides*, & des artères qu'on nomme *carotides*, qui montent au-dessus des oreilles. Dans le gosier, sont situées des glandes qui se gonflent quelquefois avec douleur ; ensuite on rencontre deux conduits ; l'un s'appelle *trachée - artère*, & l'autre *œsophage* ; la trachée-arèrre qui est en devant, va au poulmon ; l'œsophage qui est derriére, conduit à l'estomac. La trachée conduit l'air ; l'œsophage les alimens. Dans l'endroit où ces deux tuyaux se touchent, comme ils ménent dans des lieux différens, il y a dans la *trachée* au fond du gosier, une languette * qui s'éleve, lorsque nous respirons ; qui s'abbaisse, & ferme l'ouverture de la trachée, lorsque nous bûvons, ou mangeons. La trachée est dure & cartilagineuse ; elle se porte en devant vers le gosier, & va toujours ensuite en s'enfonçant ; elle est composée de cercles qui ressemblent assez à la figure des vertébres de l'épine, & qui sont raboteux en devant, lisses & polis intérieurement du côté où ils touchent l'œsophage : la trachée descend vers la poitrine, &

---

* L'Epiglotte.

vient s'unir au poulmon. Ce viscère
est spongieux, capable par conséquent
de contenir de l'air ; il est joint posté-
rieurement à l'épine, & se divise en
deux lobes qui ressemblent à un pié de
bœuf. Au poulmon est attaché le cœur
qui est musculeux ; il est situé dans la
poitrine, tirant un peu vers la memelle
gauche ; il a deux ventricules. Sous le
cœur & le poulmon, est le diaphragme
qui sépare le bas ventre de la poitrine,
& qui est composé d'une forte membrane nerveuse, sur laquelle rampent plusieurs vaisseaux. Il sépare non seulement
les intestins, mais encore le foie & la
ratte, des parties supérieures. L'un & l'autre de ces viscères est situé immédiatement sous le diaphragme ; l'un à droite, l'autre à gauche. Le foye est à droite ; il est attaché au diaphragme ; il est
cave intérieurement & convexe extérieurement. Il forme une éminence, &
appuye legérement sur le ventricule ; il
se divise en quatre lobes. A sa partie
inférieure, se trouve la vesicule du fiel.
La ratte est à gauche : elle n'est point
attachée au diaphragme, mais aux intestins ; elle est d'une substance molle
& peu compacte, d'une longueur &
d'une épaisseur médiocre ; elle s'avance

D d iij

un peu de la région des côtes qui la couvrent en grande partie, vers le bas ventre. Ces viscères ne forment qu'une masse, mais les reins en forment deux ; ils sont courbés d'un côté, & ronds de l'autre ; ils sont adhérans aux lombes, au bas des hanches. Leur texture est vasculeuse, & recouverte de tuniques. Telle est la position de ces viscères. L'œsophage que l'on peut regarder comme le commencement des intestins, est nerveux ; il commence à la septiéme vertébre de l'épine ; & s'unit au ventricule, à la hauteur des hypocondres. Le ventricule qui est le reservoir du manger, est composé de deux membranes. Il est situé entre le foye & la ratte, qui le couvrent un peu l'un & l'autre. Ces trois viscères sont joints ensemble, & au diaphragme par des membranes fort déliées. La partie inférieure de l'estomac se porte un peu du côté droit, & va en se retrecissant, former le premier intestin ; les Grecs appellent cette union *Pylore*, parce qu'elle laisse passer dans les intestins qui sont placés plus bas, comme par une espéce de porte, les matiéres que nous devons rendre. Après ce premier intestin, vient le *jejunum*, qui ne fait pas beaucoup de circonvo-

lutions, & qui eſt ainſi appellé parce
qu'il ne retient jamais les matiéres qu'il
reçoit ; mais les laiſſe paſſer ſur le
champ dans les parties inférieures. Du
jejunum part l'inteſtin grêle, qui forme
différentes circonvolutions, qui s'uniſ-
ſent toutes les unes aux autres par de
petites membranes. Il ſe porte un peu
vers le côté droit, ſe termine à droite
vers la région des îles ; occupe cependant plus la partie ſupérieure du ventre, que l'inférieure. Il ſe joint au gros
inteſtin, qui eſt ſitué tranſverſalement,
& qui commence du côté droit ; il eſt
ouvert, & s'étend fort par ſa gauche ;
il n'a point d'ouverture à droite, ce qui
lui a fait donner le nom de *cæcum*.
Le côté qui eſt ouvert, eſt très-étendu ;
il eſt moins nerveux que les inteſtins
ſupérieurs ; il forme quantité de plis &
de replis, qui ſe portent à droite & à
gauche ; mais cependant plus à gauche,
& vers la partie inférieure du ventre :
il touche le foye & le ventricule ; il ſe
joint à différentes membranes qui par-
tent du rein gauche ; ſe courbe un peu
vers la droite, ſe porte enſuite per-
pendiculairement vers le bas du ventre,
pour laiſſer échapper les matiéres, d'où
lui eſt venu le nom de *rectum*. Tous

D d iiij

les inteſtins ſont recouverts de l'*omen-tum* qui eſt liſſe & compacte à ſa partie inférieure, & plus rare à ſa partie ſupérieure. C'eſt dans l'*omentum* que ſe filtre la graiſſe, qui n'a point de ſentiment, de même que le cerveau & la moëlle. De chaque rein part un vaiſſeau qui eſt d'une couleur blanche, & que les Grecs appellent *ureter*, parce que l'urine ſelon eux, eſt portée par ces tuyaux, des reins dans la veſſie. Le corps de la veſſie eſt nerveux, & compoſé de deux membranes; ſon col eſt plus épais & charnu; elle s'unit par des veines avec l'inteſtin & l'os qui eſt en deſſous du pubis. Pour le corps de la veſſie, il eſt libre & flottant dans le bas ventre. La veſſie n'eſt pas placée chez les hommes, comme chez les femmes. Car chez les hommes, elle eſt ſituée le long de l'inteſtin *rectum*, & ſe porte un peu vers la gauche; chez les femmes, elle eſt placée ſur les parties de la génération, s'étend ſupérieurement, & eſt ſoutenue par la matrice. D'ailleurs le conduit de l'urine eſt plus long & plus étroit chez les hommes, dans leſquels il part du col de la veſſie, & s'étend juſqu'à l'extrémité de la verge: il eſt plus court & plus large chez les femmes, &

eſt placé au-deſſus du vagin. La matrice
eſt fort petite chez les vierges ; chez les
femmes, à moins qu'elles ne ſoient enceintes, il eſt rare qu'elle ne puiſſe tenir dans la main. Elle part d'un col qui
eſt droit & mince, qui s'appelle vagin ;
remonte vers le milieu du ventre ; ſe
porte enſuite un peu vers la hanche
droite, s'étend ſur le *rectum*, & s'attache par ſes côtés aux os des îles. La
ſituation des îles eſt au bas du ventre
entre les hanches & le pubis. Des îles
& du pubis l'*abdomen* va en remontant
vers les hypocondres ; il eſt couvert extérieurement par la peau, & intérieurement par une membrane liſſe, qui
touche à l'*omentum*, & que les Grecs
appellent *Péritoine*.

CHAPITRE II.

Du traitement des maladies de la tête.

CE que nous venons de dire en forme d'abrégé, de la poſition des parties intérieures, ſuffit à un Médecin praticien ; nous allons maintenant donner
le traitement des maladies qui ſont par-

ticuliéres à chaque partie ; & nous commencerons par celles de la tête. Sous ce nom je ne désigne présentement que la partie chevelue ; nous parlerons ailleurs des maladies des yeux, des oreilles, des dents, & des autres qui leur ressemblent.

De la douleur de tête.

Il se forme quelquefois dans la tête, une maladie aiguë & mortelle, que les Grecs appellent *Cephalée*. Les signes de cette maladie sont un frisson considérable, la paralysie, l'obscurcissement de la vûe, l'aliénation de l'esprit, le vomissement, la suppression de la voix, une hémorrhagie par le nez, si considérable, que tout le corps devient froid, & que le malade tombe en défaillance. A tous ces accidens, se joint encore une douleur insupportable, principalement aux environs des tempes, ou de l'occiput.

On éprouve aussi quelquefois pendant long-tems une foiblesse de tête, mais qui n'est ni considérable ni dangereuse, & qui dure pendant toute la vie. De tems en tems aussi, on ressent dans cette partie une douleur violente, mais qui n'est point mortelle, qui dure

peu , & qui est occasionnée par le vin ,
ou par une indigestion , ou par le froid ,
ou par la chaleur du feu ou du soleil.
Toutes ces douleurs sont sans fiévre ou
avec fiévre ; attaquent tantôt toute la
tête , & tantôt se fixent sur une partie ;
elles se font aussi quelquefois sentir violemment jusques sur les parties voisines
de la bouche. Outre ces maladies, la tête
est encore sujette à une autre, qui peut
être chronique , & qu'on appelle des
Grecs *Hydrocephale* ; elle provient d'u-
ne sérosité épanchée sous les tegumens
de la tête, qui sont gonflés , & qui cédent au doigt , lorsqu'on les presse.

Nous avons indiqué les remédes qu'il
est à propos de faire dans la seconde
espéce de douleur, lorsqu'elle est légère,
à l'article où nous avons donné la méthode que les personnes en santé doivent suivre pour remédier à la foiblesse
de quelque partie. On trouvera pareillement dans le traité des fiévres, les remédes qu'il convient d'employer dans
les douleurs de tête , avec fiévre. Il ne
nous reste donc à parler que des maladies de la tête, dont nous n'avons rien
dit. Lorsque la douleur est aiguë ; qu'elle
se fait sentir plus vivement que de coûtume ; ou qu'elle survient tout-à-coup

d'une façon violente, mais qui cependant n'est point mortelle, il n'y a rien de mieux à faire, que de tirer du sang. Il faut observer néanmoins que la saignée est inutile, à moins que la douleur ne soit absolument insupportable, & qu'il vaut mieux s'abstenir de manger, & même de boire, si cela est possible; ou si on ne le peut, ne boire que de l'eau. Le lendemain, si la douleur continue, il faut prendre des lavemens, employer les sternutatoires, ne boire que de l'eau. Par cette méthode, souvent au bout d'un jour ou de deux, on chasse entiérement la douleur, sur-tout si elle vient d'indigestion, ou parce qu'on a bû du vin.

Si l'on éprouve peu de soulagement de ces remédes, il faut faire raser la tête, ensuite examiner quelle est la cause de la douleur. Si elle vient de chaleur, il faut répandre sur la tête beaucoup d'eau froide; appliquer dessus une éponge concave qu'on a trempée auparavant dans de l'eau froide; faire dessus des fomentations avec de l'huile rosat & du vinaigre; ou ce qui est encore mieux, mettre dessus de la laine grasse trempée dans l'une & l'autre de ces liqueurs, ou quelques autres cata-

plasmes rafraichissans. Si on a eu froid,
il faut verser sur la tête, de l'eau chaude
de la mer, ou de l'eau salée, dans laquelle on ait fait bouillir des feuilles de
laurier ; ensuite faire de fortes frictions
sur la tête, verser dessus de l'huile chaude, & la bien couvrir : quelques - uns
même font autour des bandages. Il en
est qui se trouvent bien de s'entortiller
la tête avec des mouchoirs & d'autres
couvertures ; d'autres sont soulagés par
l'application des cataplasmes chauds.
Mais lorsque la cause est inconnue, il
faut essayer des remédes chauds & froids,
& s'en tenir à ceux qui font le mieux.

S'il est difficile de distinguer la cause, il faut commencer par répandre sur
la tête, comme nous l'avons dit ci-dessus, de l'eau chaude salée, ou dans laquelle on ait fait bouillir des feuilles de
laurier ; & ensuite de l'oxicrat froid.
En général, dans toutes les douleurs de
tête invétérées, il faut employer les
sternutatoires ; faire de fortes frictions
sur les parties inférieures ; gargariser
avec des matiéres propres à faire couler la salive ; appliquer les ventouses
aux tempes ou à la nuque ; faire couler le sang par les narines ; frotter ensuite les tempes avec de la resine ; ulcé-

rer les parties douloureufes avec de la
fémence de moutarde, en appliquant
auparavant deffus un linge, afin que la
graine de moutarde ne ronge pas trop;
faire dans l’endroit où l’on reffent la
douleur, des ulcères artificiels avec un
fer rouge; prendre peu de nourriture,
& s’en tenir à l’eau. Lorfque la douleur eft appaifée, on doit fe baigner, & fe
faire verfer fur la tête, lorfqu’on eft dans
le bain, d’abord beaucoup d’eau tiéde,
enfuite de l’eau froide. Si la douleur
eft totalement paffée, on peut fe remettre au vin; mais boire par la fuite
toujours de l’eau, avant toute autre
chofe.

L’hydrocephale eft une maladie d’u-
ne efpéce différente. Pour la guérir, il
eft néceffaire de faire rafer la tête, &
d’appliquer deffus, de la graine de moutarde, pour produire une ulcération.
Si ce reméde ne fait rien, il faut employer la lancette. Les remédes qui font
communs avec ceux de l’hydropifie, font
l’exercice, les fueurs, les frictions violentes, & l’ufage des alimens & des boiffons qui font fur-tout couler les urines.

CHAPITRE III.

Des maladies qui attaquent la face.

LA face est sujette à une maladie que les Grecs appellent *Spasme Cynique.* Cette maladie est aiguë & accompagnée de fiévre. Ce n'est autre chose qu'une contorsion de la bouche qui s'ouvre & qui se renverse. Toute la couleur du visage & du corps se change ; le malade est fort assoupi.

La saignée est le meilleur reméde qu'on puisse employer : si la maladie ne céde point à la saignée, il faut donner des lavemens ; & faire vomir ensuite avec l'héllébore blanc, si le mal n'est point appaisé. Outre cela, il est nécessaire d'éviter l'ardeur du soleil, la fatigue, & le vin. Si malgré ces précautions, cette convulsion subsiste, il faut s'exercer à la course ; se faire faire de douces, mais de longues frictions sur l'endroit affecté ; & de plus courtes, mais plus fortes sur les autres parties. On se trouve bien aussi de faire usage des sternutatoires ; de se faire raser la tête, & de verser ensuite dessus, de l'eau de la mer, chaude, ou de l'eau falée, dans laquelle on ait mis du fouffre : après ces fomentations il eft à propos de fe faire frotter de nouveau ; de manger de la moutarde ; d'appliquer en même-tems fur les parties affectées, du cérat, & fur celles qui ne le font point, de la graine de moutarde, & de l'y laiffer jufqu'à ce qu'il y ait érofion. Les meilleurs alimens dont on puiffe faire ufage, font ceux de la feconde claffe.

CHAPITRE IV.

De la paralyfie de la langue.

LA paralyfie de la langue vient quelquefois d'un vice de cette partie ; quelquefois auffi elle provient de quelque autre maladie. Si le malade eft dans l'impoffibilité de s'énoncer, il faut avoir recours à des gargarifmes faits avec une décoction ou de thym, ou d'hyffope, ou de cataire ; lui faire avaler de l'eau ; lui frotter fortement la tête, la bouche, le cou & les parties qui font fituées fous le menton ; lui ratiffer la langue même avec le *lafer* ; lui faire manger

les

les chofes les plus âcres, comme la graine de moutarde, l'ail, l'oignon ; lui
faire faire des efforts pour articuler fes
mots. Le malade doit retenir fon haleine en s'exerçant, fe laver fouvent
la tête avec de l'eau froide, manger du
raifort, enfuite vomir.

CHAPITRE V.

Du catarrhe, & de l'enchifrenement.

IL tombe de la tête quelquefois dans
les narines, ce qui eft leger ; quelquefois dans le gofier, ce qui eft plus
mauvais ; quelquefois auffi fur le poulmon, ce qui eft le pis de tout, une
humeur fereufe : fi cette humeur s'eft
jettée fur les narines, il en découle une
pituite ténue ; on fent une péfanteur,
& une légère douleur de tête ; on éter-
nue fréquemment : fi c'eft fur le gofier,
elle y excite une irritation qui donne
lieu à une petite toux : fi c'eft fur le
poulmon, outre la toux & les éternue-
mens fréquens, le malade éprouve une
péfanteur de tête ; il fe fent altéré, fatigué, échauffé, rend des urines bilieufes.

L'enchifrenement eſt une autre eſpéce de mal, mais peu différent de ce dernier : les malades ont les narines bouchées, la voix rauque, & une toux ſéche. La ſalive paroît ſalée, il y a tintement d'oreille ; les artères de la tête battent fortement ; l'urine eſt trouble. Hippocrate a déſigné toutes ces maladies, ſous le nom de *coryſa* ; mais je vois qu'aujourd'hui les Grecs entendent ſeulement ſous ce nom, l'enchifrenement ; & qu'ils appellent *catarrhe*, toutes les fluxions d'humeurs ſéreuſes qui ſe font ſur quelques parties. Ces incommodités ſont fort ordinaires, & durent peu ; cependant ſi on les néglige, elles peuvent durer long-tems : elles ne ſont jamais mortelles, à moins qu'elles n'occaſionnent un ulcère au poulmon.

Dès que l'on en eſt attaqué, il faut ſur le champ éviter l'ardeur du ſoleil, le bain, & s'abſtenir des plaiſirs de Venus. On peut vivre, & ſe faire oindre comme à ſon ordinaire ; il faut ſe promener doucement, & en droite ligne, & après la promenade, ſe faire frotter au moins cinquante fois la tête & le viſage. Il eſt rare que le mal n'aille point en diminuant, ſi l'on s'eſt ménagé pendant deux ou trois jours. Au bout de ce tems, si la pituite est plus épaisse, lorsque c'est un catarrhe ; ou si les narines sont moins bouchées , lorsque c'est un enchifrenement; il faut se baigner, se fomenter la bouche & la tête d'abord, avec beaucoup d'eau chaude , ensuite avec de l'eau froide ; prendre plus de nourriture , & boire du vin. Mais si la pituite est également ténuë le quatriéme jour , & les narines également bouchées , il faut prendre du vin d'*aminé* austère ; boire ensuite pendant deux jours de l'eau ; après quoi, on se remet au bain, & à la vie ordinaire.

Il n'est pas nécessaire les jours où l'on est obligé de se retrancher certaines choses , de se conduire comme si l'on étoit malade; il faut à ces choses près, vivre comme si l'on étoit en santé. Les personnes cependant chez lesquelles ces sortes d'incommodités ont coutume d'être plus longues, & plus violentes , doivent prendre plus de précautions. Lorsqu'elles se sentent attaquées d'un catharre, si l'humeur s'est jettée sur les narines ou sur le gosier, elles doivent d'abord faire ce que nous avons dit plus haut ; se promener beaucoup les premiers jours ; se faire frotter forte-

ment les parties inférieures, plus légérement la poitrine, & la tête ; diminuer leur nourriture de moitié ; prendre
des œufs, de l'amidon, & d'autres choses semblables, qui épaisissent la pituite ; boire le moins qu'il est possible.
Lorsque par-là, elles se sont mises en
état de prendre le bain, & qu'elles en
ont fait usage, elles peuvent ajouter
aux alimens qu'elles prennent, quelques petits poissons, ou un peu de
viande ; elles ne doivent pas cependant manger d'abord, autant qu'elles
faisoient auparavant ; mais elles peuvent boire du vin pur plus abondament. Si c'est sur le poulmon que l'humeur s'est jettée, il faut encore se promener, & se faire frotter davantage :
on doit user des mêmes alimens ; & si
l'on ne s'en trouve pas suffisament
soulagé, il faut en employer de plus
âcres ; dormir le plus long-tems qu'on
peut, & renoncer à toutes sortes d'affaires ; se baigner de tems en tems ;
mais attendre plus tard à le faire.

Dans l'enchifrenement, il faut se tenir
couché le premier jour ; ne manger, ni
ne boire ; se couvrir la tête ; s'entourer
le cou de laine ; se lever le lendemain ;
rester long-tems sans boire, ou si l'on

ne peut réfifter à la foif , ne boire
qu'une demi-chopine d'eau ; le troifiéme jour manger un peu de mie de pain,
avec un petit poiffon , ou un peu de
viande légère , & boire de l'eau : fi le
malade ne peut s'empêcher de manger
davantage , il faut qu'il vomiffe après
avoir mangé. Lorfqu'on eft dans le
bain , il faut fe fomenter la tête & la
bouche avec beaucoup d'eau tiéde,
jufqu'à fe faire fuer , & enfuite fe remettre au vin. Après ces précautions,
il eft prefque impoffible, que cette incommodité fubfifte ; fi cependant elle
demeure, il faut ufer d'alimens froids,
fecs , légers ; boire le moins qu'il eft
poffible ; s'exercer beaucoup , & fe faire
faire des frictions , ce qui eft abfolument néceffaire dans toutes ces différentes efpéces d'incommodités.

CHAPITRE VI.

Des maladies du col.

DE la tête nous passerons au col, qui est sujet à des maladies fort graves. La plus fâcheuse & la plus aiguë de toutes, est celle qui est accompagnée de convulsions qui tantôt font renverser la tête en arriére, tantôt la fléchissent vers la poitrine, & tantôt tiennent le col droit & immobile. Les Grecs ont appellé cette premiére espéce de convulsion, *Opisthotonos*, la seconde, *Emprosthotonos*, & la derniére *Tetanos* : ceux qui sont moins exacts, se servent indistinctement de l'un ou de l'autre de ces mots.

Le malade meurt au bout de quatre jours ; s'il passe le quatre, il est hors de danger. Ces trois sortes de maladies se guérissent par les mêmes remédes ; tout le monde en convient, mais l'on n'est pas d'accord sur les remédes qu'il est à propos de faire. Asclepiade veut qu'on saigne ; d'autres Médecins disent qu'on ne doit point saigner, parce que dans cette maladie, le corps à sur-tout besoin de chaleur, & que la chaleur confiste dans le sang. Ce sentiment est faux, car la chaleur ne dépend pas de la nature du sang ; mais de certaines dispositions qui se rencontrent dans le tempérament, qui font ou que le sang s'échauffe ou se réfroidit promptement. Ce que nous avons dit au sujet de la saignée, doit faire connoître s'il est à propos, ou non, de saigner. On donne avec succès le castoreum, avec du poivre ou du laser ; ensuite il faut faire des fomentations humides & chaudes : plusieurs sont dans l'usage de répandre beaucoup d'eau chaude sur le col : ce reméde soulage pour un instant, mais il rend les nerfs plus susceptibles du froid, ce qu'il faut absolument éviter.

Il est plus avantageux de commencer par oindre le col avec un cérat liquide , & ensuite d'appliquer dessus des vessies de bœuf, ou des outres remplis d'huile chaude , ou des cataplasmes chauds de farine , ou du poivre broyé avec des figues. Il n'y a rien de mieux que des fomentations avec la vapeur de sel : j'ai déja expliqué comment cela se fait. Lorsqu'on a fait quelques-uns de ces remédes , il faut mettre le malade auprès du feu ; ou si c'est en Eté, l'exposer au soleil , & lui

frotter enfuite le cou , les épaules , &
l'épine, avec de la vieille huile, ou à
fon défaut, avec de l'huile de Syrie, ou
fi l'on n'en a point, avec de la graiffe
très-vieille.

Les frictions que l'on fait tout le
long des vertèbres, font très-bien ; mais
principalement celles que l'on fait fur
les vertèbres du cou ; il faut donc les
continuer jour & nuit ; laiffer cependant quelques momens d'intervalle ,
pendant lefquels on applique des cataplafmes faits avec quelques drogues
chaudes. On n'a rien de plus à craindre
que le froid : il doit y avoir continuellement du feu dans la chambre du malade , fur-tout quelques heures avant le
jour, qui eft le tems où le froid fe fait
le plus fentir. Il eft à propos de rafer
la tête au malade ; & de l'oindre avec
de la pomade chaude d'iris , ou de
Chypre ; & de la couvrir enfuite avec
un bonnet. Il eft bon auffi quelquefois de mettre le malade dans un bain
d'huile chaude , ou dans un bain d'eau
chaude dans laquelle on ait fait bouillir
du fenu grec , & à laquelle on ait ajouté une troifiéme partie d'huile. Les lavemens dégagent fouvent auffi les parties fupérieures.

Si

Si la douleur est fort considérable,
il faut appliquer sur le cou des ventouses avec scarification ; y faire des brûlures avec un fer chaud, ou avec la
graine de moutarde ; si la douleur est
diminuée & si le malade commence à
remuer le cou, c'est une preuve que la
maladie céde aux remédes. Il faut s'abstenir long-tems des alimens qui demandent à être mâchés. On doit s'en
tenir à la *sorbition*, aux œufs frais, aux
bouillons de poulet, ou de quelques
animaux tendres. Si l'on se trouve bien
de ce régime, & si le cou paroît être
absolument en bon état, on prendra
une nourriture un peu plus forte ; on
commencera par prendre des potages,
ou des panades fort délayées ; on se
remettra cependant plûtôt au pain
qu'au vin, dont l'usage est fort pernicieux dans cette maladie ; ainsi on doit
s'en abstenir long-tems.

CHAPITRE VII.

Des maladies de la gorge, & premié-rement de l'Angine.

IL est aussi une maladie particuliére à la gorge, qui n'est ni moins aiguë, ni moins dangereuse que celle du cou, dont nous venons de parler. Nous appellons cette maladie *Angine*. Les Grecs lui donnent différens noms, selon l'espéce : car quelquefois il ne paroît ni rougeur, ni tumeur ; mais le corps est brûlant, le malade peut à peine respirer, les membres sont paralytiques. Les Grecs appellent cette espéce, *Synanquie* *. Quelquefois la langue, le gosier sont gonflés & enflammés ; le malade ne peut articuler, les yeux se renversent, le visage est pâle, il y a hocquet. Ils nomment cette seconde espéce, *Kynanquie*. Les signes communs à ces deux espéces, sont la difficulté de respirer, & l'impossibilité d'avaler ni solide, ni liquide. Le mal est moins

----

* Espéce de Squinancie.

dangereux, lorsqu'il n'y a que rougeur
& tumeur, & que les autres symptomes dont nous avons parlé, ne se trouvent point : cette espéce se nomme
Parasynanquie.

De quelque nature que soit l'angine,
il est à propos de saigner, si les forces le
permettent, quand même il n'y auroit
pas plethore. Il faut ensuite donner des
lavemens; on applique aussi avec succès
les ventouses sous le menton, & dans les
environs de la gorge, pour attirer au-
dehors, la matiére qui cause l'étrangle-
ment. On emploie ensuite des fomentations humides ; car les séches cou-
pent la respiration. On doit donc appliquer sur la gorge, des éponges qu'il
est plus à propos de tremper dans de
l'huile chaude, que dans de l'eau chaude ; il n'y a rien de plus efficace, que
de mettre par-dessus ces éponges, du
sel enfermé dans des sachets chauds.
Les gargarismes faits avec l'hyssope
ou le calament, le thym ou l'absynthe, ou même le son, ou les figues
séches bouillies dans de l'hydromel,
font un fort bon effet. Après ces remédes, il est à propos d'oindre le palais
avec du fiel de taureau, ou avec quelque préparation de mûres ; il est bon

aussi de le saupoudrer avec du poivre broyé.

Si ces remédes procurent peu de soulagement, il faut pour derniére ressource, faire de profondes scarifications sur le cou, sous la commissure même des machoires, & au palais, aux environs de la luette, ou sur les veines qui sont placées sous la langue ; on donne par-là une issue à la matiére de la maladie. Si ces scarifications ne font rien, le malade est perdu ; mais si le mal diminue ; si le malade commence à boire, à avaler des alimens solides, il ne tarde pas à être guéri. La nature s'aide quelquefois elle-même, lorsque le mal qui occupoit peu de place, s'étend d'avantage. C'est une preuve que le gosier se dégage, si les environs de la poitrine deviennent rouges & gonflés.

Quelque reméde qu'on ait employé avec succès pour la cure de l'angine, lorsque le malade se trouve en état de prendre quelque chose, il faut commencer par les matiéres les plus humectantes, sur-tout par l'eau miéllée ; on en vient ensuite aux alimens doux ; on évite tous ceux qui sont âcres, & on continue de la même façon, jusqu'à ce que le gosier soit remis dans son premier état. J'entends dire communément que lorsqu'on mange un petit d'hirondelle, on est exempt d'angine pour toute l'année ; on peut encore, dit-on, le conferver dans du fel, & lorfqu'on eft attaqué de cette maladie, on le brûle ; on le réduit enfuite en poudre, que l'on mêle dans de l'eau miéllée, & on fait avaler le tout au malade, qui ne manque pas d'en être foulagé. Quoique les Médecins ne difent rien de ce reméde, j'ai cru que je devois le rapporter dans mon ouvrage, parce qu'il eft fans danger, & qu'il eft vanté parmi le peuple, par des gens dignes de foi.

De la difficulté de respirer.

La gorge eft encore fujette à une autre maladie, à laquelle les Grecs donnent différens noms, felon qu'elle eft plus ou moins confidérable. Cette maladie confifte dans une difficulté de refpirer. Si cette difficulté n'eft que médiocre, & fi le malade n'eft point abfolument en danger de fuffoquer, on l'appelle *Dyfpnée* ; fi elle eft plus violente & que la refpiration foit bruyante, on l'appelle *Afthme* ; & *Orthopnée*, fi le malade ne peut refpirer, qu'ayant

le cou élevé. Ceux qui font attaqués
de la première efpéce, qui eft fouvent chronique, peuvent traîner long-
tems ; les deux autres font ordinairement aiguës. Voici ce que ces maux
ont de commun. La refpiration eft difficile & accompagnée de fifflement, à
caufe du refferrement du conduit par
lequel l'air paffe ; on fent à la poitrine
& dans les environs, des douleurs qui
s'étendent quelquefois jufqu'aux épaules ; ces douleurs ceffent & reviennent.
A tous ces fymptomes, il fe joint une
petite toux. On doit faigner, à moins
qu'il n'y ait quelque raifon qui en empêche : la faignée feule ne fuffit pas; il
faut faire prendre à jeun le lait de ché-
vre, chaud ; s'il n'y a point de fiévre,
il faut purger, tenir toujours le ventre
libre, & donner des lavemens. Ces remédes emportent les humeurs, & rendent la refpiration plus aifée ; lorfque
le malade eft au lit, il doit avoir la
tête élevée ; on applique fur la poitrine des fomentations, des épithèmes
chauds, fecs ou humides, que l'on recouvre d'un emplâtre, ou de pommade
de Chypre ou d'iris ; on prend pour
boiffon à jeun, de l'eau miéllée, ou de
l'eau dans laquelle on ait fait bouillir de

l'hyſſope, ou de la racine de caprier,
pilée. On ſe ſert avec ſuccès d'une préparation faite avec le nître ou le cref-
ſon, ou l'ail écraſé entre les mains, &
enſuite broyé, & mêlé avec le miel. On
fait bouillir enſemble du miel, du galbanum & de la térébenthine, & lorſque
ces drogues ſe ſont bien mêlées, on en
prend tous les jours la groſſeur d'une
féve, qu'on laiſſe fondre doucement
ſous la langue ; ou bien on prend une
partie & un quart de ſouffre qui n'a
point été au feu, & une partie d'abro-
tanum ; on broye le tout enſemble, &
on le prend dans un verre de vin tiéde.
Le foie de renard deſſéché, & enſuite
mis en poudre, que l'on donne dans
une potion, eſt un reméde qui eſt vanté,
& avec raiſon. On peut auſſi manger le
poulmon frais de cet animal, rôti avec
une broche qui ne ſoit point de fer. Outre ces remédes, il eſt néceſſaire de ne
vivre que de *ſorbitions* & d'alimens
adouciſſans ; il eſt à propos de prendre
de tems en tems un peu de vin auſtère
léger, & quelquefois auſſi de ſe faire
vomir. Tous les remédes qui pouſſent
par les urines, font un bon effet ; mais
rien ne ſoulage plus que de ſe promener
à petits pas, juſqu'à ce qu'on ſe ſente,

F f iiij

pour ainsi dire, fatigué ; & de se faire frotter, ou de se frotter soi-même au soleil ou au feu, les parties inférieures, jusqu'à ce que l'on sue.

De l'ulcère du gosier.

Il se forme quelquefois des ulcères à la partie intérieure du gosier. Dans ce cas, la plûpart des Médecins emploient à l'extérieur, des cataplasmes chauds, & des fomentations humides, & font même respirer par la bouche des vapeurs chaudes. Il en est quelques-uns qui prétendent que ces remédes ne font que ramollir davantage les parties qui sont attaquées, & augmenter la disposition qu'elles ont à s'ulcérer. Ces remédes sont sans danger ; mais est-il bien sûr qu'ils puissent guérir l'ulcère du gosier ? S'ils ne le guérissent point, on ne peut disconvenir au moins qu'ils ne soient inutiles.

Il y auroit sûrement de l'inconvénient à faire des frictions sur les parties ulcérées ; les frictions les ulcéreroient encore davantage. Les remédes qui font couler les urines, ne peuvent être ici d'aucun usage ; en passant par le gosier, ils pourroient atténuer la pituite, & il est plus à propos d'en arrêter le cours.

Afclepiade qui eft l'auteur de plufieurs chofes que nous avons nous même fuivies, eft d'avis qu'on faffe avaler au malade le vinaigre le plus âcre ; il prétend que ce reméde fupprime fans aucun danger l'écoulement de l'humeur qui fort de l'ulcère. Le vinaigre peut à la vérité étancher le fang, mais il ne peut guérir les ulcères ; la liffe qu'Afclepiade confeille auffi, le fuc de porreau ou de marrube, les noix grecques pilées avec la gomme adragant & mêlées dans du raifiné, ou la graine de lin broyée & délayée dans du vin doux, valent mieux. Il eft abfolument indifpenfable de fe promener, de courir, & de fe faire faire de fortes frictions fur la poitrine, & fur toutes les parties inférieures.

Les alimens dont on fait ufage, ne doivent être ni trop âcres, ni fort difficiles à avaler ; ceux qui conviennent le mieux, font le miel, la lentille, la *forbition* de froment, le lait, l'orge mondé, la viande graffe, le porreau furtout, & tout ce qu'on mêle avec le porreau. Il faut boire le moins qu'il eft poffible, & ne boire que de l'eau pure, ou bien de l'eau dans laquelle on ait fait bouillir des coings ou des dattes. On

doit mettre en ufage les gargarifmes
adouciffans; s'ils procurent peu de foulagement, il faut en employer d'aftringens.

Cette maladie n'eft point aiguë, &
peut n'être point chronique; mais elle
demande cependant à être traitée de
bonne heure, fi l'on veut qu'elle dure
peu, & qu'elle ne devienne point confidérable.

De la Toux.

La toux, que l'on gagne de tant de
façons, n'eft point ordinairement dangereufe, à moins qu'il n'y ait ulcération au gofier; en ce cas, il faut guérir
l'ulcère pour faire ceffer la toux; elle
peut cependant avoir quelquefois par
elle-même des fuites fâcheufes; & on a
bien de la peine à la guérir, lorfqu'elle
eft invétérée. Elle eft tantôt féche, &
tantôt humide. Il faut boire de jour à
autre, une décoction d'hyffope; courir
en retenant fon haleine, mais dans un
endroit, où il n'y ait point de pouffiére;
lire à haute voix : on en eft d'abord
empêché par la toux, dont on fe déli-
vre après par ce moyen. On fe promene enfuite, on s'exerce des mains,
on fe fait frotter pendant long-tems la

poitrine. Après ces remédes, on prend trois onces de figues très-grasses, cuites sur la braise. Si la toux est humide, il faut outre ces remédes, se faire faire de fortes frictions avec quelques drogues chaudes, & en faire même sur la tête ; on applique les ventouses sur la poitrine ; on met à l'extérieur de la gorge, de la graine de moutarde, & on la laisse jusqu'à ce qu'il y ait une ulcération : on donne une potion faite avec la menthe, les noix grecques, & l'amidon ; on commence par manger du pain bien sec, & on prend ensuite quelque aliment adoucissant.

Si la toux est séche, on se trouve bien de prendre dans le tems-même de ses quintes les plus violentes, un verre de vin austère, mais il ne faut pas le faire plus de trois ou quatre fois, & laisser toujours une certaine distance entre chaque verre. Il est nécessaire d'avaler un peu de laser excellent, & de prendre du suc de porreau, ou de marrube ; il faut sucer un morceau d'oignon de scille, prendre même du vinaigre scillitique, ou de quelque autre fort âcre ; ou bien deux verres de vin avec une gousse d'ail écrasé. Il est bon dans toutes sortes de toux de voyager, de faire de longues navigations, d'habiter les bords de la mer, de nager. Il faut tantôt uſer d'alimens adouciſſans, comme la mauve, l'ortie ; tantôt d'alimens âcres, comme le lait qu'on a fait bouillir avec de l'ail ; on met dans les *ſorbitions* du laſer ; on fait cuire dedans des porreaux juſqu'à ce que tout le ſuc en ſoit exprimé ; on fait prendre des œufs frais, dans leſquels on met du ſouffre ; on donne pour boiſſon d'abord de l'eau chaude, enſuite de jour à autre, de l'eau & du vin, alternativement.

Du crachement de ſang.

On a plus ſujet de s'allarmer, ſi l'on crache du ſang ; mais le crachement de ſang eſt quelquefois moins ou plus dangereux. Car tantôt le ſang vient des gencives, & tantôt de la bouche, & quelquefois même aſſez abondamment de cette derniére partie, ſans qu'il y ait, ni toux, ni ulcère, ni aucun vice dans les gencives, & ſans qu'on rende rien du poulmon. Il ſe fait même quelquefois par la bouche, une hémorrhagie comme il s'en fait une par les narines. Quelquefois on rend le ſang tout pur ; d'autrefois il reſſemble à de l'eau dans laquelle on auroit lavé de la chair fraîche. Quelquefois même le fang vient du fond du gofier, foit qu'il y ait ulcère ou non ; mais toujours parce qu'il y a quelque vaiffeau ouvert, ou parce qu'il s'eft formé des tubercules qui laiffent échapper le fang. Lorfque ce font des tubercules, la boiffon & les alimens que l'on prend, n'incommodent point ; on ne crache pas comme lorfqu'il y a ulcère. La toux violente qui eft produite par l'ulcère du gofier ou de la trachée, fait auffi quelquefois cracher le fang. Enfin il eft des cas, où le fang que l'on rend, vient ou du poulmon, ou de la poitrine, ou de la plévre, ou du foie. On voit même des femmes chez lefquelles la fuppreffion des regles produit le crachement de fang. Les Auteurs en Médecine difent que le fang ne peut s'échapper que de trois façons, ou par l'érofion, ou par la crévaffe des vaiffeaux, ou par l'ouverture de leurs extrémités. Les Grecs appellent la premiére *Diabrofis*, la feconde *Regmochafme*, la troifiéme *Anaftomofe* : cette derniére n'eft nullement dangereufe ; la première eft très-grave. Il arrive fouvent que l'on crache du pus, après avoir craché du fang.

Il fuffit quelquefois pour guérir, d'arrêter le crachement de fang. Mais fi le crachement a été fuivi d'ulcère, fi l'on rend du pus, s'il y a toux, il furvient des maladies dangereufes & qui ne diffèrent entre-elles que par la différence de la partie qui eft attaquée. Si le crachement de fang eft feul, on guérit plus vîte, & plus aifément. Il eft bon d'obferver néanmoins qu'un crachement de fang modéré, pourvu qu'il n'y ait point de fiévre, n'eft point nuifible aux perfonnes qui font accoûtumées d'en cracher, ou qui reffentent des douleurs dans l'épine, ou dans les hanches, après avoir couru, ou après s'être promenées beaucoup; le fang même qu'on rend alors par les urines, appaife la laffitude. Le crachement de fang qui furvient à la fuite d'une chute, n'a rien qui doive épouvanter, s'il ne paroît pas quelque autre mauvais figne dans les urines. Il en eft de même du vomiffement, qui eft fans danger, quand il reprendroit à différentes reprifes, pourvu qu'on ait eu le tems auparavant de rétablir & de remettre le corps en bon état. Enfin le crachement de fang ne peut avoir aucune mauvaife fuite, s'il n'eft accompagné ni de toux, ni de chaleur, s'il eft modéré, & fi le malade eft d'un bon tempérament. Tout ce que nous avons dit jufqu'ici ne renferme que des généralités ; nous allons maintenant entrer dans le détail.

Si le fang vient des gencives, il fuffit de mâcher du pourpier ; s'il vient de la bouche, il faut fe la gargarifer avec du vin pur ; fi le vin fait peu d'effet, il faut prendre du vinaigre ; fi malgré cela le fang continue de couler abondamment, comme le malade pourroit en périr, il n'y a rien de mieux, que de detourner le cours du fang qui fe porte avec violence à la bouche, en appliquant des ventoufes avec fcarification à la nuque. Si c'eft une femme chez laquelle les régles foient fupprimées, il faut appliquer fur les aines les ventoufes, auffi avec fcarification. Si le fang vient du gofier, ou des parties intérieures, il y a plus lieu de craindre, & il faut prendre plus de précautions. On doit commencer par faigner ; fi malgré la faignée, le fang continue de couler, il faut la réitérer le lendemain, & le furlendemain ; il eft même à propos de le faire tous les jours, mais en petite quantité. On fait avaler au malade ou du vinaigre, ou du fuc de plantin, ou de porreau dans lequel on a fait diſſoudre de l'encens. On applique enſuite ſur l'endroit auquel répond la douleur, de la laine graſſe trempée dans du vinaigre, & on la rafraichit de tems en tems avec une éponge. Eraſiſtrate faiſoit faire en différens endroits, des ligatures aux jambes, aux cuiſſes, & même aux bras. Aſclépiade a prétendu que cela faiſoit plus de mal que de bien; mais l'expérience fait voir le contraire. Il n'eſt pas néceſſaire de faire ces ligatures en différens endroits, il ſuffit d'en faire au-deſſous des aines, au-deſſus des talons, au haut des épaules, & aux bras mêmes, ſi l'on veut. S'il y a fiévre, il ne faut donner que de la *ſorbition* pour nourriture, & pour boiſſon que de l'eau dans laquelle on ait fait bouillir quelques aſtringens. S'il n'y a point de fiévre, on donne au malade, ou de la fromentée bouillie, ou du pain trempé dans de l'eau froide, ou quelques œufs frais. La boiſſon eſt la même que celle que nous avons préſcrite plus haut, ou bien un peu de vin doux, ou de l'eau froide. On ne doit boire que très-peu, parce que la ſoif fait bien dans cette maladie.

Outre

Outre ces remédes, le repos, la fé-
curité, le filence font abfolument néceffaires. Lorfque le malade eft au lit,
il doit avoir la tête élevée ; il eft bon
de la faire rafer. Il eft à propos de
faire fouvent des fomentations fur le
vifage, avec de l'eau froide. Le vin,
le bain, l'ufage des plaifirs de Vénus,
les alimens préparés avec l'huile, rou-
tes les chofes âcres, les fomentations
chaudes font contraires. Il ne faut point
trop couvrir le malade, ni le mettre
dans une chambre exactement fermée,
& où il faffe chaud. On doit attendre
qu'il y ait long-tems qu'il ne crache
plus de fang, pour lui faire des frictions ; & lorfqu'on recommence à lui
en faire, il ne faut frotter que les bras
& les jambes, & ne point toucher à
la poitrine. Le malade en Hyver, doit
habiter les bords de la mer, & en Eté,
les endroits fitués dans le milieu des
terres.

CHAPITRE VIII.

Des maladies de l'eftomac.

SOus la poitrine, eft fitué l'eftomac qui eft fujet à plufieurs maladies chroniques; car tantôt on y éprouve un fentiment de chaleur brûlante; tantôt on y reffent un gonflement confidérable; tantôt il s'enflamme, tantôt il s'y forme un ulcère. Une autre fois c'eft un amas de pituite, ou bien un amas de bile qui en derange les fonctions. Le relâchement de l'eftomac eft la maladie qui l'attaque le plus fouvent, qui le derange davantage, & qui porte un plus grand défordre dans toute l'économie animale.

Toutes ces maladies font différentes, & demandent chacune un traitement particulier. Dans l'ardeur d'eftomac, il faut faire deffus à l'extérieur, des fomentations avec des feuilles de rofes trempées dans du vinaigre; y appliquer la poudre de ces mêmes feuilles mêlées avec l'huile rofat; employer des cataplafmes qui foient en même-tems rafraîchiffans & émolliens; donner

pour boiſſon de l'eau à la glace, à
moins qu'il n'y ait quelque choſe qui
s'y oppoſe.

Le gonflement ſe diſſipe par l'application des ventouſes ſans ſcarification,
par les fomentations ſéches & chaudes,
mais qui cependant ne ſoient point trop
violentes, par la diéte : on fait prendre
à jeun une potion d'abſynthe, d'hyſſope ou de rue ; on fait faire au malade
dans les commencemens, des exercices
legers, & enſuite un peu plus forts ; on
a ſoin qu'il s'exerce ſur-tout les parties
ſupérieures ; ce qui eſt très-avantageux
dans toutes les maladies de l'eſtomac.
Lorſque le malade s'eſt exercé, il eſt à
propos de l'oindre, & de lui faire des
frictions ; il peut uſer quelquefois du
bain, mais rarement, & prendre de
tems en tems quelques lavemens ; il faut
qu'il mange chaud, & qu'il faſſe uſage
d'alimens qui ne ſoient point venteux ;
qu'il boive pareillement chaud, d'abord
de l'eau, & lorſque le gonflement eſt
paſſé, qu'il prenne du vin auſtère. Une
choſe qui eſt encore à obſerver dans
toutes les maladies de l'eſtomac, c'eſt
qu'il faut, lorſqu'on eſt guéri, continuer
de vivre de la même façon qu'on a
vêcu pour ſe guérir ; car le mal ne tarde

pas à revenir, ſi l'on n'employe pour ſe conſerver en bonne ſanté, les mêmes moyens qu'on a employés, pour ſe rétablir. Dans l'inflammation de l'eſtomac, qui eſt preſque toujours accompagnée de douleur & de tumeur, il faut commencer par le repos, & la diéte; entourer l'eſtomac de laine ſouffrée, faire prendre au malade à jeun, de l'abſynthe; s'il y a chaleur, on fait des fomentations avec les feuilles de roſes & le vinaigre, & enſuite on donne un peu de nourriture; on applique extérieurement des cataplaſmes repercuſſifs & émoliens; on ôte enſuite ces cataplaſmes & on en prépare d'autres avec la farine, qu'on applique chauds pour diſſiper le reſte de l'inflammation; on donne de tems en tems des lavemens, & on fait prendre plus d'exercice & plus de nourriture au malade. S'il y a ulcère à l'eſtomac, il faut faire à peu près les mêmes remédes que nous avons préſcrits pour l'ulcère du goſier; il faut s'exercer, ſe faire frotter les parties inférieures; faire uſage d'alimens adouciſſans & glutineux, mais n'en point trop prendre; éviter toutes les choſes âcres & acides; boire du vin doux, s'il n'y a point de fiévre, ou ſi le vin doux gonfle, ufer d'un vin fort léger, & ne boire ni trop chaud, ni trop froid.

S'il y a amas de pituite dans l'eſto-mac, il eſt néceſſaire de faire vomir, tantôt à jeun, & tantôt après le repas. L'exercice, la geſtation, la navigation, les frictions font un bon effet. Il ne faut rien boire, ni manger qui ne ſoit chaud; éviter tout ce qui peut former de la pituite.

L'amas de bile dans l'eſtomac eſt plus dangereux. Les perſonnes qui ſont attaquées de cette maladie, ont coutume au bout de quelques jours, de vomir de la bile, & ce qui eſt beaucoup plus mau-vais, de vomir de la bile noire. Les lavemens font très-bien, de même que les potions dans leſquelles il entre de l'abſynthe; la geſtation & la naviga-tion ſont néceſſaires; il faut, s'il eſt poſſible, vomir par les ſimples nauſées que produit l'agitation du vaiſſeau. On doit éviter les indigeſtions; uſer d'ali-mens faciles à digérer, & qui ne ſoient point contraires à l'eſtomac, & boire du vin auſtère.

La maladie la plus ordinaire, & la plus fâcheuſe de l'eſtomac, eſt le relâ-chement. Par le relâchement, j'entends cet état de l'eſtomac dans lequel il ne

retient plus les alimens , & où le corps
cesse de prendre de la nourriture , &
périt de consomption. Rien n'est plus
contraire à ce mal que le bain. Il faut
lire , s'exercer , se faire oindre , se
faire frotter les parties supérieures , &
ensuite se faire répandre dessus de l'eau
froide ; prendre des bains froids ; se
faire faire des douches d'eau froide sur
le corps , sur l'estomac même , & principalement depuis les épaules , jusqu'à
la hauteur de l'estomac. Les bains des
fontaines froides & médicinales , tels
que ceux de Cutilie & de Sumbruine ,
sont salutaires. Dans cette maladie , il
faut faire usage d'alimens froids , & de
difficile digestion , qui ne soient point
sujets à se corrompre : c'est pour cela
que la plûpart qui ne peuvent rien digérer autre chose , digérent fort bien
la viande de bœuf ; d'où il suit qu'on
ne doit donner ni oiseaux , ni gibier ,
ni poisson , à moins qu'ils ne soient
d'une chair fort dure. On ne peut rien
boire de mieux que du vin froid , ou
du vin pur bien chaud, principalement
du vin de Rhété, ou du vin de Dauphi-
né , ou de quelque autre qui soit austère ,
& dans lequel on ait mêlé de la résine;
si l'on n'en a point de cette sorte , il

faut boire le vin le plus dur, & principalement du vin de Segni.

Si le malade rend la nourriture qu'il
a prife, il faut lui faire boire de l'eau,
& le faire vomir un peu fortement;
lui donner de nouveau à manger, lorfqu'il aura vomi; lui appliquer les ventoufes deux doigts au-deffous de l'eftomac, & les y laiffer deux ou trois heures. S'il y a vomiffement avec douleur,
il faut lui mettre fur l'eftomac, de la
laine graffe, ou une éponge trempée
dans du vinaigre, ou bien un cataplafme rafraîchiffant; lui faire de fortes,
mais de courtes frictions fur les bras &
les jambes, & lui échauffer ces parties.

Si la douleur augmente, on appli-
quera au malade, les ventoufes quatre
doigts au-deffous de l'eftomac, & on
lui fera prendre fur le champ du pain
trempé dans de l'oxicrat froid. S'il vomit le pain, on lui donnera, lorfque
le vomiffement fera arrêté, quelque
aliment léger, & convenable à l'eftomac; s'il rend même cette nourriture,
on lui fera prendre d'heure en heure,
un verre de vin, jufqu'à ce qu'il ne
vomiffe plus. Le fuc de raifort eft un
fort bon reméde; le fuc de grenade
aigre, mêlé avec partie égale de fuc de

grenade douce, auquel on ajoute celui de chicorée, & de menthe, de façon cependant que le suc de menthe soit en moindre quantité que tous les autres, est encore plus efficace. Il est très-à propos de délayer tous ces sucs dans une égale quantité d'eau froide. Cette potion est plus propre que le vin, pour raffermir l'estomac. On doit arrêter le vomissement qui survient de lui-même, quand il y auroit des nausées. Si les alimens s'aigrissent ou se pourrissent dans l'estomac, ce que l'on connoît par les rapports, il faut faire vomir le malade, & lui faire prendre sur le champ, la potion dont nous venons de parler, pour lui rétablir l'estomac : lorsque le mal présent est appaisé, on remet de nouveau le malade à l'usage des choses que nous avons conseillées plus haut.

CHAPITRE

CHAPITRE IX.

Des douleurs de côté.

L'Estomac eſt environné des côtés, où l'on a coutume de reſſentir auſſi des douleurs conſidérables qui proviennent ou du froid, ou de quelque coup, ou d'une courſe outrée, ou de l'inflammation de ces parties. Le malade en eſt quelquefois quitte pour la douleur, qui ſe termine plus ou moins promptement. Quelquefois auſſi ce mal donne lieu à une maladie aiguë des plus pernicieuſes, que les Grecs appellent *pleuréſie*. Pour lors au point de côté, ſe joignent la fiévre, & la toux dans laquelle les crachats ſont pituiteux, ſi la maladie eſt peu conſidérable, & ſanguinolens, ſi le mal eſt plus grave. La toux eſt auſſi quelquefois ſéche, & le malade ne crache point; ce dernier cas eſt plus mauvais que le premier, & moins dangereux que le ſecond. Si la douleur eſt récente & conſidérable, le meilleur reméde eſt la ſaignée; mais ſi la douleur eſt légére ou invétérée; la ſaignée eſt inutile, ou il

Tome I.   H h

n'eſt plus tems de l'employer ; il faut avoir recours aux ventouſes avec ſcari-fications. On ſe trouve bien auſſi d'appliquer ſur la poitrine, de la graine de moutarde macérée dans du vinaigre ; on l'y laiſſe juſqu'à ce qu'elle ait excité des ulcères, & élevé des phlyꞔténes : on y met enſuite un médicament propre à attirer les humeurs. Outre ces remédes, on entoure d'abord le côté avec une bande de laine ſouffrée, & lorſque l'inflammation commence à diminuer un peu, on emploie des fomentations ſéches & chaudes, & on en vient enſuite aux cataplaſmes. Si la douleur qui eſt invétérée, ne céde point à ces remédes, on la diſſipe en appliquant en dernier lieu, de la réſine ſur le côté. Là boiſſon & les alimens doivent être chauds ; il faut éviter le froid. Pendant l'uſage de ces remédes, il n'y a point d'inconvénient de ſe faire frotter les extrémités avec de l'huile & du ſouffre. Si la toux eſt appaiſée, on peut lire doucement, on peut prendre des alimens âcres, & boire ſon vin plus pur. C'eſt ainſi que les Médecins traitent cette maladie ; on aſſure cependant que nos payſans s'en guériſſent fort bien ſans tous ces remédes, en bu-

vant une décoction de germendrée.
Telle est la méthode générale qu'on
doit suivre dans toutes les douleurs de
côté ; mais si la douleur est accompagnée de pleurésie, le traitement est plus
difficile. Il faut dans ce cas, outre les
remédes que nous venons d'indiquer,
ne prendre qu'une nourriture fort légére
& en petite quantité ; vivre principalement de *sorbition* , & sur - tout
de *sorbition* faite avec l'orge mondé ;
ou de bouillons de poulet, dans lesquels on fait cuire quelques porreaux ;
& ne commencer à en faire usage, que
le troisiéme jour, pourvu que les forces le permettent ; donner pour boif-
son, de l'eau miélée, dans laquelle on a
fait bouillir de l'hyssope , ou de la ruë.
L'état de la fiévre diminuée ou aug-
mentée , fera connoître dans quel tems
on doit prendre ces alimens : ce doit
être dans le tems de la plus grande rémission ; néanmoins il est bon d'observer qu'il seroit dangereux , eu égard
à la nature de la toux, de laisser trop
dessécher le gosier. Lorsqu'on ne crache
point , souvent la toux ne discontinue
pas, & on est en danger de suffoquer ;
c'est pour cette raison que j'ai dit qu'u-
ne toux séche étoit plus dangereuse que

celle dans laquelle on rend des crachats pituiteux. La maladie ne permet point que l'on boive du vin, comme dans la simple douleur de côté ; au lieu de vin il faut prendre de la crême d'orge mondé.

Voilà la diéte que l'on doit suivre dans la violence du mal ; lorsqu'il commence à s'appaiser, on peut donner un peu plus de nourriture, & tant soit peu de vin ; il ne faut cependant rien donner qui puisse réfroidir le malade, ou causer une irritation dans le gosier. Si la toux subsiste dans la convalescence, il faut faire abstinence pendant un jour, le lendemain reprendre de la nourriture, & boire un peu plus de vin. Si la toux augmente, il n'y aura point d'inconvénient de faire boire, comme nous l'avons dit plus haut, quelques verres de vin ; mais dans cette espéce de maladie, le vin le plus convénable est un vin doux, ou du moins qui ne soit point dur. Si la toux est opiniâtre, il faut soutenir le malade, en le faisant vivre à la maniére des athlétes.

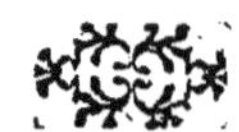

CHAPITRE X.

Des maladies des viscères, & premié-
rement des maladies du
poulmon.

DES parties qui environnent les viscères, nous passerons aux viscères mêmes, & nous commencerons par les maladies du poulmon. Ce viscère est sujet à une maladie dangereuse & aiguë, que les Grecs appellent *péripneumonie.* Voici qu'elle est sa nature: tout le poulmon est affecté ; il y a toux, & l'on rend des crachats bilieux ou purulens ; on sent une pesanteur dans le poulmon, & dans toute la poitrine ; la respiration est difficile ; il s'allume une fiévre considérable ; le malade ne peut dormir ; il est dégouté ; la consomption survient. Cette maladie est plus dangereuse que douloureuse. Il faut, si les forces le permettent, tirer du sang ; si elles ne le permetteut point, on applique les ventouses sur la poitrine, sans scarification. Si le malade est fort, il faut tenter de résoudre la maladie, par la gestation ; mais s'il est foible, il suffit de le transporter chez lui d'une place à l'autre. On lui donne pour boisson, une décoction d'hyssope & de figues séches ; ou de l'eau miéllée, dans laquelle on a fait bouillir de l'hyssope, ou de la ruë. On doit faire de longues frictions sur les épaules, ensuite sur les bras, puis sur les piés, & les jambes ; onfrotte légérement la poitrine ; on réitére ces frictions deux fois par jour.

Pour ce qui est des alimens, ils ne doivent être ni salés, ni âcres, ni amèrs, ni de nature à ressérer le ventre, mais un peu adoucissans. On donne dans les premiers jours, une *forbition* faite d'orge mondé, de fromentée, ou de ris, dans laquelle on a fait bouillir de la graisse nouvelle. On y ajoute un œuf frais, des pignons, du pain avec du miel ou de la fromentée, bouillie dans de l'eau miéllée. On donne pour boisson, non seulement de l'eau pure, mais encore de l'eau miéllée, tiéde & même froide, si c'est en Eté, à moins qu'il n'y ait quelque chose qui s'y oppose. Lorsque la maladie va en augmentant, on ne donne rien au malade que de jour à autre. Lorsqu'elle cesse d'augmenter, il faut, autant qu'il est possible, ne prendre que de l'eau tiéde; si les forces manquent, il est à propos de les soutenir par l'usage de l'eau miéllée. La douleur s'appaise par l'application de cataplasmes chauds, ou qui soient en même tems répercussifs & émolliens; on se trouve bien aussi d'appliquer sur la poitrine du sel broyé, mélé dans du cérat; il produit une légére érosion dans l'endroit où on l'applique, & y attire le cours de la matiére qui engorge le poulmon : ces cataplasmes attractifs produisent aussi un bon effet. Lorsque le mal est dans sa violence, il n'y a point d'inconvénient de laisser le malade en repos dans une chambre dont les fenêtres soient fermées; mais lorsque la maladie commence à diminuer; il faut entr'ouvrir les fenêtres trois ou quatre fois par jour, pour faire respirer un air pur au malade. Dans la convalescence, il faut se priver de vin pendant plusieurs jours; avoir recours à la gestation & aux frictions. On ajoute aux *sorbitions* & aux alimens que nous avons prescrits, le porreau par préférence aux autres légumes; pour ce qui est des viandes, on ne doit manger que les piés & les tendrons des animaux, & quelques petits

poiſſons ; de façon qu'on ſoit long-
tems à ne vivre que d'alimens légers &
adouciſſans.

CHAPITRE XI.

De l'Hépatite.

LA maladie qui attaque le foie &
que les Grecs appellent *Hépatite*,
eſt tantôt aiguë, & tantôt chronique.
On reſſent une douleur violente ſous
la poitrine, du côté droit ; cette douleur s'étend du même côté, le long des
côtes, de l'épaule & de la gorge ; la
main droite eſt même quelquefois en-
gourdie, & on y éprouve un ſentiment
de froid conſidérable. Lorſque la maladie eſt grave, le malade vomit de la
bile ; il eſt tourmenté d'un hocquet qui
le met en danger d'être ſuffoqué. Tels
ſont les ſymptômes qui annoncent que
la maladie eſt aiguë. On eſt aſſuré au
contraire, qu'elle eſt chronique, lorſqu'il y a ſuppuration au foie ; lorſque
la douleur ceſſe, & qu'enſuite elle augmente ; que l'hypocondre droit eſt dur &
tuméfié ; que la difficulté de reſpirer eſt

plus grande après qu'on a mangé; que les machoires font en quelque façon paralytiques. Lorfque ce mal a duré pendant un certain tems, le ventre, les jambes & les piés s'enflent, tandis que la poitrine, les environs des épaules & de la gorge, fe defféchent.

Il faut tirer du fang dès le commencement, purger même avec l'hellébore noir, fi les autres purgatifs ne font rien; appliquer à l'extérieur, des cataplafmes d'abord répercuffifs, & enfuite réfolutifs; ces derniers s'appliquent chauds. On fe trouve bien d'y ajouter l'iris, ou l'abfynthe; après ces cataplafmes, on met un emplâtre. On fait prendre des *forbitions*; on donne des alimens chauds qui nourriffent peu, & qui font prefque les mêmes que ceux dont on fait ufage dans l'inflammation du poulmon; on ufe auffi de ceux qui pouffent par les urines, de même que des boiffons qui font propres pour cela. Le thym, la farriéte, l'hyffope, le calament, la marjolaine, le féfame, les bayes de laurier, les fleurs de pin, la pimprenelle, la menthe, la moelle de coing, le foie de pigeon, nouveau & crud, conviennent dans cette maladie. On donne feules quelques-unes de ces drogues, & on en mêle d'autres dans la *forbition*, ou dans les potions ; mais en petite quantité. On se trouve bien de prendre tous les jours, une pilule d'absynthe & de poivre broyés & incorporés dans du miel. Il ne faut rien prendre froid, parce que rien n'est plus contraire au foie. On doit se faire frotter les extrémités, éviter toute sorte de travail & tout mouvement violent ; on ne doit pas même retenir long-tems son haleine. La colére, la peur, tout ce qui pése trop, est contraire à cette maladie, de même que l'agitation & la course. On se trouve bien de se faire répandre sur le corps beaucoup d'eau chaude, si c'est en Hyver, & de la tiéde, si c'est en Eté. Il est bon de se faire de fortes onctions, & de suer beaucoup dans le bain ; s'il y a abscès au foie, il faut faire les mêmes choses que l'on fait dans toutes les suppurations intérieures. Il y en a qui outre cela, ouvrent l'abscès avec la lancette, & qui brûlent le Kiste.

CHAPITRE XII.

Des maladies de la Ratte.

SI la Ratte est affectée, il y a tumeur & gonflement dans le côté gauche qui est dur & rénitent au toucher. Le ventre est tendu, les jambes sont un peu enflées ; si le malade a des ulcéres, ou ils ne se guérissent point du tout, ou du moins ils ne peuvent qu'à peine se cicatriser. Lorsqu'on se proméne, ou que l'on court avec violence, on ressent de la douleur & de l'embarras dans cette partie.

Le repos augmente ce mal. C'est pourquoi il est nécessaire de s'exercer & de travailler ; il faut cependant prendre garde de ne point pousser le travail, ni l'exercice trop loin, de crainte qu'ils n'allument la fiévre. Il est nécessaire de se faire oindre, de se faire frotter, & de suer. Toutes les choses douces sont contraires, de même que le lait, & le fromage. Les acides conviennent parfaitement ; on se trouve bien de boire du vinaigre fort âcre, & principalement du vinaigre de scille.

Il faut manger des salines, des olives
conservées dans de la saumure forte;
de la laituë, de la chicorée, de la poirée trempée dans du vinaigre, de la
moutarde, des raves sauvages, des panais. Pour ce qui est de la chair des
animaux, on mange les piés & les bajoues: on choisit par préférence les oiseaux maigres, & le gibier de la même
espéce. On donne à jeun pour boisson,
une décoction d'absynthe. Après les
repas, on fait boire de l'eau de forge-
ron dans laquelle on éteint un fer rouge. Il n'y a rien de mieux que cette
eau, pour diminuer le volume de la ratte; l'expérience fait voir que les animaux nourris chez ces ouvriers, ont la
ratte beaucoup plus petite que les autres. On peut faire usage d'un vin léger & austère; on fait choix d'alimens
& de boisson qui poussent par les urines. La semence de tréfle, le cumin,
l'ache, le serpolet, le cytise, le thym,
l'hyssope, la sarriette, ont sur-tout
cette propriété; & il semble qu'on ne
peut rien donner de mieux, pour faire
couler les urines. On se trouve aussi
fort bien de manger de la ratte de bœuf.
Enfin la roquette & le cresson résol-
vent parfaitement les tumeurs de la

ratte. On doit aussi , pour dissiper ce
mal , faire usage des remédes extérieurs ;
on applique l'onguent aromatique de
myrobolan , ou bien un onguent fait
avec la semence de lin , & de cresson ,
auquel on ajoute de l'huile & du vin ;
on fait une préparation avec le cyprès
vert , & les figues séches. On use d'un
mélange fait avec la semence de moutarde & une quatriéme partie de suif
de bouc , pris de dessus les reins ; on
broye le tout dans du sel , & on l'applique tout de suite sur la ratte. On
peut employer dans cette maladie, les
câpres de plus d'une façon ; car on
peut en méler avec les alimens que l'on
prend, & on peut en avaler la saumure
avec du vinaige. Il est à propos même de
broyer la racine ou l'écorce du câprier,
avec du son, ou la câpre elle-même,
avec du miel , & de l'appliquer extérieurement. On se sert aussi d'emplâtres
qu'on ajuste pour cela.

CHAPITRE XIII.

Des maladies des Reins.

LES maladies des Reins font longues & dangereuſes ; le danger eſt ſur-tout conſidérable, ſi l'on vomit fréquemment de la bile. Le malade doit ſe tranquillifer, ſe coucher dans un lit mollet ; on doit purger, donner des lavemens, ſi les purgatifs ne font rien ; faire prendre ſouvent des bains tiédes ; ne prendre ni alimens, ni boiſſons qui ne ſoient chauds. S'abſtenir de toutes les choſes ſalées, âcres, acides ; ne point manger de fruits, boire copieuſement ; ajouter tantôt à la nourriture, tantôt à la boiſſon que l'on prend, du poivre, du porreau, de la férule, du pavot blanc. Toutes ces plantes font très-propres pour faire couler les urines.

S'il y a ulcère aux reins, & ſi cet ulcère n'eſt pas ſuffiſamment détergé, on prend ſoixante grains de ſemence de concombre, dont on a ôté l'écorce, quinze pignons de pin ſauvage, une pincée d'anis & un peu de ſafran ; on

broye le tout enfemble , & on le fait
prendre dans deux verres de vin miéllé.

S'il ne s'agit fimplement que d'adoucir la douleur ; on broye trente grains
de femence de concombre, vingt pignons de pin fauvage, cinq noix grecques, & un tant foit peu de fafran ; &
l'on fait avaler le tout dans du lait. On
fe trouve auffi fort bien d'appliquer
des cataplafmes , principalement des
cataplafmes qui attirent l'humeur
au - dehors.

CHAPITRE XIV.

Des maladies des inteftins , & pre-
miérement du cholera-morbus.

DES vifcères nous pafferons aux
inteftins , qui font fujets à des
maladies aiguës & chroniques. Nous
commencerons par le cholera - morbus
qui eft une maladie qui paroît commune à l'eftomac & aux inteftins ; car le
malade va par haut, & par bas ; outre
cela , il y a gonflement & des tranchées dans les inteftins ; la bile qu'on
rend, eft d'abord femblable à de l'eau ;

enſuite à de la lavure de chair ; quelquefois elle eſt blanche , quelquefois
noire , ou de différente couleur. Les
Grecs ont appellé cette maladie *cholera*. Outre les ſymptomes dont nous venons de parler, les jambes & les mains
ſe retirent quelquefois ; le malade eſt
preſſé d'une ſoif violente, tombe dans
des foibleſſes ; il n'eſt pas étonnant,
lorſque tous ces accidens ſe rencontrent,
que l'on périſſe promptement. Cependant il n'eſt point de maladie à laquelle on remédie avec moins d'apprêt.

Dès que les ſymptomes que nous venons de rapporter, commencent à paroître , il faut boire beaucoup d'eau
tiéde, & vomir. Il eſt très-rare que l'on
prenne de l'eau tiéde, ſans qu'on la rende auſſi-tôt par le vomiſſement ; mais
quand bien même on ne vomiroit
point, c'eſt toujours un avantage que
de mêler une nouvelle matiére avec
celles qui ſont corrompues dans l'eſtomac ; & d'ailleurs on eſt en partie guéri , lorſque le vomiſſement eſt ſuppri-
mé ; il faut dans ce dernier cas, retrancher ſur le champ toute ſorte de
boiſſon. S'il y a des tranchées , il
faut appliquer ſur l'eſtomac des épithèmes froids & humides, ou tiédes, ſi le
ventre

ventre eſt douloureux ; il eſt bon même en ce cas, de tenir le ventre médiocrement chaud. Si la ſoif, les ſelles, le
vomiſſement tourmentent conſidérablement le malade , & ſi les matiéres que
l'on vomit, ne ſont qu'à demi digérées, il
n'eſt point encore tems de donner du
vin ; on ne doit donner que de l'eau
qui ne ſoit point froide , mais tiéde ; il
faut faire reſpirer du pouliot trempé
dans du vinaigre , ou de la farine de
froment déſſéchée , & ſur laquelle on ait
répandu du vin , ou de la menthe , ou
quelque choſe de convenable.

Lorſqu'il ne paroît plus d'indice de
crudité , c'eſt alors que l'on doit appréhender que le malade ne tombe en foibleſſe. Il faut donc pour lors avoir recours au vin. Celui dont on fait uſage , doit être léger , odoriférent ; il eſt
à propos de le mêler avec de l'eau , ou
avec de la farine de froment , ſéchée ,
ou même d'y tremper du pain, que l'on
ſe trouve bien de manger. Toutes les
fois qu'on a rendu quelque choſe , ſoit
par les ſelles , ſoit par le vomiſſement,
il eſt néceſſaire de rétablir les forces par
les remédes que nous venons d'indiquer. Eraſiſtrate prétendoit qu'il falloit
commencer par prendre trois ou cinq

gouttes de vin dans fa boiſſon ; enſuite il augmentoit peu à peu la doſe. Si Eraſiſtrate a donné du vin dès le commencement en ſi petite quantité, parce qu'il craignoit l'indigeſtion, il a bien fait ; mais il s'eſt trompé, s'il a cru qu'il pouvoit remédier à une grande foibleſſe avec trois gouttes de vin.

Si le malade eſt foible, & ſi ſes jambes ſe retirent, il faut ajouter à ce que nous venons de dire, une potion d'abſynthe. Si les extrémités ſont froides, il faut les oindre avec de l'huile chaude, à laquelle on ait ajouté un peu de cire ; il faut y rappeller la chaleur par des fomentations chaudes. Si malgré ces remédes, les accidens ne ceſſent point, il faut appliquer une ventouſe ſur la région de l'eſtomac, ou mettre deſſus de la graine de moutarde. Lorſque le vomiſſement eſt paſſé, le malade doit tâcher de dormir, ne point boire le lendemain, prendre le bain le troiſiéme jour, réparer petit à petit ſes forces par une bonne nourriture, & un long ſommeil ; s'il dort facilement ; il faut éviter le froid, & la laſſitude. Si lorſque le choléra-morbus eſt guéri, il reſte un peu de fiévre, il eſt néceſſaire de donner des lavemens ; de pren-

dre enfuite du vin & de la nourriture ;
cette maladie eft aiguë , mais fon fiége
paroît être placé de telle façon entre
l'eftomac & les inteftins , qu'il eft difficile de dire de quelle partie elle dépend principalement.

CHAPITRE XV.

De la Paffion Cœliaque du Ventricule.

IL eft auffi une maladie particuliére
au pilore de l'eftomac ; cette maladie
eft chronique , & les Grecs l'appellent
Cœliaque. Dans la paffion cœliaque, le
ventre eft dur & douloureux ; le malade
ne va point à la felle , il ne peut même
rendre de vents. Les extrêmités font
froides ; la refpiration eft difficile. Il
n'y a rien de mieux dans le commencement, que d'appliquer fur tout le ventre, des cataplafmes chauds, pour appaifer la douleur. On doit faire vomir
après le manger, pour défemplir le ventre. Les jours fuivans on applique fur
le ventre, & fur les hanches, des ventoufes féches. On procure la liberté du
ventre, en faifant boire du lait & du

vin falé froid ; ou en faifant manger
des figues vertes, fi l'on eft dans la faifon. Il ne faut cependant pas donner
ni beaucoup de nourriture, ni beaucoup de boiffon à la fois, mais peu &
à différentes reprifes. Il fuffit donc de
faire prendre par intervalle, deux ou
trois verres de boiffon, & de la nourriture à proportion ; on fe trouve bien
de mêler un verre de lait avec un verre
d'eau, & de les faire prendre enfemble.
On doit faire choix d'alimens chauds
& âcres ; l'ail pilé, mêlé avec le lait,
fait auffi fort bien.

Au bout de quelque tems, il eft néceffaire d'employer la geftation, & fur-
tout de naviger ; de fe faire faire trois
ou quatre frictions par jour avec de
l'huile, à laquelle on ait ajouté du nître ; on fe fait répandre fur le corps de
l'eau chaude après les repas, enfuite on
fe fait appliquer fur tous les membres,
excepté fur la tête, de la graine de
moutarde, qu'on laiffe jufqu'à ce qu'il
y ait rougeur & érofion, fur-tout fi l'on
a affaire à un homme qui foit robufte.
On paffe enfuite par dégrés aux chofes
qui peuvent refferrer le ventre : on ne
mange que de la viande rôtie, qui foit
fort nourriffante, & qui ne fe corrom-

pe point facilement. On prend pour toute boiſſon deux ou trois verres d'eau de pluye, qu'on a fait bouillir.

Si le mal eſt invéteré, il faut avaler environ la groſſeur d'un grain de poivre, d'excellent laſer, & boire de jour à autre du vin, ou de l'eau; quelquefois on boit un verre de vin après chaque repas. On fait prendre des lavemens d'eau de pluye dégourdie, principalement s'il reſte de la douleur vers le bas du ventre.

CHAPITRE XVI.

De la maladie de l'inteſtin grêle.

LES inteſtins ſont ſujets à deux maladies, dont l'une attaque les inteſtins grêles, & l'autre les gros inteſtins. La premiére eſt aiguë, la ſeconde peut être chronique. Dioclès de Caryſte a appellé la maladie des inteſtins grêles, *Chordapſe*, & celle des gros inteſtins *Ileon*. Mais aujourd'hui la plùpart des Médecins appellent celle-là *Ileon*, & celle-ci Colique. La premiére excite des douleurs tantôt au-deſſus, & tantôt au-

deſſous de l’ombilic; il y a inflammation dans l’un & l’autre endroit. Il ne
paſſe ni vent ni matiére par bas. Si c’eſt
la partie ſupérieure qui eſt affectée, on
vomit le chyle; ſi c’eſt l’inférieure, on
rend les excrémens par la bouche. Dans
l’un & l’autre cas, le danger eſt grand;
& il le devient encore d’avantage, ſi le
vomiſſement eſt bilieux, de mauvaiſe
odeur, de diverſes couleurs, ou noir.

Il faut ſaigner, ou appliquer les ventouſes en différens endroits, ſans cependant faire de ſcarifications dans tous
les endroits où on les applique, il ſuffit
d’en faire dans deux ou trois, & d’attirer l’air des autres. Il faut alors examiner où eſt le mal; il s’éleve ordinairement une tumeur au-deſſus. Si le mal
a ſon ſiége au-deſſus de l’ombilic, les
lavemens ſont inutiles; mais s’il eſt au-
deſſous, c’eſt un excellent reméde, que
de donner de tems en tems des lavemens, ainſi qu’Eraſiſtrate le prati-
quoit; ils ſont d’un très - grand ſecours dans les maladies de ces parties.
On prépare les lavemens avec une crême d’orge mondé paſſée par la chauſſe;
on y ajoute de l’huile & du miel, &
rien de plus. S’il ne paroît à l’extérieur
aucune tumeur, il faut placer les deux

mains fur le bas ventre, & les faire couler doucement tout le long du ventre ; par-là on trouvera néceſſairement l'endroit du mal ; car il fera furement rénitent au toucher. On ſçaura alors s'il eſt à propos ou non, de donner des lavemens. Les remédes généraux ſont d'appliquer des cataplaſmes chauds, & d'en mettre depuis les mamelles juſqu'aux aines, & à l'épine ; il faut changer ſouvent ces cataplaſmes ; faire des frictions ſur les bras & les jambes ; mettre le malade dans un bain d'huile chaude. Si la douleur ne s'appaiſe point, il faut lui donner un lavement avec trois ou quatre verres d'huile chaude. Si à l'aide de ces remédes, le malade rend des vents par bas, on peut lui donner du vin miellé tiéde, mais en petite quantité ; avant ce tems, il faut bien ſe donner de garde. de lui rien laiſſer boire ; s'il ſe trouve bien du vin miellé, on y ajoute la *ſorbition.*

On ne donne une nourriture plus forte, que lorſque la fiévre & la douleur ſont appaiſées ; les alimens ne doivent être ni venteux, ni fort nourriſſans ; ils pourroient nuire aux inteſtins qui ſont encore très-foibles. La boiſſon doit être de l'eau pure ; tout ce qui eſt vineux, ou acide, eſt contraire à cette maladie. Il faut renoncer pour quelque tems au bain, à la promenade, à la geſtation, & à tous les autres exercices du corps : car ce mal revient très-facilement ; & l'on retombe, à moins que les inteſtins ne ſoient parfaitement rétablis, pour le peu qu'on s'expoſe au froid, ou que l'on s'agite.

CHAPITRE XVII.

De la maladie des gros inteſtins.

LA maladie qui attaque les gros inteſtins eſt ſituée principalement dans les environs du *cœcum*. Il y a dans cet endroit, un gonflement conſidérable, accompagné de douleurs fort vives, ſur-tout dans le côté droit. L'inteſtin ſemble ſe tordre, ce qui coupe preſque la reſpiration. Cette maladie eſt ordinairement occaſionnée par le froid, ou par quelque indigeſtion ; elle s'appaiſe enſuite, & revient ſouvent dans le cours de la vie, ſans cependant abréger pour cela les jours.

Lorſqu'on commence à ſe reſſentir de la douleur, il faut appliquer ſur le ven-

tre

tre, des épithèmes secs & chauds ; on commence par les plus doux, enfuite on en applique de plus forts. On attire en même tems la matiére, en faifant des frictions fur les extrémités, c'eft-à-dire, fur les bras & les jambes. Si le mal ne céde point à ces remédes, il faut appliquer les ventoufes fans fcarification, fur l'endroit où l'on reffent de la douleur. On fe fert auffi d'un médicament fait exprès pour cette maladie, & qu'on appelle *colicon*. Caffius fe vantoit d'en être l'auteur. Ce médicament fait mieux en boiffon ; il appaife cependant auffi la douleur, étant appliqué extérieurement, parce qu'il diffipe les flatuofités.

A moins que la douleur ne foit entiérement paffée, on ne doit donner ni à manger, ni à boire au malade. J'ai déja dit de quelle façon devoient vivre les perfonnes qui font fujettes à cette maladie. Voici quelle eft la compofition du médicament qu'on appelle *colicon* : Prenez de menthe cocq, d'anis, de caftoreum, de chacun p. III. * ; de perfil p. IV. * ; de poivre long & rond, de chacun p. V. * ; de larmes de pavot, de jonc rond, de myrrhe, de nard, de chacun p. VI. * : incorporés le tout dans

du miel. On peut avaler ce médicament
en forme de bol, & le prendre dans de
l'eau chaude.

CHAPITRE XVIII.

De la Dysenterie.

LA maladie des intestins qui approche le plus de celles dont nous venons de parler, ce sont les tranchées,
que les Grecs appellent *Dysenterie.* La
membrane interne des intestins est ul-
cérée ; les malades rendent du sang qui
tantôt est mêlé avec quelque matiére
fécale toujours liquide , & tantôt avec
des mucosités. Ils jettent aussi quelquefois comme des espéces de raclures de
chair. On a des envies fréquentes d'aller à la selle : on ressent de la douleur à
l'anus : on ne rend que peu de chose à
la fois, & même avec douleur, & cette
douleur augmente encore, lorsqu'on va
à la selle : elle s'appaise ensuite pendant
quelque tems , mais elle revient bien-
tôt & ne laisse que peu d'intervalle ; le
sommeil est interrompu, il y a une petite fiévre. Cette maladie, lorsqu'elle est
invétérée , se termine enfin après bien

du tems par la mort, ou fait souffrir encore long-tems, lors même qu'elle est passée. Il faut commencer par garder un parfait repos ; car on ne peut s'agiter, sans irriter l'ulcère : on prend ensuite à jeun, un verre de vin, dans lequel on a mêlé de la racine de quinte-feuille pilée. On applique sur le ventre des cataplasmes répercussifs, ce qui feroit un mauvais effet dans les autres maladies du ventre, dont nous avons parlé plus haut. Toutes les fois qu'on a été à la selle, il faut se laver avec de l'eau chaude, dans laquelle on a fait bouillir de la verveine. On mange du pourpier ou cuit ou confit dans de la saumure forte. Les alimens & la boisson doivent être propres à resser-rer le ventre.

Si la maladie est ancienne, il faut don-ner des lavemens ou de crême d'orge mon-dé, ou de lait, ou de graisse fondue, ou de moelle de cerf, ou d'huile, ou de beurre avec l'huile rosat, ou de blancs d'œufs cruds, mêlés avec la même huile dans laquelle on fait bouillir de la graine de lin. Si le malade ne dort point, on lui donne des jaunes d'œufs délayés dans une décoction de fleurs de roses. Ces remé-des appaisent la douleur, & rendent les

ulcéres plus benins ; ils produisent sur-
tout un bon effet , si le malade est dégouté. Thémison faisoit prendre de la
saumure forte & très-âcre.

On doit faire choix d'alimens qui
resserrent légérement le ventre ; ceux
qui poussent par les urines , s'ils produisent leur effet, font très-bien dans
cette maladie , en détournant ailleurs les
humeurs ; autrement, ils augmentent le
mal ; c'est pourquoi il ne faut les donner qu'aux malades chez lesquels ils
ont coutume d'agir promptement. S'il
y a un peu de fiévre , on ne doit donner pour toute boisson, que de l'eau
pure chaude , ou de l'eau qui resseére le
ventre ; s'il n'y a point de fiévre , on
donne un vin léger , austère. Si au bout
de plusieurs jours, on ne s'apperçoit
point que ces remédes fassent effet , &
si le mal dure déja depuis un certain
tems , on fait boire de l'eau bien froide ; cette eau resseére les ulcères , &
commence à rétablir la santé ; on se
remet à l'eau chaude , dès que l'on ne
va plus à la selle.

Quelquefois les déjections sont mêlées de sanie putride , & de très-mauvaise odeur , quelquefois aussi on ne
rend que du sang tout pur. Si les déjec-

tions font fanieufes , il faut déterger
l'ulcère avec des lavemens de vin miéllé ; enfuite on emploie ceux dont nous
avons parlé plus haut. Le vermillon en
fubftance, pilé & mêlé avec une chopine de fel , eft un fort bon reméde contre l'ulcère des inteftins. Si on ne veut
point s'en fervir de cette façon , on
fait diffoudre ces deux ingrédiens dans
de l'eau , & on les donne en lavement.
Si c'eft du fang que l'on rend , il faut
ufer de boiffons & d'alimens aftringens.

CHAPITRE XIX.

De la Lienterie.

LA Dyfenterie eft quelquefois fuivie
de la Lienterie , maladie dans laquelle les inteftins ne retiennent rien, &
où l'on rend prefque fur le champ , les
alimens tels qu'on les a pris, fans être
digérés. Cette maladie traine quelquefois en longueur ; elle fait auffi quelquefois périr brufquement le malade.

On doit employer les aftringens pour
rendre de la force aux inteftins, & les
mettre en état de retenir les alimens.

On applique fur la poitrine, de la graine de moutarde, & lorfqu'il y a ulcération, on applique un cataplafme qui attire au-dehors l'humeur. On baigne le malade dans une décoction de verveine; on ne lui donne que des alimens & des boiffons capables de refférer le ventre; on lui répand fur le corps, de l'eau froide; il ne faut cependant point faire tous ces remédes à la fois, de crainte de produire un mal contraire, en attirant une colique violente; il faut raffermir petit à petit les inteftins, & augmenter de jour en jour le nombre des remédes. Il eft néceffaire dans tous les flux de ventre, mais fur-tout dans la lienterie, de ne point aller à la felle toutes les fois qu'on en a envie, mais feulement lorfqu'il en eft béfoin; il faut, en faifant des efforts pour fe retenir, accoutumer les inteftins à garder les alimens qu'ils contiennent.

Une autre attention qu'il faut auffi avoir dans toutes les efpéces de maladies, & principalement dans celle-ci; c'eft que la plûpart des remédes dont on fait ufage, étant défagréables, comme le plantin, les mûres fauvages, & tout ce qui eft préparé avec l'écorce de grenade, on doit fur-tout faire choix de ceux qui font le plus du goût du malade ; & s'il arrivoit que tous lui dépluſſent, il vaudroit mieux, pour réveiller en lui l'appétit, lui en donner qui fiſſent moins d'effet, mais qui le flataſſent davantage. Les frictions, l'exercice font auſſi néceſſaires dans cette maladie. La chaleur du ſoleil, du feu, le bain, le vomiſſement, ainſi qu'Hippocrate l'a remarqué, font un bon effet ; on peut même faire vomir avec l'hellébore blanc, ſi les autres vomitifs font peu d'effet.

CHAPITRE XX.

Des vers qui s'engendrent dans les inteſtins.

IL s'engendre quelquefois des vers dans les inteſtins ; on les rend tantôt par les ſelles, & tantôt, ce qui eſt plus dégoutant, par la bouche. Ces vers font quelquefois plats, & ce font les plus mauvais ; quelquefois ils font ronds. Si les vers font plats, il faut donner pour boiſſon de l'eau, dans laquelle on ait fait bouillir du lupin, ou de l'écorce de mûrier ; ou dans

laquelle on ait mêlé de l'hyſſope écraſée, ou quelques pincées de poivre, &
un peu de ſcammonée ; ou bien on
fait manger un jour beaucoup d'ail, &
le lendemain on fait vomir. Le jour
d'après qu'on a vomi, on prend une
poignée de petites racines de grenadier ; on les écraſe ; on les fait bouillir dans trois ſétiers d'eau , juſqu'à
diminution d'un quart ; on y ajoute
enſuite un tant ſoit peu de nître ; on
boit à jeun cette décoction ; trois heures après, on reprend deux doſes de la
même boiſſon, ou de ſaumure épaiſſe,
mêlée avec cette décoction, enſuite on
ſe met ſur un baſſin rempli d'eau chaude. Si les vers ſont ronds, eſpéce qui
attaque ſur-tout les enfans ; on peut
faire les mêmes remédes , & même en
employer quelques-uns moins forts,
comme la ſemence écraſée d'ortie ou
de chou, ou celle de cumin ou de menthe, avec de l'eau, ou l'abſynte bouillie, ou l'hyſſope dans de l'eau miéllée,
ou la ſemence de creſſon écraſée & mêlée dans du vinaigre ; on ſe trouve
auſſi fort bien de manger du lupin &
de l'ail , ou de prendre des lavemens
d'huile.

CHAPITRE XXI.

Du Ténesme.

IL est une autre maladie plus légére que celles dont nous venons de parler, & que les Grecs appellent *Tenesme*. On ne doit la ranger ni dans la classe des maladies aiguës, ni dans celle des maladies chroniques, puisqu'elle se guérit facilement, & qu'elle ne fait jamais mourir le malade, s'il ne survient quelque autre accident. On a dans le ténesme comme dans la dysenterie, des envies fréquentes d'aller à la selle, & l'on n'y va pareillement qu'avec douleur. Les selles sont pituiteuses, & ressemblent à de la mucosité ; elles sont aussi quelquefois légérement sanguinolentes ; d'autrefois elles sont comme dans l'état naturel, mais mêlées de quelques-unes de ces matiéres.

Il faut prendre des bains tiédes ; appliquer souvent des remédes sur l'anus ; il y en a plusieurs qui sont propres pour cela, comme le beure avec l'huile rosat ; le suc d'acacia dissous dans le vinaigre ; l'emplâtre que les Grecs appellent *tetrapharmacon*, liquéfié avec l'huile rofat ; l'alun étendu fur de la laine, & appliqué de cette façon. On donne les mêmes lavemens que dans la dyfenterie; on fait auffi pareillement des fomentations fur les parties inférieures, avec une décoction de verveine ; on boit alternativement de l'eau pendant un jour, & du vin léger & auftère, pendant un autre ; la boiffon doit être tiéde, & même plus froide que tiéde. Le régime de vivre eft le même que dans la dyfenterie.

CHAPITRE XXII.

Du flux de ventre.

LA diarrhée, maladie dans laquelle le ventre eft lâche, & où l'on va à la felle plus fouvent que de coutume, n'eft qu'une incommodité légére, lorfqu'elle eft récente. Elle eft quelquefois accompagnée d'une douleur fupportable ; quelquefois auffi, la douleur eft des plus vives. C'eft fouvent un bien que d'avoir un flux de ventre pendant un jour, & même pendant pluſieurs, pourvu qu'il n'y ait point de fiévre, & que ce flux ne dure pas plus de ſept jours. Le corps par-là ſe nétoye & ſe débarraſſe avec avantage des matiéres qui étant retenues au-dedans, auroient pu lui nuire ; mais lorſqu'il dure davantage, il eſt dangereux ; il cauſe quelquefois la dyſenterie, allume la fiévre, & conſume les forces. Il ſuffit de ſe tranquilliſer le premier jour, ſans rien faire qui puiſſe arrêter le flux ; s'il s'arrête de lui-même, on prend le bain, & un peu de nourriture : s'il ſubſiſte, on s'abſtient non ſeulement de manger, mais même de boire. Le lendemain, ſi le ventre continue d'être lâche, on ſe tranquilliſe encore, & on prend quelques alimens aſtringens. Le troiſiéme jour, on ſe baigne, on ſe fait faire de fortes frictions ſur toutes les parties, à l'exception du ventre ; on ſe tourne le dos au feu ; on uſe d'alimens aſtringens ; on boit un peu de vin pur ; ſi le flux dure encore le quatriéme, on prend plus de nourriture, mais on ſe fait vomir. Enfin les ſeuls remédes qu'on emploie, juſqu'à ce qu'il ſoit paſſé, ſont la ſoif, la faim & le vomiſſement. Il eſt preſque impoſſible qu'avec ces précautions, on n'arrête

le flux de ventre. Il eſt une autre voie
pour l'arrêter ; c'eſt de ſouper ; enſuite de ſe faire vomir ; le lendemain
de ſe tenir au lit ; le ſoir de ſe faire
oindre, mais légérement ; après quoi on
mange environ une demi livre de pain,
trempé dans du vin d'Aminée pur , puis
quelque choſe de rôti , ſur-tout un
oiſeau. Après cela on boit du même
vin , mêlé dans de l'eau de pluie ; on
continue de vivre de cette façon, juſqu'au cinq , & on ſe fait vomir de
nouveau. Aſclepiade a prétendu contre le ſentiment des anciens, que la
boiſſon devoit être froide , & très-
froide ; pour moi, je penſe que chacun
doit ſe décider là-deſſus, ſelon qu'il s'eſt
bien ou mal trouvé de boire chaud
ou froid. Il arrive quelquefois que ce
mal , pour avoir été négligé pendant
pluſieurs jours , devient très-difficile à
guérir. On doit commencer par ſe faire
vomir ; on ſe fait oindre enſuite le lendemain au ſoir dans un lieu chaud ; on
prend peu de nourriture ; on boit pur, le
vin le plus dur qu'on peut trouver ; on
ſe fait appliquer ſur le ventre de la ruë
avec du cérat. Il n'eſt point néceſſaire
dans la diarrhée de ſe promener , ni de
ſe faire faire de frictions ; on ſe trouve

bien d'aller en voiture, & encore mieux d'aller à cheval ; il n'y a rien qui rafermisse davantage les intestins, que l'exercice du cheval.

S'il est nécessaire d'employer pour la guérison, des médicamens, le meilleur est celui qui se prépare avec des fruits. Dans le tems de la vendange, on ramasse des poires & des pommes sauvages, on les met dans un grand vase ; au défaut de poires & de pommes sauvages, on prend des poires de Tarente vertes, ou de Segni, des pommes de Scandie ou d'Amerine, & de Myrrhapie ; on y ajoute des coings, des grenades avec leur écorce, des cormes, & même celles qui causent des tranchées, & qui sont le plus en usage : on met tous ces fruits ensemble, de façon qu'ils tiennent les trois quarts du vase, qu'on acheve de remplir avec du moût de vin : on fait bouillir le tout, jusqu'à ce qu'il soit entiérement liquéfié, & qu'il forme un seul & même corps. Ce reméde n'est point disgracieux au goût ; & on peut toutes les fois qu'il en est besoin, en prendre modérement ; il resserre le ventre, sans nuire en aucune façon à l'estomac. Il suffit d'en prendre deux ou trois cuillerées par jour. Un second

reméde plus fort que le premier ; c'est
de choisir des bayes de myrthe, d'en
faire du vin, de le faire bouillir, jufqu'à ce qu'il n'en refte que la dixiéme
partie, & d'en boire un verre. Un troifiéme que l'on peut faire en tout tems,
c'est d'ôter tous les pepins d'une grenade, d'y remettre enfuite les zeftes
qui féparent chaque grain ; d'y ajouter
des œufs cruds, & de mêler le tout avec
une fpatule : après cela on met la grenade fur un brafier ; elle ne fe brûle
pas tant qu'il refte de la liqueur en
dedans ; lorfqu'elle commence à fe fécher, on l'ôte de deffus le feu ; on tire
enfuite avec une cuillier, ce qui refte
au-dedans, & on le mange. Ce reméde,
en y ajoutant quelques autres ingrédiens, eft plus efficace que les deux
premiers ; c'eft pourquoi on le mêle
avec du poivre & du fel, & on l'avale
de cette façon. On peut auffi prendre
une bouillie dans laquelle on ait fait
cuire un peu de vieux rayon de miel.
La lentille cuite avec l'écorce de grenade, les fommités de mûrier fauvage,
bouillies dans de l'eau, & mangées
avec de l'huile & du vinaigre, font un
bon effet ; on fe trouve bien auffi de
boire de l'eau dans laquelle on ait fait

bouillir ou des dattes, ou des coings,
ou des cormes féches, ou des mûres
fauvages. C'eft cette décoction que j'entends, toutes les fois que je dis qu'il
faut faire ufage d'une boiffon aftrin-
gente. On fait auffi bouillir une chopine de froment dans du vin auftère
d'Aminée ; on fait avaler à jeun ce froment au malade, lorfqu'il a foif, & on
lui fait boire le vin par-deffus. Ce reméde mérite d'être mis au rang des plus
efficaces. On donne pour boiffon, du
vin de Segni, ou du vin fouffré auftère,
ou tel autre qu'on voudra, pourvu
qu'il foit de cette qualité. On pile, avec
fon écorce & fes fémences, une grenade, & on la met dans du vin auftère ; on fait prendre au malade, ce vin
pur ou avec de l'eau. Mais il eft inutile de faire aucun reméde, à moins
que le flux de ventre ne foit confidérable.

CHAPITRE XXIII.

Du mal de matrice.

LES femmes font fujettes au mal de matrice; maladie qui provient immédiatement de l'eftomac, & qui affecte fouvent tout le corps. Celles qui en font attaquées, éprouvent quelquefois des foiblefles fi grandes, qu'elles tombent par terre, comme dans l'épilepfie. Cette maladie en différe cependant, en ce que les yeux ne fe renverfent point, qu'on n'écume point par la bouche, & qu'il n'y a point de mouvemens convulfifs ; la malade paroît feulement comme dans un affoupiffement profond. Si ce mal revient fouvent à une femme, il dure toute fa vie.

Dès qu'une femme eft dans cet état, on doit la faigner, fi fes forces le permettent; fi elle eft foible, il faut lui appliquer les ventoufes aux aines; fi elle demeure, ou fi elle a coutume de demeurer fort long-tems en foiblefle, on lui fait refpirer la vapeur d'une méche de lanterne, éteinte, ou quelque

autre

autre chofe de mauvaife odeur, pour la faire revenir. L'eau froide répandue fur le corps produit le même effet ; la rue pilée avec le miel, le cérat mêlé avec le parfum de Chypre, ou tout autre cataplafme chaud & humide, appliqué fur les parties naturelles jufqu'au pubis, font auffi très-bien. On doit en même-tems qu'on ufe de ces remédes, faire des frictions fur les hanches, & fur les jarrets.

Lorfque la malade eft revenue à elle, il faut lui interdire pendant un an l'ufage du vin, quand même il n'y auroit point de rechute ; il faut faire des frictions fur tout le corps, mais principalement fur le ventre, & les jarrets. On n'ufe que d'alimens de la claffe moyenne ; on applique tous les trois ou quatre jours, de la graine de moutarde fur le bas ventre, jufqu'à ce qu'il y ait rougeur. S'il refte quelque dureté, on fe fert avec fuccès, pour ramollir les parties, du folanum qu'on trempe d'abord dans du lait ; qu'on broye enfuite, & qu'on mêle avec de la cire blanche, de la moëlle de cerf, & de la pommade d'iris. Le fuif de taureau ou de chevre, malaxé avec l'huile rofat, eft auffi un fort bon remède. On mêle dans les boiſſons , du caſtoreum ou de la nielle ou de l'anet. S'il y a amas d'humeurs , on purge avec le jonc quarré ; ſi la matrice eſt ulcerée, on ſe ſert d'un cérat fait avec l'huile roſat. On peut auſſi employer l'axonge récente de porc, qu'on mêle avec des blancs d'œufs, ou les blancs d'œufs avec l'huile roſat, à quoi on ajoute les fleurs de roſes pulveriſées, afin qu'ils prennent plus facilement conſiſtance. Si la matrice eſt douloureuſe, il faut faire des fumigations avec le ſouffre.

Si le flux menſtruel eſt trop conſidérable, on doit appliquer ſur les aines ou ſous les mamelles, les ventouſes avec ſcarification. Si les régles coulent en trop petite quantité, il faut les faire venir avec plus d'abondance. Les olives * blanches, le pavot noir, pris avec du miel, la gomme diſſoute avec la ſemence d'ache pilée, & priſe dans un verre de vin fait de raiſins ſéchés au ſoleil, ont cette propriété.

Outre ces remédes, il eſt à propos d'employer dans toutes les douleurs de matrice, des potions faites avec les ſub-

---

* Nous avons ſuivi ici le texte du Manuſcrit de la Bibliothéque du Roi.

stances odoriférentes, comme le nard,
le saffran, le cinamome, la canelle, &
autres semblables. La décoction de lentisque fait le même effet. Si la douleur
est insupportable, & si les régles coulent, il est même à propos de tirer du
sang, ou tout au moins d'appliquer les
ventouses sur les hanches avec scarification.

Du flux d'urine.

Lorsque la quantité d'urine excéde
la quantité de boisson que l'on prend,
si le flux est sans douleur, mais s'il rend
maigre, & met le malade en danger,
& si l'urine est ténue, il est nécessaire
de prendre de l'exercice, de se faire des
frictions, principalement au soleil, ou
au feu ; on ne doit prendre le bain que
rarement, & y rester fort peu. Il faut
user d'alimens astringens, boire du vin
austère, pur, froid en Eté, & tiéde en
Hyver, & en prendre toujours le moins
qu'il est possible ; on doit prendre des
lavemens, ou se purger avec le lait. Si
l'urine est épaisse, l'exercice doit être
plus fort, ainsi que les frictions ; on doit
rester plus long-tems dans le bain ; il
faut user d'alimens tendres, & de vin
austère. Dans l'un & l'autre cas, on doit

s'abſtenir de toutes les choſes qui ont coutume de pouſſer par les urines.

CHAPITRE XXIV.

Du flux immoderé de ſémence par les parties naturelles.

LE flux immoderé de ſémence, eſt une maladie des parties naturelles, dans laquelle la ſémence s'écoule involontairement, & ſans que l'imagination ſoit frappée d'aucun objet laſcif. Ce mal au bout d'un certain tems, fait périr le malade de conſomption.

Ceux qui en ſont attaqués, doivent ſe faire faire de fortes frictions; ſe baigner dans l'eau la plus froide, s'en faire répandre ſur le corps; ne rien boire, ni manger qui ne ſoit froid; ne faire aucun uſage des alimens indigeſtes, & venteux; ne rien prendre de tout ce qui peut augmenter la quantité de la ſémence, comme la premiére fleur de farine d'épautre, la fleur de farine de froment, les œufs, la fromentée, l'amidon, les chairs glutineuſes, le poivre, la roquette, les bulbes, les pi-

gnons. Il est aussi à propos, de se faire
faire des fomentations astringentes sur
les parties inférieures avec une décoction de verveine, & de se faire appliquer
sur le bas ventre & les aines, des cataplasmes faits avec la même plante,
bouillie dans du vinaigre. Il faut sur-
tout éviter la rue, & ne point dormir
couché sur le dos.

CHAPITRE XXV.

Des maladies des hanches.

IL me reste à parler des extrémités
du corps, qui sont unies entre elles
par le moyen des articulations ; je commencerai par les hanches. On est sujet
à y ressentir une douleur des plus vives,
qui affoiblit certains malades, & ne se
passe point chez d'autres ; ce mal est
d'autant plus difficile à guérir, qu'il ne
se jette ordinairement sur ces parties
qu'à la suite de longues maladies, &
d'un caractère rebelle, qui ne quittent
les parties qu'elles attaquoient d'abord,
que pour venir se fixer sur celles-ci.

On commence par faire des fomen-

tations sur les hanches avec de l'eau
chaude ; on applique ensuite des cataplasmes chauds. L'écorce de câprier
coupée en menus morceaux, & mêlée
avec de la farine d'orge, ou avec des
figues bouillies dans de l'eau, fait un
fort bon effet ; il en est de même de la
farine d'yvraie, qu'on fait bouillir dans
du vin & de l'eau, & qu'on mêle avec
de la lie séche ; mais comme ces drogues se refroidissent aisément, il vaut
mieux appliquer des cataplasmes pendant la nuit. La racine d'aunée broyée,
& bouillie dans du vin austère , &
qu'on applique ensuite tout le long des
hanches, est un des meilleurs remédes
qu'on puisse employer. Si le mal ne
céde point, il faut employer la vapeur
chaude de sel ; si la douleur résiste à ce
dernier reméde, ou s'il survient une tumeur, on doit employer les ventouses
avec scarification ; on donne des remédes propres à pousser par le urines ; si
le ventre est resserré, on fait prendre
des lavemens. Le dernier reméde qu'on
doit tenter, & qui est aussi très-efficace
dans les maladies du bas ventre, c'est
de faire des ulcères artificiels avec un
fer rouge, sur les hanches dans trois
ou quatre endroits. Il faut aussi faire

des frictions fur-tout au foleil, & plufieurs fois chaque jour, afin de diffiper
& d'emporter les humeurs qui par leur
engorgement dans ces parties, ont donné lieu à la maladie; on doit faire ces
frictions fur les hanches mêmes, fi elles
ne font point ulcérées, & fi elles le
font, il faut les faire fur les autres parties. Une régle générale qu'on doit
fuivre, c'eft que lorfqu'on a été obligé d'ulcérer une partie avec un fer
rouge, pour donner une iffue à l'humeur nuifible, on ne doit jamais guérir ces fortes d'ulcères, auffitôt qu'on
le peut, mais les laiffer durer jufqu'à
ce que la maladie pour laquelle on les
a faits, foit entiérement guérie.

CHAPITRE XXVI.

De la douleur des genoux.

SOus l'articulation des hanches, eft
celle des genoux auxquels on reffent quelquefois de la douleur. Ce mal
fe guérit pareillement par l'application
des ventoufes, & l'ufage des cataplafmes, dont nous venons de parler : il

en eſt de même des douleurs du bras, ou des autres jointures. Il n'y a rien de plus contraire pour un homme qui reſſent de la douleur dans les genoux, que d'aller à cheval. Lorſque ces douleurs ſont invéterées, il eſt preſque impoſſible de les guérir ſans le ſecours du feu.

CHAPITRE XXVII.

Des maladies des articles des mains & des piés.

LES maladies qui attaquent les articles des mains & des piés, ſont plus fréquentes, & plus longues. Pour ce qui eſt de la goutte ſoit aux piés ou aux mains, il eſt rare qu'elle attaque les eunuques, les garçons avant l'uſage du commerce des femmes, & celles-ci à moins que leurs régles ne ſoient ſupprimées. Lorſqu'on en reſſent les premiéres atteintes, il faut ſaigner. La ſaignée préſerve quelquefois de la goutte pour toute l'année, & quelquefois même pour toute la vie. Il en eſt auſſi qui s'étant purgés à fond, en prenant le lait d'âneſſe, ſe ſont garantis de ce mal,

mal, pour toujours. D'autres se font procuré le même avantage, en rénonçant pendant toute une année au vin, aux liqueurs, & aux femmes. Mais il est absolument nécessaire de prendre ces précautions après la premiére attaque, lors même que la douleur est passée. Si la goutte est formée, on peut à la vérité, se moins ménager dans les tems où la douleur s'appaise, mais on ne peut trop prendre de précautions dans ceux où elle a coutume de revenir ; ce qui arrive presque toujours au Printems & en Automne. Lorsque la douleur ne se fait point sentir, on doit recourir à la gestation le matin, ensuite se faire porter, ou se promener doucement ; si c'est une podagre, on doit après de courts intervalles, tantôt s'asseoir, & tantôt marcher. Après la promenade, il faut, sans prendre le bain, & avant que de manger, se faire faire de légeres frictions dans un lieu chaud, y suer, se faire répandre de l'eau tiéde sur le corps ; ensuite prendre des alimens qui soient médiocrement nourrissans ; faire usage en même-tems des diurétiques, & se faire vomir toutes les fois qu'il y a plénitude. Lorsque la douleur est dans toute sa violence, il est important d'exa-

<table>
<tr><td>Tome I.</td><td>M m</td></tr>
</table>

miner ſi elle n'eſt point accompagnée de tumeur, ou s'il y a tumeur avec chaleur, ou ſi la tumeur eſt déja calleuſe; car s'il n'y a point de tumeur, il faut employer des fomentations chaudes. On doit faire chauffer de l'eau de la mer, ou de la ſaumure forte, la verſer enſuite dans un baſſin, & mettre dedans les piés du malade, s'il le peut ſupporter; on met par-deſſus un manteau, & une couverture; on a ſoin enſuite de répandre petit à petit, & fort doucement, de la même eau, le long des bords du vaſe, pour entretenir la chaleur au dedans; on applique pendant la nuit des cataplaſmes échauffans; on ſe ſert principalement de la racine de guimauve bouillie dans du vin; s'il y a tumeur & chaleur, les rafraîchiſſans valent mieux, & l'on ſe trouve bien de faire mettre au malade, l'articulation attaquée, dans l'eau la plus froide; mais il ne faut point le faire tous les jours, ni long-tems chaque fois, de crainte que les nerfs ne ſe durciſſent. Il faut appliquer des cataplaſmes rafraîchiſſans; ne pas les continuer long-tems, & paſſer enſuite à l'uſage de ceux qui ſont en même-tems repercuſſifs & émolliens.

Si la douleur eſt des plus vives, on fait bouillir des têtes de pavots dans du vin , qu'on mêle avec un cerat fait avec l'huile roſat; ou bien on prend partie égale de cire, d'axonge de porc, qu'on fait fondre enſemble; on mêle enſuite le tout avec le vin dans lequel on a fait bouillir les têtes de pavots; on applique ce cataplaſme; on l'ôte lorſqu'il s'eſt échauffé, & on en met un autre à la place.

Si les tumeurs ſont calleuſes & douloureuſes, on ſe trouve bien d'appliquer deſſus une éponge qu'on a trempée auparavant dans de l'huile, ou du vinaigre, ou de l'eau froide; on peut ſe ſervir auſſi d'un cataplaſme fait avec partie égale de cire, de poix & d'alun. Il en eſt pluſieurs autres qui font un fort bon effet, dans la goutte des piés ou des mains. Si la violence de la douleur ne permet pas qu'on applique rien ſur la partie affectée , s'il n'y a point de tumeur, on fait deſſus des fomentations avec une éponge trempée dans de l'eau chaude, où l'on a fait bouillir des têtes de pavots, ou de la racine de concombre ſauvage ; on couvre enſuite les articles de ſaffran mêlé dans du ſuc de pavots & du lait de brebis.

S'il y a tumeur, il faut la fomenter avec de l'eau tiéde, dans laquelle, on ait fait bouillir du lentifque, ou de la verveine, avec quelques autres aftringens. On couvre la tumeur d'un cataplafme fait avec les amandes ameres pilées dans du vinaigre, ou bien avec la ceruffe délayée dans du fuc de pariétaire. La pierre qui ronge les chairs, & que les Grecs appellent *Sarcophage*, adoucit ce mal. On fait avec cette pierre une efpéce de cuvette, dans laquelle on met & on laiffe les piés, lorfqu'on y reffent de la douleur. C'eft avec cette pierre qu'on fait les fépulchres à Affos. La pierre de ce nom fait auffi un bon effet.

Lorfque la douleur & l'inflammation font appaifées, ce qui arrive ordinairement au bout de trente jours, à moins que le malade n'ait encore avec la goutte, quelque maladie particuliére, on doit s'exercer modérement, vivre de régime, fe faire de légeres frictions, fe contenter de fe faire frotter les articles affectés avec les remédes anodins, ou le cérat liquide de Chypre. L'exercice du cheval eft contraire à ceux qui ont la goutte aux piés.

Ceux chez lefquels la goutte a coutume de revenir dans des tems marqués, doivent avant le retour, empêcher par un régime exact, qu'il ne se forme un amas d'humeur nuisible ; & si l'on a lieu de soupçonner que le corps ne soit pas en bon état, il faut se faire vomir, prendre des lavemens, & se purger avec le lait. Erasistrate a banni cette méthode du traitement de la goutte des piés ; il a prétendu que c'étoit attirer l'humeur sur ces parties ; mais il s'est trompé, puisqu'il est évident que toute purgation désemplit les parties inférieures comme les supérieures.

CHAPITRE XXVIII.

De la maniére de rétablir les Convalescens.

SI l'on est long-tems à se remettre de quelque espéce de maladie que ce soit, il faut être éveillé dès le matin, & cependant rester au lit ; se frotter doucement le corps vers la troisiéme heure du jour, avec les mains ointes ; ensuite se promener tant qu'on le

juge à propos, pour se recréer, & sans
songer à aucune affaire. A la promenade il faut faire succéder la gestation,
qui doit durer long-tems: il faut aussi se
faire faire grand nombre de frictions;
changer souvent de lieu, d'air, & d'alimens; boire pendant un jour ou deux
de l'eau, après avoir bû du vin pendant trois ou quatre. Avec ces précautions, on ne courra point risque de tomber dans aucune maladie qui puisse produire la consomption, & l'on repren-
dra promptement ses forces. Lorsqu'on
sera entiérement rétabli, il y auroit
du danger & de l'imprudence à changer tout-à-coup cette façon de vivre : ce
n'est que petit à petit qu'on peut négliger ces attentions, & en venir au point
de vivre à sa fantaisie.

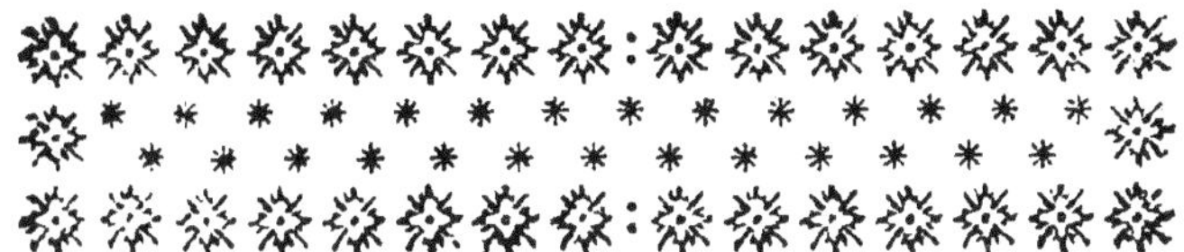

LIVRE CINQUIÉME.

PRÉFACE.

JUSQU'ICI je n'ai parlé que des maladies du corps auxquelles on remédie principalement par le secours du régime. J'en viens à présent à cette partie de la Médecine qui guérit surtout par les médicamens. Les anciens Médecins, Erasistrate & les Empiriques ont attribué de grands effets à ces remédes ; mais personne n'en a fait plus d'usage qu'Herophile & ses Sectateurs : car il n'y avoit presque point de maladie où ils ne les employassent. Ils ont aussi écrit plusieurs volumes sur les propriétés des médicamens. Tels sont les ouvrages de Zenon, d'André, d'Apollonius qui fut surnommé le Rat. Asclepiade a presque banni entiérement de la Médecine, & non sans raison, l'usage des médicamens ; car comme la plûpart sont contraires à l'estomac, &

M m iiij

d'un mauvais fuc, il a mieux aimé porter prefque toutes fes vûës du côté du
régime. On ne peut difconvenir en
effet que le régime ne procure de plus
grands avantages dans la plûpart des
maladies ; mais il faut avouer auffi qu'il
en eft plufieurs qu'on ne peut guérir
fans le fecours des médicamens. Toutes les parties de la Médecine font tellement liées entre elles , qu'il eft impoffible de les féparer entiérement ; &
elles ne tirent leur dénomination, que
du nom de la chofe dont elles font le
plus d'ufage. La premiére qui guérit à
l'aide du régime , a donc befoin quelquefois de la feconde , & la feconde qui
fe fert fur-tout des médicamens, eft auffi
obligée à fon tour d'avoir recours au
régime qui produit de très - grands
effets dans toutes les maladies du corps.
Comme tous les médicamens ont leurs
propriétés particuliéres , & que les uns
font fimples & les autres compofés , je
crois qu'il ne fera pas hors de propos,
avant toute chofe , de rapporter leurs
noms, leurs vertus , & leurs mélanges ;
par-là nous abrégerons la route à ceux
qui pratiquent la Médecine.

CHAPITRE PREMIER.

Des propriétés simples de chaque médicament, & premiérement des médicamens qui ont la propriété d'arrêter le sang.

LES médicamens qui ont la propriété d'arrêter le sang, font le vitriol que les Grecs appellent *Calcanthe*, le chalcitis, l'acacia, la liffe trempée dans de l'eau, l'encens, l'aloës, la gomme, le plomb brûlé, le porreau, la renouée, la terre cimolée, ou la terre à Potier, le mify, l'eau froide, le vin, le vinaigre, l'alun, l'huile de coing, l'écaille de fer, & de cuivre ; cette derniére eft de deux efpéces ; car il y a l'écaille du cuivre fimple, & l'écaille du cuivre rouge.

CHAPITRE II.

Des Cicatrifans.

LES cicatrifans font la myrrhe, l'encens, la gomme, principalement la gomme arabique, l'herbe aux

puces, la gomme adragant, le cardamome, les bulbes, la femence de lin,
le creffon, le blanc d'œuf, la glu, la
colle, la vigne blanche, les efcargots
pilés avec leurs coquilles, le miel cuit,
l'éponge trempée dans de l'eau froide
ou du vin ou du vinaigre ; la laine
graffe trempée dans les mêmes liqueurs;
la toile d'araignée même, fi la bleffure
eft légére. Les répercuffifs font l'alun-
fcaiol, l'huile de coing, l'alun liquide, l'orpiment, le verd de gris, le
chalcitis, & le vitriol.

CHAPITRE III.

Des Maturatifs.

LES maturatifs font le nard, la
myrrhe, la menthe-cocq, le baume, le galbanum, le propolis, * le ftyrax, la fuie, l'écorce du bois qui porte
l'encens, le bitume, la poix, le fouffre,
la réfine, le fuif, la graiffe & l'huile.

---

* Sorte de matiére gluante qu'on trouve à
l'entrée des ruches des Abeilles.

CHAPITRE IV.

Des Apéritifs qu'on emploie dans les blessures.

LES apéritifs qu'on emploie dans les blessures, & qui tiennent les embouchures des vaisseaux ouverts, ce que les Grecs appellent *Anastomose*, sont le cinamome, le baume, la panacée, le jonc quarré, le pouliot, la fleur de violette blanche, le bdellium, le galbanum, la résine du térébinthe & du pin ; le propolis, la vieille huile, le poivre, la pyretre, l'ivette, le raisin des bois, le souffre, l'alun, la semence de ruë.

CHAPITRE V.

Des Détersifs.

LES détersifs sont la rouille, l'orpiment appellé des Grecs *Arsenic* ; il est en tout semblable à la sandaraque, excepté qu'il est plus violent ; l'écaille de cuivre, la pierre ponce,

l'iris, le baume, le ſtyrax, l'encens,
l'écorce de l'arbre qui porte l'encens ;
la réſine du pin , & du térébinthe,
liquide ; l'œnanthe, la fiente de lézard,
le ſang de pigeon, de ramier & d'hyrondelle ; la gomme ammoniac qui eſt en
tout ſemblable au bdellium , excepté
que cette premiére eſt plus forte ; l'au-
ronne , la figue ſéche , le garou , la
raclure d'yvoire, le verjus, le raifort,
la préſure , principalement la préſure
de liévre , qui a les mêmes propriétés
que les autres préſures , mais qui eſt
plus forte ; le fiel de taureau, le jaune
d'œuf crud, la corne de cerf, la glu,
le miel crud, le miſy, le chalcitis, le
ſafran, le raiſin des bois, la litharge,
la noix galle, l'écaille d'airain, la pierre hématite, le vermillon, le cocq, le
ſouffre, la poix crue, le ſaindoux, la
graiſſe, l'huile, la ruë, le porreau, la
lentille, & l'ers.

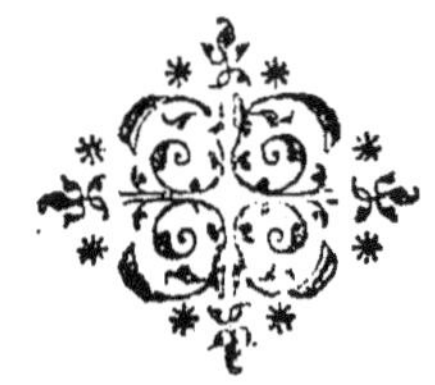

CHAPITRE VI.

Des Corrosifs.

LES corrosifs sont l'alun liquide, mais sur-tout l'alun rond ; le verd de gris, le chalcitis, le misy, l'écaille de cuivre, mais principalement du cuivre rouge, l'airain brûlé, l'arsénic rouge, la mine de plomb rouge, la canelle, le baume, la myrrhe, l'écorce du bois qui porte l'encens, le galbanum, la résine du térébinthe liquide ; l'un & l'autre poivre, mais sur-tout le rond ; le cardamome, l'orpiment, la chaux, le nître, l'écume du nître, la semence d'ache, la racine de narcisse, le verjus, l'écume de mer, l'huile d'amandes amères, l'ail, le miel crud, le vin, le lentisque, l'écume de fer, le fiel de taureau, la scammonée, le raisin des bois, le cinnamome, le styrax, la semence de rue, la résine, la semence de narcisse, le sel, les amandes amères, de même que leur huile ; le vitriol, le borax, la cendre des coquilles.

CHAPITRE VII.

Des médicamens qui rongent.

LES médicamens qui rongent font
le fuc d'acacia, l'ébene, le verd
de gris, l'écaille d'airain, le borax, la
cendre de troëne, le nître, la calamine,
la litharge, l'hypocifte, le diphryge, le
fel, l'orpiment, le fouffre, la roquette,
la fandaraque, la falamandre, l'écume
de mer, les fleurs d'airain, le chalcitis,
le vitriol, l'ochre, la chaux, le vinaigre, la noix-galle, l'alun, le lait du
figuier fauvage, ou de la laituë marine, que les Grecs appellent *Tithymale*;
le fiel, la fuie d'encens, le fpode, la
lentille d'eau, le miel, les feuilles d'olivier, le marrube, la pierre hématite,
la pierre phrigienne, la pierre d'Affos,
& la pierre fciffile, le mify, le vin,
le vinaigre.

CHAPITRE VIII.

Des Caustiques.

LES caustiques sont l'orpiment, le vitriol, le chalcitis, le mify, le verdet, la chaux, le carton brûlé, le sel, l'écaille de cuivre, la suie brûlée, la myrrhe, la fiente de lézard, de pigeon, de ramier, d'hyrondelle ; le poivre, le garou, l'ail, le diphryge ; l'une & l'autre espéce de lait dont nous avons parlé dans l'article précédent, l'hellébore blanc & noir, les cantharides, le corail, la pyretre, l'encens, la salamandre, la roquette, la sandaraque, le raisin des bois, le borax, l'ochre, l'alun de plume, la fiente de brebis, l'œnanthe.

CHAPITRE IX.

Des Escarotiques.

ON appelle escarotiques les remédes qui font naître des croutes sur les ulcères, comme si on les avoit touchés avec le feu ; ils ne différent

presque pas des cauſtiques ; les principaux ſont le chalcitis , principalement
ſi on l'a fait bouillir ; la fleur d'airain ,
le verdet , l'orpiment , le miſy , ſur-
tout lorſqu'il a bouilli.

CHAPITRE X.

Des médicamens qui font tomber les croutes des ulcères.

LES médicamens qui font tomber les croutes des ulcères, ſont la fari-ne de froment , mêlée avec de la ruë ou du porreau ; la lentille , à laquelle on a ajouté du miel.

CHAPITRE XI.

Des Réſolutifs.

LES médicamens réſolutifs ſont ceux qui ont la vertu de diſſiper les humeurs arrêtées dans quelque par-tie du corps. Les principaux ſont l'abro-tanum , l'aunée , la marjolaine , la violette

lette blanche, le miel, le lis, le ma-
rum, le foucy, le lait, le mélilot, le
ferpolet, le cyprès, le cédre, l'iris, la
violette rouge, le narciffe, la rofe, le
fafran, le marrube, le jonc quarré, le
nard, le cinamome, la canelle, la
gomme ammoniac, la cire, la réfine,
le raifin des bois, la litharge, le ftyrax,
la figue féche, l'origan, la femence de
lin, & de narciffe, le bitume, les ordures qu'on ramaffe dans les lieux où
s'exercent les lutteurs, la pierre à feu,
la pierre de meule, le jaune d'œuf
crud, les amandes amères, le fouffre.

CHAPITRE XII.

Des Attractifs & des Digeftifs.

LES médicamens qui font en même
tems attractifs & digeftifs, font le
ladanum, l'alun rond, l'ébene, la femence de lin, le verjus, le fiel, la
chalcitis, le bdellium, la réfine du
térébinthe, & du pin ; le propolis, la
figue féche bouillie, la fiente de pigeon,
la pierre ponce, la farine d'yvraie, les
figues qui ne font point mures, bouil-

Tome I.   N n

lies dans de l'eau, l'élatérium, les bayes de laurier, le nître, le fel.

CHAPITRE XIII.

Des remédes qui rendent liſſe ce qui eſt âpre & raboteux.

CES remédes font l'ivoire brûlé, l'ébene, la gomme, le blanc d'œuf, le lait, la gomme adraganthe.

CHAPITRE XIV.

Des Sarcotiques.

ON appelle farcotiques, les remédes qui facilitent la régénération des chairs dans les plaies & les ulcères. Telle eſt la réfine de pin, l'ochre d'Attique, le miel, la pierre étoilée, la cire, le beurre.

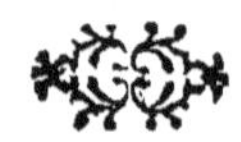

CHAPITRE XV.

Des Emolliens.

LES émolliens font l'airain brûlé, la terre d'Erétrie, le nître, la larme du pavot, la gomme ammoniac, le bdellium, la cire, le fuif, la graiffe, la figue féche, le féfame, le mélilot, la femence & la racine de narciffe, les feuilles de rofes, la préfure, le jaune d'œuf crud, les amandes amères, toutes les efpéces de moëlles, l'antimoine, la poix, l'efcargot bouilli, la femence de ciguë, les fcories de plomb, la panacée, le cardamome, le galbanum, la réfine, le raifin des bois, le ftyrax, l'iris, le baume, les ordures ramaffées dans un endroit où s'exercent les lutteurs, le fouffre, le beurre, la rue.

CHAPITRE XVI.

Des médicamens qui nétoyent la peau.

CES médicamens font le miel, furtout lorfqu'il eft mélé avec la noix de galle, l'ers, la lentille, le marrube, l'iris, la rue, le nître, ou le verdet.

N n ij

CHAPITRE XVII.

Du mélange des médicamens simples & de leurs poids.

APRÊS avoir parlé de la vertu des médicamens simples, il nous reste à traiter de leur mélange, duquel résultent les médicamens composés. Ce mélange se fait différemment, & on ne peut donner ladessus des régles certaines, car on retranche certaines drogues d'une espéce, pour en substituer d'autres, & lors même qu'on conserve les mêmes espéces, il y a encore quelque diversité, par rapport au poids. C'est ce qui fait que les propriétés simples des remédes, sans être fort multipliées, donnent par leurs différens mélanges un nombre presque infini de compositions qu'il seroit inutile de rapporter ici, quand même on le pourroit, parce qu'avec peu de remédes on remplit les mêmes indications, & qu'il est facile lorsqu'on connoît bien les propriétés simples des médicamens, de faire les changemens nécessaires. Je me contenterai donc de rapporter les composi-

tions, qui font les plus en vogue, &
d'indiquer dans ce livre, celles qui
manquent dans les premiers, ou qui
font d'ufage dans les maladies dont je
vais parler ; j'aurai foin néanmoins de
rapprocher celles qui font les plus générales ; & s'il en eft quelques-unes qui
foient appropriées à certaines maladies
en particulier, ou à un petit nombre,
je n'en parlerai que lorfque je traiterai
de ces maladies mêmes.

Mais avant tout, il eft bon de fçavoir que l'once péfe fept deniers ; que
je divife le denier en fix parties, c'eft-
à-dire, en fixiémes ; & que chaque fixiéme équivaut à l'obole des Grecs, qui
fait dans notre mefure, un peu plus
qu'un demi-fcrupule.

En quoi différent le cataplafme, l'em-
plâtre, & le paftille.

Quoique le cataplafme, l'emplâtre,
& le paftille, que les Grecs appellent
Trochifque, ayent plufieurs chofes com-
munes, ils différent néanmois en ce que
le cataplafme eft principalement compofé de fleurs, & de tiges de ces mêmes
fleurs, au lieu qu'il entre plus de parties métalliques dans la compofition

de l'emplâtre & du paftille. D'ailleurs
le cataplafme fe ramollit facilement, il
fuffit pour cela de le battre ; on l'applique fur la peau qui n'eft point enta-
mée ; au contraire les matiéres qui entrent dans la compofition de l'emplâtre
& du paftille, ont befoin d'être broiées
avec plus de foin & d'exactitude, fans
quoi elles feroient mal aux bleffures
fur lefquelles on les applique. Il y a
cette différence entre l'emplâtre & le
paftille, qu'il entre toujours quelque
chofe de liquéfié dans l'emplâtre, au
lieu que dans le paftille on ne fait entrer que des matiéres féches qu'on lie
par le moyen de quelque liqueur. Il y
a encore cette différence dans la maniére dont fe fait l'emplâtre ; c'eft qu'on
broie féparément les drogues féches qui
entrent dans fa compofition, & qu'enfuite on les mêle, & on verfe deffus du
vinaigre, ou quelque autre liqueur qui
ne foit point graffe, s'il doit y en entrer ; après quoi, on les broie de nouveau dans cette liqueur ; on fait en même-tems fondre au feu toutes les drogues qui peuvent fe fondre ; & c'eft alors
qu'on verfe l'huile, lorfqu'il eft néceffaire qu'il y en entre. On commence
auffi quelquefois par faire bouillir dans

l'huile quelques drogues féches. Lorfqu'on a fait tout ce qui devoit fe faire en
particulier, on mêle le tout enfemble.
Voici la maniére dont fe font les paftil-
les; on broie les drogues féches, enfuite
on les lie par le moyen d'une liqueur qui
ne foit point graffe, comme le vinaigre,
ou le vin, & après les avoir ainfi liées,
on les laiffe fécher de nouveau, & on
les délaye avec une liqueur de la même
efpéce, lorfqu'on veut s'en fervir. On
applique l'emplâtre, on enduit le paftille, ou on le mêle avec quelque autre matiére plus molle, ou avec du
cérat.

CHAPITRE XVIII.

DES CATAPLASMES.

1. *Cataplafme contre la Goutte chaude.*

APRE`S ces notions générales, je
paffe tout de fuite aux cataplafmes, dont on ne fe fert prefque jamais
pour rafraichir, mais pour échauffer.
Il en eft cependant un qui eft rafraîchiffant & qui convient dans la goutte
chaude. Il eft compofé d'une mefure

de noix de galle mures & non mures, d'autant de fémence de coriandre, de ciguë , de larmes de pavots féchées, de gomme, & d'une demi - livre de cérat lavé. Prefque tous les autres échauffent; il en eft cependant quelqu'uns qui font réfolutifs, & d'autres attractifs; on appelle ces derniers *Epispaftiques*. La plûpart font appropriés à certaines parties du corps.

2. *Cataplafme attractif.*

S'il eft néceffaire d'attirer la matiére comme dans l'hydropifie & la pleurefie, dans un abfcès qui fe forme, dans une légere fuppuration, on fe fert du cataplafme qui eft compofé de réfine féche, de nître, de gomme ammoniac, de galbanum de chacun p.*; de cire p.*; ou de verdet ratiffé , d'encens de chacun p. II.*; de fel ammoniac p. VI.*; d'écaille de cuivre, de cire, de chacun p. VIII.*; de réfine féche p. XII.*; & d'un verre de vinaigre. La farine de cumin mêlée avec d'herbe au foulon & de miel, p. II.*, fait le même effet.

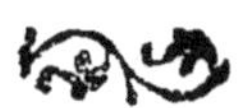

Cataplafme

3. *Cataplasme contre la douleur du foye.*

Dans la douleur du foye, on se sert d'un cataplasme fait avec de larmes de baume, p. XII. * ; de coq, de cinnamome, d'écorce de canelier, de myrrhe, de saffran, de jonc rond, de semence de l'arbrisseau dont on tire le baume, d'iris d'Illyrie, de cardamome, d'amome, de nard, de chacun p. XVI. * ; On y ajoute une quantité suffisante d'onguent de nard, pour lui donner la consistance de cérat. Il faut employer ce cataplasme nouvellement fait ; si l'on en veut un qui puisse se conserver, on le prépare avec de térébenthine p. XVI. * ; de cire p. X. * ; qu'on broie & qu'on mêle dans un vin léger.

4. *Cataplasme pour la Ratte.*

Si on a mal à la Ratte, on prépare un cataplasme avec parties égales de myrobolans, & de nitre, qu'on broie ensemble ; on verse ensuite dessus du vinaigre fort âcre, pour lui donner la consistance de cérat ; on l'étend sur un linge trempé auparavant dans de l'eau froide ; on l'applique de cette façon, &

on répand par-deffus de la farine d'orge. On ne doit point le laiffer appliquer
pendant plus de fix heures, de crainte
qu'il ne détruife la ratte ; il vaut mieux
en réiterer l'ufage deux ou trois fois.

5. *Cataplafme pour différentes maladies.*

Lyfias a donné la compofition d'un
cataplafme qui eft bon dans les maladies du foye, de la ratte, dans les abfcès, les écrouelles, le gonflement des
parotides, dans les fuppurations des articles, du talon, ou dans les autres maladies de ces parties ; ce cataplafme fa-
cilite auffi la digeftion ; il eft compofé
d'opoponax, de galbanum, de réfine,
de chacun p. II. * ; de gomme ammoniac, de bdellium, de cire, de fuif de
taureau, d'iris féche, p. IV. * ; d'une
mefure de graine de romarin, de quarante grains de poivre ; on broie toutes ces drogues enfemble, & on en
tempére l'activité, en les incorporant
dans de la pomade d'iris.

6. *Cataplafme contre les douleurs de côté.*

On fe fert dans les douleurs de côté,
d'un cataplafme dont la compofition eft

düe à Apollophane : il entre dans ce cataplafme, de réfine, de térébenthine, de fuie d'encens, de chacun p. IV. * ; de bdellium, de gomme ammoniac, d'iris, de fuif de veau ou de chevre pris fur les reins, de gui, de chacun p. IV. * ; ce cataplafme adoucit toutes fortes de douleurs, amollit ce qui eft dur & échauffe modérement.

7. *Cataplafme d'Andrée , qui a les mêmes propriétés que le précédent.*

Le cataplafme d'Andrée a les mêmes propriétés que le précédent ; de plus, il eft réfolutif ; il chaffe les humeurs, fait murir le pûs, ouvre les tegumens lorfque le pûs eft mur, & procure enfuite la réunion des chairs. Il fait bien fur les petits & les grands abfcès. Il foulage dans les douleurs des articles, des hanches & des piés. Il rétablit ce qu'il peut y avoir de froiffé à l'intérieur, il amollit les hypocondres lorfqu'ils font durs & gonflés ; il détache les efquilles d'os, enfin il eft bon dans tous les cas, où la chaleur peut être utile ; il eft compofé de cire, p. XI. * ; de gui, de fuc de fycaminum, ou autrement de fycomore, de chacun p. I. * ; de poivre rond & long, de parfum

préparé avec la gomme ammoniac, de
bdellium, d'iris d'Illyrie, de cardamome, de bois de baume, d'encens mâle,
de myrrhe, de réfine féche, de chacun
p. X. * ; de pyretre, de garou, d'écume de nître, de fel ammoniac, de racine d'ariftoloche de Créte, de racine
de concombre fauvage, de térébenthine
liquide, de chacun p. XX. * ; on ajoute
à ces drogues une quantité fuffifante
d'onguent d'iris, pour les amollir & les
lier enfemble.

8. *Cataplafme relâchant, émollient,*
& réfolutif.

Un des meilleurs cataplafmes qu'on
puiffe employer pour relacher, amollir
& réfoudre en même-tems, eft celui
dont on attribue la compofition à Po-
liarque. Il eft fait avec parties égales de
jonc quarré, de cardamome, de fuie
d'encens, d'amome, de cire, & de réfine liquide.

9. *Autre femblable.*

Le cataplafme de Nilé produit les
mêmes effets. Il eft compofé de la fubftance la plus groffiére du faffran, &
qui en eft pour ainfi dire, comme la

ſcorie, p. IV. *; de parfum préparé
avec la gomme ammoniac, de cire, de
chacun p. XXX. *; on broie ces deux
premiers ingrédiens dans du vinaigre,
& on fait fondre la cire dans de l'huile
roſat; on mêle enſuite le tout enſemble.

10. *Cataplaſme émollient de Moſchus.*

Le cataplaſme de Moſchus eſt auſſi
émollient. Il entre dans ſa compoſition,
de galbanum une once, de ſuie d'encens
p. III. *; de cire, de parfum avec la
gomme ammoniac un tiers; de poix
ſéche p. II. *; de vinaigre trois chopines.

11. *Cataplaſme réſolutif de Medus.*

Le cataplaſme de Medus eſt réſolutif. Il eſt compoſé de cire p. III. *; de
panace p. * & demie; d'écaille d'airain, d'alun rond, d'alun de plume,
de chacun p. I. *; de plomb brûlé,
p. I. * & demie.

12. *Autre pareil de Panthéme.*

Le cataplaſme de Panthéme étoit auſſi
réſolutif. Il entroit dans ſa compoſition
de chaux p. * & demie; de graine de

moutarde broyée, de fenu-grec, d'alun,
de chacun p. I. * ; de suif de bœuf p. II. *
& demie.

13. *Cataplasme contre les Ecrouëlles.*

On trouve dans les Auteurs plusieurs
cataplasmes contre les écrouëlles. Le
mauvais caractère de cette maladie, la
difficulté qu'il y a de la guérir, ont été
cause, à ce que je crois, qu'on a tenté
beaucoup de remédes, qui ont produit
différens effets chez les différentes personnes qui étoient attaquées de ce mal.
Andrée conseille de se servir d'un cataplasme fait avec de semence d'ortie
p. I. * ; de poivre rond, de bdellium,
de galbanum, de parfum d'ammoniac,
de résine séche, de chacun p. IV. * ; de
résine liquide, de cire, de pyretre, de
poivre long, de semence de titimalle,
ou laitue marine, de souffre qui n'a
point passé par le feu, parties égales.

14. *Autre cataplasme de Micon, contre les Ecrouëlles.*

Le cataplasme de Micon, contre les
écrouëlles, est composé de lie desse-
chée, de vinaigre, d'écume de nître,
de sel ammoniac, de graine de mou-

tarde, de cardamome, de racine de concombre fauvage, de réfine, de chacun p. IV. *; on broye toutes ces drogues dans un vin doux.

15. *Autre cataplafme contre le même mal.*

On prépare encore contre les écrouëlles, un cataplafme plus efficace que les précédens, & qui eft fait avec parties égales de gui, de fiente de chat, de réfine, de fouffre qui n'a point paffé par le feu, & dans lequel il entre de fouffre ordinaire p. I. *; de mondique p. IV. *; de cumin une mefure, & en outre une partie de mondique, deux de fouffre, & trois de réfine de térébenthine.

16. *Cataplafme contre les Ecrouëlles & le Phyma.*

Le cataplafme d'un certain Arabe, réfout les écrouëlles & le phyma. Il eft compofé de myrrhe, de fel ammoniac, d'encens, de réfine féche & liquide, du faffran le plus groffier, de cire p. I. *; de mondique p. IV. *; quelques-uns ajoutent à ces ingrédiens, de fouffre p. II. *.

17. *Cataplafme contre les Ecrouëlles, les Tubérofités, & le Cancer.*

Un cataplafme qui eft bon contre les écrouellës, les tumeurs qui fuppurent difficilement, & les cancers, eft celui qui eft fait avec de fouffre p. II. *; de nître p. IV. *; de myrrhe p. VI. *; de fuie d'encens p. * & demie; de fel ammoniac p. III. *; de cire p. I. *.

18. *Cataplafme de Protarchus, contre les Parotides, le Meliceris ou Favus, & les ulcères malins.*

Protarchus employoit dans la tumeur des parotides, le meliceris ou le favus, & les ulcères malins, un cataplafme compofé avec de pierre ponce, de réfine de pin, liquide, de fuie d'encens, d'écume de nître, d'iris, de chacun p. VIII. *; de cire p. IX. *; & un verre & demi d'huile.

19. *Cataplafme contre le Panus, & le Phyma.*

On fe fert contre le Panus, dès qu'il commence à paroître, & contre le Phyma, d'un cataplafme fait avec l'ocre d'Attique, deux parties de fleurs

de farine de froment, qu'on broye enfemble, & auxquelles on ajoute une
quantité fuffifante de miel pour leur
donner la confiftance de cataplafme.

20. *Cataplafme contre le Phyma.*

On employe pour réfoudre toutes les
efpéces de phyma, un cataplafme qu'on
prépare avec de chaux, d'écume de nître, de poivre rond, de chacun p. I.*;
de galbanum p. II. *; de fel p. IV. *;
qu'on incorpore dans un cérat fait avec
l'huile rofat.

21. *Cataplafme pour arrêter la fup-*
puration.

Le cataplafme qui arrête la fuppuration, eft fait avec de galbanum, de
féve écrafée, de chacun p. I. *; de
myrrhe, d'encens, d'écorce de la racine du câprier, de chacun p. IV. *.
Il fuffit d'appliquer fur les abfcès pour
les faire venir à maturité, de la poudre de buret brûlé, à laquelle on ajoute le vinaigre.

22. *Cataplafme pour arrêter le fang.*

Si le fang coule trop abondamment,
on employe avec fuccès un cataplafme

qui convient auffi dans le Phyma, &
qui eft compofé de bdellium, de ftyrax,
de gomme ammoniac, de galbanum,
de réfine de pin, féche & liquide, de
lentifque, d'encens, d'iris, de chacun
p. II. *.

23. *Cataplafme pour adoucir la violence du Carcinome & du Phyma.*

On adoucit la violence du Carcinome
& du Phyma, avec un cataplafme compofé de galbanum, de gui, de gomme
ammoniac, de réfine de térébenthine,
de chaque p. I. *; de fuif de taureau
p. * & demie, de lie brûlée, la plus
grande quantité qu'on peut en faire entrer, fans cependant rendre le cataplafme plus fec qu'il ne doit être.

24. *Cataplafme qu'on employe dans la
contufion, & la meurtriffure
du vifage.*

On guérit la contufion & la meurtriffure du vifage avec le cataplafme
fuivant, qu'on laiffe appliqué le jour
& la nuit. On prend d'ariftoloche, de
thapfie, de chacun p. II. *; de bdellium, de ftyrax, de parfum d'ammoniac, de galbanum, de réfine féche, &
de réfine liquide de lentifque, d'encens

mâle, d'iris d'Illyrie, de cire, de chacun p. IV. *. Le cataplasme de fève convient aussi dans ce cas.

25. *Cataplasmes* Anastomotiques, *pour ouvrir.*

Il est aussi des cataplasmes que les Grecs appellent *Anastomotiques*, parce qu'ils ont la propriété d'ouvrir. Tel est le cataplasme qui est composé de poivre long, d'écume de nître, de chacun p. II. *; de velar p. IV. *; qu'on incorpore avec du miel. Ces cataplasmes sont aussi propres pour faire ouvrir les écrouëlles. Un des plus efficaces qu'il y ait dans ce genre, est celui qui est fait avec de chaux p. IV. *; de poivre six grains, de nître, de cire, de chacun p. X. *; de miel p. III. *; & une chopine d'huile.

26. *Cataplasme de Micon, pour résoudre, ouvrir & déterger.*

Le cataplasme de Micon est bon pour résoudre, ouvrir & déterger ; il est composé avec parties égales d'écume de la mer, de souffre, de nître, de pierre ponce, & d'une quantité de poix & de cire suffisante pour lui donner la consistance de cérat.

27. *Cataplasme pour les os, & les nerfs.*

Voici comme se fait le cataplasme d'Aristogene pour les os; on prend de souffre p. I. *; de résine de térébenthine, d'écume de nître, de la partie intérieure de l'oignon de scille, de plomb lavé, de chacun p. II. *; de suie d'encens p. VIII. *; de figue séche très-grasse, de suif de taureau, de chacun p. VIII. *; de cire p. XXI. *; d'iris de Macédoine p. VI. *; de sesame froissé une mesure. Ce cataplasme est très-bon pour les nerfs & les articles.

28. *Cataplasme d'Euthyclée, contre les maladies des articles, & toute sorte de douleurs.*

Le cataplasme d'Euthyclée fait un bon effet dans les maladies des articles, dans toutes les espéces de douleurs, dans celle de la vessie; il convient aussi dans le resserrement des articles, occasionné par une cicatrice récente, ce que les Grecs appellent *Ankylose*. Il est composé d'une mesure de suie d'encens, d'autant de résine, de galbanum en larmes une demi-once, d'ammoniac, de bdellium, de chacun p. *; de cire

ɔ. * demie. On en fait encore un au-
re avec d'iris, d'ammoniac, de galba-
ɪum, de nître, de chacun p. XIV. * ;
le réſine liquide p. VI. * ; de cire p.
XVI. *.

29. *Cataplaſme de Soſagore, contre les douleurs des articles.*

Il eſt un cataplaſme de Soſagore con-
re les douleurs des articles ; il eſt compoſé de plomb brûlé, de larmes de pavots, d'écorce de juſquiame, de ſtyrax,
de pain de pourceau, de ſuif, de réſine, de cire parties égales.

30. *Cataplaſme de Chryſippe, qui a la même vertu que le précédent.*

Il entre dans ie cataplaſme de Chryſippe, de réſine liquide, de ſandaraque, de poivre, de chacun p. XII. *,
& un peu de cire.

31. *Cataplaſme de Ctéſiphon, qui eſt auſſi contre les douleurs des articles, la tumeur des Parotides, le Phyma & les Ecrouëlles.*

Le cataplaſme de Ctéſiphon eſt compoſé de cire de Créte, de réſine de térébenthine, de nître très-rouge, de

chacun p. * demie ; & trois verres d'huile. Mais on doit répandre auparavant
sur ce nître pendant trois jours de suite,
de l'eau, le broyer, & le faire ensuite
bouillir avec un sétier de cette eau, jusqu'à ce qu'elle soit toute consumée.
Ce cataplasme convient dans la tumeur
des parotides, dans le phyma, & les
écrouëlles ; il est bon aussi pour rendre
de la fluidité aux humeurs qui se sont
arrêtées, & épaissies.

32. *Cataplasme dont on se sert dans les*
maladies des articles.

On se trouve bien aussi d'appliquer
dans les maladies des articles, un cataplasme fait avec de figues séches une
partie, mêlée avec l'herbe au chat, ou
bien avec le raisin de bois dépouillé de
ses semences, & mêlé avec le pouliot.

33. *Cataplasme d'Ariston, dont on se sert*
dans la goutte, le phyma récent, &
les différentes espéces de douleurs.

Les cataplasmes dont nous venons
de parler, procurent aussi du soulagement dans la goutte, mais Ariston se
servoit dans cette maladie, d'un cataplasme particulier, fait avec de nard,

de cinnamome, de canelle, de chamæleon, de jonc rond, de chacun p. VIII.*; de suif de chevre, fondu dans l'onguent d'iris, p. XX. * ; d'iris p. I. *; qu'on a fait macérer auparavant pendant vingt jours dans du vinaigre très-fort. Ce même cataplasme résout le phyma récent, & dissipe toutes sortes de douleurs.

34. *Cataplasme de Théoxene, contre les douleurs des piés.*

Théoxene employoit dans les douleurs des piés un cataplasme fait avec un tiers de suif pris de dessus les reins, & deux parties de sel, dont il frottoit une membrane qu'il mettoit sur les piés ; il appliquoit par-dessus cette membrane, du parfum d'ammoniac, dissout dans du vinaigre.

35. *Cataplasme de Numenius, contre la goutte des piés, & des autres articles, accompagnée de dureté.*

Dans la goutte des piés & des autres articles accompagnée de dureté, Numenius rendoit de la souplesse & de la mollesse à ces parties, avec le cataplasme suivant : il prenoit d'abrotanum, de fleurs de rofes féches, de larmes de pavots, de chacun p. III. *; de réfine de térébenthine p. IV. *; d'encens, d'écume de nître, de chacun p. VIII. *; d'iris, d'ariftoloche, de chacun p. XII.*; de cire p. III. *; auxquels il ajoutoit un verre de gomme de cédre, trois verres d'huile de laurier, & un fétier d'huile acerbe.

36. *Cataplafme de Décius, contre le cal des articles.*

Décius employoit contre le cal des articles un cataplafme fait avec de chaux p. IV. *; de cerufe p. VIII. *; de réfine de pin p. XX. *; & de poivre gr. XXX. *; de cire p. II. *. On verfe fur ces drogues à mefure qu'on les broye, une chopine de vin doux.

CHAPITRE XIX.

Des Emplâtres.

IL n'eft point d'emplâtre dont on retire plus d'avantage, que de ceux qu'on applique fur les bleffures, lorfqu'elles font encore fanglantes. Les Grecs appellent ces emplâtres *Enema;* ils arrêtent

rèrent les progrès de l'inflammation, à
moins qu'elle ne foit fort confidérable ; & dans ce cas là même, ils en
diminuent la violence. Ils réuniffent
auffi les lévres des plaies qui ne font
point accompagnées d'hémorragie, &
les font cicatrifer. Il n'entre aucune
forte de graiffe dans leur compofition ;
c'eft pourquoi les Grecs les appellent
Alipanta.

1. *Emplâtre barbare noir, qu'on applique fur les playes, lorfqu'elles
font encore fanglantes.*

Un des meilleurs emplâtres de cette
efpéce, eft celui qu'on appelle barbare ; il eft compofé de verdet, p. XII.* ;
de litharge, p. XX. * ; d'alun, de poix
féche, de réfine de pin féche, de chacun p. I. * ; auxquels on ajoute une chopine d'huile, & autant de vinaigre.

2. *Emplâtre choacon noir, qui a la
même propriété.*

L'emplâtre choacon a la même propriété. Il eft fait avec de litharge p. X.
* , & autant de réfine féche ; on doit
faire bouillir auparavant la litharge dans
trois chopines d'huile. La couleur de ces

deux emplâtres eſt noire ; couleur que donne preſque toujours la poix & la réſine , de même que le bitume donne une couleur très-noire ; le verdet ou l'écaille de cuivre , une verte ; le minium , une rouge ; la ceruſe , une blanche.

3. *Emplâtre Baſilic noir , qui produit le même effet.*

Il eſt peu de compoſitions en fait d'emplâtres , dans leſquelles la variété du mélange produiſe quelque changement ; c'eſt pourquoi la couleur de l'emplâtre baſilic eſt auſſi noire. Cet emplâtre eſt fait avec d'opoponax , p. I. * ; de galbanum , p. II. * ; de poix & de réſine de chacun p. X. * & d'un demi verre d'huile.

4. *Emplâtre Smaragdin , qui convient dans le même cas.*

On appelle ſmaragdin , un emplâtre qui eſt très-vert , & qui eſt compoſé de réſine de pin , p. III. * ; de cire , p. I. * ; de verdet , demi p. * ; de poudre très-fine d'encens , p. II. * ; d'autant d'huile & de vinaigre , pour lier enſemble la poudre d'encens , & le verdet.

5. *Emplâtre roux, qui a la même vertu que les précédens.*

Il eſt auſſi un emplâtre d'une couleur preſque rouſſe, qui améne très-promptement les plaies à cicatrice. Il eſt compoſé d'encens, p. I. * ; de réſine, p. II. * ; d'écaille d'airain, p. III. * ; de litharge, p. XX. * ; de cire, p. C. *, & d'une chopine d'huile.

6. *Emplâtre* Paracolletique *, pour la même choſe.*

Il y a auſſi un emplâtre qu'on appelle *paracolletique*, parce qu'il eſt glutinatif. Il eſt fait avec de bitume, d'alun de plume, p. IV. * ; de litharge, p. IV. * ; & une chopine de vieille huile.

7. *Emplâtre* Céphalique *de Philotas, qui convient dans les bleſſures de tête.*

Outre les emplâtres dont nous venons de parler, il en eſt encore de la même eſpéce, que les Grecs ont appellé *céphaliques*, parce qu'ils conviennent dans les bleſſures de tête. L'emplâtre de Philotas eſt compoſé de terre

d'Erétrie, de chalcitis, de chacun p. IV.
* ; de myrrhe, d'airain brûlé, de chaque, p. X. * ; de colle, p. IV. * ; de
verdet ratiſſé, d'alun rond, de miſy
crud, d'ariſtoloche, de chaque, p. VIII.
* ; d'écaille de cuivre, p. XX. * ; d'encens mâle, p. II. * ; de cire, p. I. * ;
d'huile roſat, & d'huile acerbe, trois
verres ; & d'une quantité ſuffiſante de
vinaigre, pour pouvoir broyer dedans
toutes les matiéres ſéches qui entrent
dans cet emplâtre.

8. *Emplâtre vert, qui convient auſſi dans les bleſſures de tête.*

L'emplâtre vert convient auſſi dans
les bleſſures de tête ; il eſt fait avec de
cuivre brûlé, d'écaille de cuivre, de
myrrhe, de colle, de chaque, p. IV. * ;
de miſy crud, de verdet ratiſſé, d'ariſtoloche, d'alun rond, de chaque,
p. VIII. * ; de cire, p. V. * ; d'huile
une chopine, & d'une quantité ſuffiſante de vinaigre.

9. *Emplâtre* Tetrapharmaque, *ſuppuratif.*

Un des meilleurs emplâtres ſuppura-
tifs qu'on puiſſe employer, & qui eſt
très-facile à préparer, eſt l'emplâtre

que les Grecs appellent *tetrapharma-
que*. Il est fait avec parties égales, de
cire, de poix, de résine, de suif de
taureau, ou de veau, si l'on n'a point
de ce premier.

10. *Emplâtre* Enneapharmaque, *suppuratif & détersif.*

L'emplâtre *enneapharmaque* est aussi
suppuratif; mais plus détersif que le
premier. Il entre dans sa composition
neuf drogues qu'on mêle en pareille
quantité; la cire, le miel, le suif, la
résine, la myrrhe, l'huile rosat, la
moëlle de cerf, de veau, ou de bœuf,
l'œsipe & le beure, qu'on mêle en pareille quantité.

11. *Emplâtres qui sont en même tems
suppuratifs & détersifs.*

Il est certains emplâtres qui sont en
même tems suppuratifs & détersifs. Ces
emplâtres valent mieux que les autres,
s'il est nécessaire de faire suppurer, &
de déterger; autrement ils sont moins
bons. On ne doit donc les employer
que lorsqu'on a ces deux indications à
remplir, ou bien, lorsqu'on n'en a
qu'une des deux, mais qu'on n'a pas

d'emplâtre qui y ſoit approprié ; car ſi on a ſéparément des emplâtres de l'une & de l'autre eſpéce, on ne doit point faire uſage de ces premiers ; il vaut mieux employer ceux qui conviennent ſpécialement à l'indication préſente. Je vais en donner deux exemples qui ſerviront de modéle pour la compoſition des autres.

12. *Emplâtre d'Attale, dont on ſe ſert dans les plaies.*

On ſe ſert dans les plaies, de l'emplâtre d'Attale, qui eſt compoſé d'écaille d'airain, p. VI. * ; de ſuie d'encens, p. XV. * ; d'autant d'ammoniac ; de réſine liquide de térébenthine, p. XXV. * ; d'autant de ſuif de taureau ; de trois chopines de vinaigre, & d'un ſétier d'huile.

13. *Emplâtre de Judée, qui convient dans les fraƈtures du crâne.*

Parmi les emplâtres qui conviennent dans les fraƈtures du crâne, il en eſt un dont on attribue la compoſition à Judée : il eſt fait avec de ſel, p. IV. * ; d'écaille d'airain rouge, d'airain brûlé, de chacun p. XII. * ; de parfum d'am-

moniac, de suie d'encens, de résine séche, de chaque p. VI. * ; de résine de
colophone, de cire, de suif de veau
préparé, de chacun p. XX. * ; on y
ajoute un demi verre de vinaigre, & un
peu moins d'un verre d'huile ; nous appellons drogues préparées, celles que
les Grecs appellent *Tetherapeumenes*,
comme lorsqu'on ôte avec soin, du suif
ou de quelque autre médicament, toutes les péllicules.

14. *Emplâtres* Epispastiques.

Il est aussi des emplâtres particuliers
pour attirer les humeurs ; on les nomme *Epispastiques*. Tel est celui qu'on
appelle *Diadaphnidon*, à cause des bayes
de laurier qui entrent dans sa composition. Il est fait avec de résine de térébenthine, p. X. * ; de nître, de cire,
de poix séche, de bayes de laurier, de
chaque p. XX. *, & un peu d'huile.
Toutes les fois que je dirai qu'on doit
employer, ou des bayes, ou des amandes, ou quelque chose de semblable, il
est bon de sçavoir que j'entends toujours qu'on doit ôter la pellicule dont
elles sont couvertes, avant que de les
mettre en usage.

15. *Autre de la même espéce, attractif & suppuratif.*

On donne aussi le nom de *diadaphnidon* à un autre emplâtre, qui est attractif & suppuratif. Il est fait avec parties égales de suif de veau, de parfum d'ammoniac, de poix, de cire, de de nître, de bayes de laurier, de résine séche, d'aristoloche & de pyretre.

16. *Emplâtre de Philocrate, attractif & suppuratif.*

L'emplâtre de Philocrate a les mêmes vertus que les précédens ; il est composé de sel ammoniac, p. VII. * ; d'aristoloche, p. VIII. * ; de cire, de résine de térébenthine, de suie d'encens, de chaque p. XV. * ; de litharge d'argent, p. XXXII. * ; on ajoute à cet emplâtre, pour le rendre suppuratif, d'iris, p. III. * ; de galbanum, p. VI. *.

17. *Emplâtre attractif.*

Un des meilleurs emplâtres attractifs est l'emplâtre que les Grecs appellent *Rhypodes* à cause de sa ressemblance avec des ordures. Il est composé de myrrhe,

myrrhe, de safran, d'iris, de propolis, de bdellium, de grains de grenade, d'alun de plume & d'alun rond,
de misy, de chalcitis, de vitriol bouilli, d'opoponax, de sel ammoniac, de
gui, de chacun, p. IV. *; d'aristoloche, p. VIII. *; d'écaille d'airain,
p. XVI. *; de résine de térébenthine,
p. LXXV. *; de cire, & de suif de
taureau ou de veau, de chacun p. C. *.

18. *Emplâtre d'Hecaté, attractif.*

Hecaté faisoit aussi un emplâtre attractif, avec de galbanum p. II. *;
de suie d'encens, p. IV. *; de poix,
p. VI. *; de cire, & de résine de térébenthine, de chaque p. VIII. *. On
ajoute à ces drogues, un peu de pommade d'iris.

19. *Emplâtre Alexandrin, verd,*
attractif.

L'emplâtre Alexandrin, verd, est
aussi attractif; il est composé d'alun de
plume, p. VIII. *; de sel ammoniac,
p. VII. *; d'écaille d'airain, p. XVI.
*; de myrrhe, d'encens, de chaque p.
XVIII. *; de cire, p. CL. *; de résine
de colophone ou de pin, p. CXC. *;

Tome I.   Qq

d'huile une chopine, & d'un fétier de vinaigre.

20. *Des emplâtres rongeans.*

Il eft auffi quelques emplâtres rongeans, que les Grecs appellent *Septiques.* Tel eft celui qui eft compofé de réfine de térébenthine, de fuie d'encens, de chaque p. II. *; d'écaille d'airain, p. I. *; de ladanum, p. II. *; d'autant d'alun, de litharge d'argent, p. IV. *.

21. *Emplâtre qui ronge les parties molles, détruit la texture des os, & confume les chairs fongeufes.*

Il eft un emplâtre qui ronge puiffamment les parties molles du corps, qui détruit la texture des os, & confume les chairs fongeufes. Cet emplâtre eft fait avec une once de litharge d'argent, une once d'écaille d'airain, deux onces de nître qui n'a point paffé par le feu ; de pierre d'Affos, d'ariftoloche, de chaque un fixiéme ; de cire, de réfine de térébenthine, d'encens, de vieille huile, de vitriol, de fel ammoniac, p. demie ; de verdet ratiffé, huit onces ; d'une chopine de vinaigre de fcille, & d'autant de vin d'Aminée.

22. *Emplâtre contre les morsures, & les autres plaies récentes.*

EMPLATRE NOIR DE DIOGENE.

Il est aussi des emplâtres contre les morsures. Tel est l'emplâtre noir de Diogene, qui est composé de bitume, de cire, de résine de pin séche, de chaque p. XX. * ; de litharge d'argent, p. C. *, & d'un sétier d'huile ; ou bien d'écaille d'airain, p. IV. * ; de ceruse, & de verdet ratissé, de chaque p. VIII. * ; d'ammoniac, p. XII. * ; de cire, de résine de pin, de chaque p. XXV. * ; de litharge d'argent, p. C. *, & d'un sétier d'huile ; ou bien enfin, d'écaille d'airain, p. XIV. * ; de galbanum, p. VI. * ; de ceruse, & de verdet ratissé, de chaque p. VIII. * ; d'ammoniac, p. XII. * ; de cire, de résine de pin, de chaque p. LV. *. On fait bouillir la litharge d'argent dans ces drogues.

23. *Emplâtre d'Ephese, rouge, qu'on emploie dans les mêmes cas.*

L'emplâtre rouge, d'Ephese, convient dans les mêmes cas ; il est fait avec de résine de térébenthine, p. II. * ;

de galbanum, p. IV. * ; de garou,
p. VI. * ; de fuie d'encens, p. VI. * ;
de cire, p. VIII. * ; de litharge d'argent,
p. LVI. *, & d'une chopine de vieille
huile.

24. *Autre emplâtre dont on fe fert auffi dans les mêmes cas.*

On fe fert auffi dans les mêmes cas
de l'emplâtre fuivant, qui eft fait avec
d'écaille d'airain, de fuie d'encens, de
chaque p. IV. * ; de galbanum, p. VI.
* ; de fel ammoniac, p. XII. Z. * ; de
cire, p. XXV. *, & de trois chopines
d'huile. On applique auffi avec fuccès
ces emplâtres fur les autres bleffures
récentes.

25. *Emplâtres blancs qui conviennent dans les bleffures légéres & récentes.*

Il eft auffi des emplâtres blancs,
adouciffans , qu'on appelle en Grec
Leuca , qui conviennent prefque dans
toutes les bleffures légères , & récentes. Tel eft l'emplâtre qui eft fait avec
de cerufe, p. LII. * ; de fuif de veau,
préparé, & de cire, de chacun p. LVIII.
* ; de trois chopines d'huile, dans laquelle on fait bouillir la cerufe.

26. *Emplâtre d'Elephant.*

Il est encore un autre emplâtre très-blanc, qui est fait avec de ceruse, p. XX. * ; de cire, p. LV. * ; d'une chopine d'huile, & d'un sétier d'eau. Il faut remarquer que toutes les fois qu'on fait entrer la ceruse, ou la litharge dans un emplâtre, on doit les faire bouillir dans de l'huile, & de l'eau. L'emplâtre dont nous venons de donner la composition, est très-blanc ; c'est pourquoi on l'appelle l'emplâtre d'Elephant.

27. *Emplâtres adoucissans.*

Il est aussi certains emplâtres adoucissans, qu'on appelle en Grec *Lipara.* Tel est celui qui est fait avec de minium, p. IV. * ; de litharge d'argent, p. XXV. * ; de cire & de graisse de porc, de chaque p. XXXV. * ; & de quatre jaunes d'œufs.

28. *Emplâtre adoucissant.*

Voici un autre emplâtre de la même espéce. Prenez de cire, de résine de térébenthine, de chaque p. V. * ; de ceruſe, p. VIII. *; de litharge d'argent, de recrément de plomb, de chaque p. X. *; d'huile de palme de chriſt, & de myrrhe, de chaque le tiers d'une chopine.

29. *Emplâtre adouciſſant d'Archagatus.*

Archagatus a auſſi donné la compoſition d'un emplâtre adouciſſant, qui eſt fait avec de miſy bouilli, d'airain brûlé, de chacun p. IV. *; de ceruſe bouillie, p. VIII. *; de réſine de térébenthine, p. X. *; de litharge d'argent, p. VI. *.

30. *Emplâtres de la même eſpéce qui ſont auſſi propres pour adoucir.*

Les emplâtres ſuivans ſont auſſi de la même eſpéce. Ils ſont faits avec de litharge d'argent, de cire, de graiſſe de porc, de chaque p. XXVII. *; de jaunes d'œufs cuits, & une chopine d'huile roſat; ou bien avec de cérat préparé avec l'huile de myrthe, trois parties; de graiſſe de porc, un quart, & un peu de recrément de plomb. Tel eſt encore l'emplâtre fait avec une demi-

livre de litharge d'argent, qu'on fait
bouillir dans une chopine d'huile, &
une chopine d'eau de la mer, jusqu'à
ce que la liqueur soit entiérement réduite; on y mêle un peu de cire. On
peut aussi faire un emplâtre de la même
espéce, avec parties égales de cire, de
suif, d'antimoine, de litharge d'argent, & de ceruse.

CHAPITRE XX.

DES PASTILLES.

*Et premiérement des Pastilles qui sont
propres pour cicatriser, & guérir
les blessures récentes.*

LES pastilles ont aussi différentes
propriétés; il en est qui sont propres pour cicatriser, & guérir les blessures récentes. Tel est celui qui est fait
avec de chalcitis, de misy, d'écume de
nitre, de fleurs d'airain, de noix de
galle, d'alun de plume qu'on fait
bouillir légérement, de chaque p. I.*;
d'airain brûlé, de grains de grenade,
de chacun p. III.*. On délaye ce pas-

tille dans du vinaigre , & on l'étend ainſi ſur la playe , lorſqu'il eſt tems de la cicatriſer. Mais ſi la partie bleſſée eſt nerveuſe ou muſculeuſe ; il eſt plus à propos de mêler ce paſtille avec du cérat dont on met un neuviéme , avec huit parties de ce premier.

1. *Autre paſtille qui fait le même effet.*

Voici un autre paſtille de la même eſpéce. Prenez de bitume , d'alun de plume , de chacun p. I. * ; d'airain brûlé , p. I V. * ; de litharge d'argent , p. XI. * , & un ſétier d'huile.

2. *Du Paſtille* Sphragis , *propre à cicatricer les playes , & dont la compoſition eſt dûe à Polyidas.*

Le Paſtille dont Polyidas eſt l'Auteur, eſt très-rénommé : on l'appelle en Grec *Sphragis.* Il eſt fait avec d'alun de plume p. IV. * ; de vitriol p. II. * ; de myrrhe p. V. * ; autant d'aloës ; de grains de grenade, de fiel de taureau , de chacun p. VI. *. On broye enſemble toutes ces drogues , & on les mêle dans du vin auſtère.

3. *Paſtille qu'on employe dans les ulcères ſordides & gangreneux des oreilles , des narines , des parties honteuſes , & dans l'inflammation de ces mêmes parties.*

On employe dans les ulcères ſordides & gangreneux des oreilles, des narrines , des parties honteuſes , & dans l'inflammation de ces mêmes parties , un paſtille fait avec de borax p. I. * ; de vitriol, d'alun de plume, de chaque p. II. * ; d'écorce d'alkekenge p. IV. * ; de minium p. VI.* ; de litharge d'argent p. XII. * ; de ceruſe p. XVI. * , qu'on lie avec le vinaigre , & qu'on délaye dans la même liqueur , lorſqu'on veut s'en ſervir.

4. *Paſtille d'Andron , contre l'inflammation de la luette , les ulcères ſordides & le chancre des parties honteuſes.*

On ſe ſert du Paſtille d'Andron dans l'inflammation de la luette , les ulcères ſordides, & le chancre des parties obſcènes. Il eſt compoſé avec de noix de galle, de vitriol, de myrrhe, de chaque p. I. * ; d'Ariſtoloche , d'alun de plume, de chaque p. II. *; de grains de grenade p. XXV. *. On incorpore toutes ces drogues enfemble avec du vin cuit, & lorfqu'on veut s'en fervir, on les délaye dans du vin ou du vinaigre, felon que le mal qu'on a à traiter, eft plus ou moins grave.

5. Paſtille contre les fiſſures de l'anus, la rupture des vaiſſeaux ſanguins, & le chancre.

Il eſt un Paſtille dont on fe fert fpécialement dans les fiffures de l'anus, la rupture des vaiffeaux fanguins, & le chancre ; il eft fait avec de verdet, p. II. *; de myrrhe p. IV. *; de gomme p. VIII. *; d'encens p. XII. *; d'antimoine, de larmes de pavot, d'acacia, de chacun p. XVI. * ; qu'on broye dans du vin, & qu'on délaye auffi dans la même liqueur, lorfqu'on veut en faire ufage.

6. Paſtille pour faire ſortir la Pierre de la veſſie.

Le Paſtille fuivant paroît propre pour faire fortir avec l'urine la Pierre de la veffie ; il eft compofé avec parties égales de canelle, de faffran, de myrrhe,

de coq, de nard, de cinnamome, de
réglisse, de baume, d'hypericum : on
broye toutes ces drogues ensemble, on
verse dessus du vin doux, & on en forme des pastilles qui pesent chacun p. I.*;
on en fait prendre un tous les matins
à jeun.

CHAPITRE XXI.

Des Pessaires.

LES trois compositions dont nous
venons de parler, le Cataplasme,
l'Emplâtre, & le Pastille, sont d'un
usage aussi varié qu'étendu. Mais il est
encore d'autres genres de remédes qui
ont aussi leur utilité; comme ceux qui
sont destinés uniquement à l'usage des
femmes. On les appelle en Grec *Pessai-*
res. Voici la maniére dont on s'en sert:
lorsqu'ils sont faits, on les étend sur
une laine fort douce, & on introduit
cette laine dans les parties naturelles des
femmes.

1. *Pessaire pour faire venir les régles.*

Pour provoquer les menstrues, on fait
un pessaire avec deux figues de caunus,

auxquelles on ajoute de nître p. I. *; ou bien avec la sémence d'ail broyée, à laquelle on ajoute un peu de myrrhe qu'on incorpore avec l'onguent de lis; ou bien avec la moëlle de concombre sauvage qu'on délaye dans du lait de femme.

2. *Pessaire émollient.*

Le Pessaire émollient se prépare avec un jaune d'œuf, le fenugrec, l'huile rosat, & le safran qu'on mêle ensemble. On peut aussi le préparer avec d'élaterium p. III. *; autant de sel, de raisin des bois p. VI. *; qu'on incorpore avec du miel.

3. *Autre Pessaire qui fait le même effet.*

Le Pessaire de Boëthus produit le même effet ; il est fait avec de safran, de résine de térébenthine, de chaque p. IV. *; de myrrhe p. III. *; d'huile rosat p. I. *; de suif de veau p. III. *; de cire p. II. *. On mêle toutes ces drogues ensemble.

*4. Pessaire de Numenius, dont on se
sert dans l'inflammation de la
matrice.*

Un des meilleurs Pessaires qu'on puisse
employer dans l'inflammation de la matrice, est le Pessaire de Numenius; il
est fait avec de safran p. III. *; de
cire p. I. *; de beurre p. VIII. *; de
graisse d'oye p. XII. *; deux jaunes
d'œuf cuits, & un peu moins d'un verre
d'huile rosat.

*5. Pessaire pour faire sortir de la
matrice, l'Enfant mort.*

Si l'Enfant est mort dans la matrice,
il faut pour le faire sortir plus facilement, préparer un Pessaire avec l'écorce de grenadier pilée dans de l'eau, &
en faire usage.

*6. Pessaire qu'il faut employer dans
la suffocation de matrice.*

Si une femme est sujette a avoir des
suffocations de matrice, on se sert d'un
Pessaire fait avec les escargots broyés
& brûlés avec leurs coquilles, qu'on
incorpore dans du miel.

7. Pessaire contre la stérilité.

Si une femme est stérile, on a recours à un Pessaire fait avec la graisse de lion, mêlée avec l'huile rosat.

CHAPITRE XXII.

Des Médicamens qu'on employe sous une forme séche; & en premier lieu, de ceux qui sont propres pour ronger les chairs fongeuses.

IL est des Médicamens qu'on employe sous une forme séche, & dont les parties ne sont point liées entr'elles ; on les répand alors en forme d'aspersion ; ou bien les parties sont unies entr'elles par l'interméde de quelque liquide, & on s'en sert en maniére d'onction. Tel est un mélange qui est propre pour ronger les chairs baveuses, & qui est fait avec d'écaille de cuivre, de suie d'encens, de chaque p. I. * ; de verdet p. II. *. Ces mêmes ingrédiens mêlés avec du miel, détergent les ulcères, & procurent la regénération des chairs, lorsqu'ils sont mê-

lés avec la cire. Le mify & la noix de
galle mélés enfemble en parties égales,
rongent auffi les chairs. On peut s'en
fervir fous une forme féche, en les
répandant fur la partie qu'on veut ronger, ou bien en forme d'onction, en les
incorporant dans de la calamine.

2. *Différentes Compofitions pour ronger doucement les chairs, s'oppofer
à leur pourriture, & l'empêcher de
s'étendre.*

On fe fert avec fuccès pour ronger
doucement les chairs, s'oppofer à leur
pourriture, & l'empêcher de s'étendre,
du miel mêlé avec la lentille, ou le
marrube, ou les feuilles d'olivier, qu'on
a fait bouillir auparavant dans du vin ;
du mélilot bouilli dans du vin miellé,
& enfuite écrafé ; de la chaux incor-
porée dans du cérat ; des amandes amé-
res mêlées avec de l'ail, mais de façon
qu'il n'y ait qu'un tiers d'ail, & auxquelles on ajoute un peu de fafran ; on
employe auffi une compofition faite
avec de litharge d'argent p. VI. * ; de
corne de bœuf brûlée p. XII. * ; d'huile
de myrthe & de vin trois verres ; ou
bien avec de fleurs de grenade, de

vitriol, d'aloës, de chaque p. II. *;
d'alun de plume, d'encens, de chaque
p. IV. *; de noix de galle p. VIII. *;
d'ariſtoloche p. X. *. On peut auſſi faire
uſage de l'orpiment mêlé avec le chalcitis, ou le nître, ou la chaux, ou le
papier brûlé; mais il agit plus puiſſam-
ment, car il brûle même les parties ſur
leſquelles on l'applique; on ſe ſert encore du ſel mêlé avec du vinaigre, ou
de la compoſition ſuivante. Prenez de
chalcitis, de grains de grenade, d'aloës,
de chaque p. II. *; d'alun de plume,
d'encens, de chaque p. IV. *; de noix
de galle p. VIII. *; d'ariſtoloche p. X. *;
de miel quantité ſuffiſante pour lier enſemble tous les ingrédiens. Ou bien
prenez de cantharides, de ſouffre, de
chaque p. I. *; d'yvraie p. III. *; in-
corporez-les avec une quantité ſuffiſante de poix liquide ; ou bien faites un
mélange de chalcitis, de réſine, & de
ruë, ou de diphryge & de réſine, ou
de raiſin des bois avec la poix liquide.
La lie de vin brûlée, la chaux & le nître
mêlés en parties égales, produiſent les
mêmes effets, de même qu'une compoſition faite avec d'alun de plume p. I. *;
d'encens, de ſandaraque, de nître, de
chaque p. I. *; de noix de galle p. VIII. *;

d'ariſtoloche

d'ariſtoloche, p. X. * ; & d'une quantité ſuffiſante de miel.

3. Compoſition d'Hera.

La compoſition d'Hera eſt faite avec
de myrrhe, de chalcitis, de chaque
p. II. * ; d'aloës, d'airain, d'alun de
plume, de chaque p. IV. * ; d'ariſtoloche, de noix de galle non mures, de
chaque p. VIII. * ; d'écorce de grenade pilée, p. XX. *.

4. Compoſition de Judée.

Nous avons encore la compoſition
de Judée, dans laquelle il entre deux
parties de chaux, un tiers de nître fort
rouge, qu'on lie enſemble avec de
l'urine d'un jeune enfant, pour leur
donner la conſiſtance de raclure de
peau. Mais on doit avant que de s'en
ſervir, mouiller la partie ſur laquelle
on veut l'appliquer.

5. Compoſition d'Iolle.

Iolle faiſoit un mélange avec de papier brûlé, de ſandaraque, de chaque
p. I. * ; de chaux, p. II. *, & autant
d'orpiment.

Tome I.   R r

6. Mêlange pour arrêter l'hémorragie des membranes du cerveau ou des autres parties, & dont on se sert aussi pour guérir le chancre, cicatriser les playes, & consumer les chairs fongeuses.

Si le sang coule de la membrane qui enveloppe le cerveau, il faut répandre dessus un jaune d'œuf cuit & mis en poudre. Mais si l'hémorragie vient de quelque autre partie, on se sert d'une poudre faite avec d'orpiment, d'écaille d'airain, de chaque p. I. *; de sandaraque, p. II. *, & de marbre bouilli, p. IV. *; ces mêmes ingrédiens font aussi un bon effet dans le chancre. On emploie pour cicatriser les playes, une composition faite avec d'écaille d'airain, de suie d'encens, de chaque p. II. *; de chaux partie IV. Cette même composition est aussi propre pour consumer les chairs fongeuses.

7. Composition de Timée contre le feu sacré & le chancre.

Timée employoit dans le feu sacré, & dans le chancre, une composition faite avec de myrrhe, p. II. *; d'encens,

de vitriol, de chaque p. III. * ; de fandaraque, d'orpiment, d'écaille d'airain, de chaque p. IV. * ; de noix de
galle, p. VI. * ; de ceruſe brûlée,
p. VIII. *. Ces ingrédiens font le même effet, foit qu'on les employe en
poudre, foit qu'on les incorpore avec
du miel.

**8. *Mélanges pour exciter l'éter-
nument.***

On excite l'éternument, en faiſant
reſpirer par les narines de l'hellébore
blanc, ou de l'herbe au foulon. On
fait auſſi éternuer avec un mélange de
poivre, d'hellébore blanc, de chaque
p. III. * ; de caſtoreum, p. I. * ; d'écaille de nître, p. II. *, & d'herbe au foulon, p. III. *.

*Des ingrédiens qu'on doit employer
dans les gargariſmes.*

On emploie les gargariſmes ou pour
adoucir, ou pour répercuter, ou pour
faire couler l'humeur. Les gargariſmes
adouciſſans ſe font avec le lait, la crême d'orge, ou de ſon ; les aſtringens
avec de l'eau dans laquelle on a fait

bouillir ou de la lentille, ou des fleurs de roſes ou de ronces, ou des coings, ou dès dattes. Les attractifs ſe préparent avec la moutarde & le poivre.

CHAPITRE XXIII.

Des antidotes, & des maladies où il convient de les employer.

ON ſe ſert rarement des antidotes; mais leur uſage eſt quelquefois fort néceſſaire, parce qu'ils remédient à de très-grands maux. On les emploie avec ſuccès, toutes les fois qu'il y a quelque choſe de froiſſé dans le corps, ſoit parce qu'on a reçu quelque coup, ſoit parce qu'on eſt tombé de quelque endroit élevé. On s'en ſert auſſi dans les douleurs des viſcères, de la plevre, du goſier, & des parties intérieures. On en fait ſur-tout uſage, lorſqu'on a été mordu par une bête venimeuſe, ou lorſqu'on a bu ou mangé du poiſon.

1. Compoſition de l'antidote.

Il eſt une eſpéce d'antidote qui ſe fait avec de larmes de pavot, p. * Z.

d'acorus, de feuille indienne, p. V. * ;
d'iris d'Illirie, de gomme, de chaque
p. II. * ; d'anis, p. III. * ; de nard des
Gaules, de feuilles de roses séches, de
cardamome, de chaque p. IV. * ; de
persil, p. * III. Z. de trefle, p. V. * ;
de casse noire, de sil, de bdellium, du
fruit de baume, de semence de pavot
blanc, de chaque p. * Z. de styrax,
p. V. * Z. de myrrhe, d'opoponax, de
nard de Syrie, d'encens mâle, de suc
d'hypociste, de chaque p. VI. * ; de
castoreum, p. VI. * ; de coq, de poivre blanc de galbanum ; de résine de
térébenthine, de safran, de fleurs de
jonc rond, de chaque p. VI. * Z. de
réglisse, p. VIII. * Z. On mêle toutes
ces drogues dans du miel ou dans du
vin de raisins cuits au soleil.

2. *Autre antidote qu'on appelle am-*
brosie, que Zopyrus fit pour le
Roi Ptolémée.

Il est une autre espéce d'antidote
qu'on appelle Ambrosie, que Zopyrus
fit pour le Roi Ptolémée ; il se prépare
avec les drogues suivantes. Prenez de
coq, d'encens mâle, de chaque p. V. * ;
de poivre blanc, p. * Z ; de fleurs de

jonc rond, p. II. * ; de cinnamome,
p. III. * ; de casse noire, p. IV. * ; de
safran de Cilicie, p. IV. * Z ; de myrrhe, qu'on appelle stacté, p. V. * ; de
nard d'Inde, p. * V. Z. On broye tous
ces ingrédiens, & on les incorpore dans
du miel cuit, & l'orsqu'on veut s'en
servir, on en prend la grosseur d'une
féve d'Egypte, qu'on délaye dans du
vin.

3. *Antidote de Mithridate.*

L'antidote de Mitridate est des plus
renommé. On dit que ce Roi étoit dans
l'usage d'en prendre tous les jours, &
que par-là, il se mit à l'abri de tous les
poisons. Il entre dans la composition du
mithridate, de coq, p. Z. * ; d'acorus, p. V.
* ; d'hypericum, de cumin, de sagape-
num, de suc d'acacia, d'iris d'Illirie,
de cardamome, de chaque p. II. * ;
d'anis, p. III. * ; de nard des Gaules, de
racine de gentiane, de feuilles de roses
séches, de chaque p. IV. * ; de larmes
de pavots, de persil, de chaque p. IV.
* Z ; de casse, de livêche, d'yvraie, de
poivre long, de chaque p. VI. * ; de
styrax * p. V. Z ; de castoreum, d'encens, de suc d'hypociste, de myrrhe,
d'opoponax, de chaque p. VI. *, de

feuilles de malabar, p. VI. * ; de fleurs de jonc rond, de réfine de térébenthine, de galbanum, de femence de carotte de Crete, de chaque p. * V. Z ; de nard, de baume, de chaque p. * VI. Z ; de thlafpi, p. V I. * ; de racine de Pont ; p. VII. * ; de fafran, de gingembre, de cinnamome , de chaque p. VIII. *. On broye toutes ces drogues & on les incorpore dans du miel. On en fait prendre contre le poifon, la groffeur d'une noix grecque délayée dans du vin. Dans les autres maladies du corps , il fuffit d'en donner felon leur violence, ou la groffeur d'une féve d'Egypte, ou d'une femence d'ers.

CHAPITRE XXIV.

Des Acopes *.

1. *Acope bon pour les nerfs.*

L E S *Acopes* font bons pour les nerfs. Tel eft celui qui eft fait avec de fleurs de jonc rond, p. * I I. Z Z ; de coq, de jonc quarré, de

---

* Reméde pour délaffer.

bayes de laurier, d'ammoniac, de cardamome, de chaque p. * IV. Z ; de
myrrhe , d'airain brûlé , de chaque
p. VII. * ; d'iris d'Illirie, de cire, de
chaque p. IV. * ; de calamus d'Alexandrie, de jonc rond, d'aspalat, de bois
de baume , de chaque p. XVIII. * ; de
suif p. * & d'un verre d'huile d'iris.

2. *Acope elæodes, bon pour les nerfs.*

Il est un autre Acope qu'on appelle
elæodes, & qui se prépare de la maniére
suivante. Prenez de cire , p. * Z ; d'huile autant, de résine de térébenthine ,
de la grosseur d'une noix ; faites bouillir le tout ensemble ; broyez - le ensuite
dans un mortier, & versez par - dessus
une mesure d'excellent miel , d'huile
d'iris, & d'huile rosat trois verres.

**3. Encristes *pour déterger les ulcères
& procurer la régénération
des chairs.***

Les Grecs appellent *Encristes*, des
liquides, dont on se sert pour faire des
onctions. Tel est celui qu'on emploie
pour déterger & incarner les ulcères
situés dans les environs des nerfs , &
qui

qui se fait avec parties égales de beurre,
de moëlle de veau, de suif de veau, de
graisse d'oye, de cire, de miel, de résine de térébenthine, d'huile rosat, &
d'huile de ricin. On fait fondre tous ces
ingrédiens séparément ; & lorsqu'ils sont
fondus, on les mêle & on les broye ensemble. Cet encriste est fort détersif : si
on veut le rendre plus émollient, on sub-
stitue à l'huile rosat, l'huile de chypre.

4. *Encriste contre l'Erysipele.*

On employe contre l'Erysipele, un
encriste fait avec de litharge d'argent
p. X.* ; de corne de bœuf brûlée p. XI.*.
On broye ces deux drogues, & on
verse dessus, alternativement du vin ordinaire, & du vin de myrthe, la valeur
de chacun trois verres.

CHAPITRE XXV.
DES PILULES.

1. *Pilule pour procurer le sommeil,*
calmer la douleur, & faciliter
la digestion.

IL est différentes sortes de Pilules,
dont on fait usage dans différens cas.
On appelle pilules anodines, celles qui
calment la douleur, en procurant le som-

meil. On ne doit les employer, que dans une extrême néceſſité. Elles ſont compoſées de remédes fort violens, & contraires à l'eſtomac. Il en eſt une néanmoins, qui aide à la digeſtion, & qui ſe fait avec de larmes de pavots, de galbanum, de chacun, p. I. *; de myrrhe, de caſtoreum, de poivre, de chaque p. II. *: Il ſuffit d'en prendre la groſſeur d'une ſemence d'ers.

2. *Pilule plus forte, pour procurer le ſommeil.*

Il eſt une autre Pilule moins bonne à l'eſtomac, mais plus ſure pour procurer le ſommeil : elle ſe fait avec de mandragore * p. Z ; de ſemence d'ache & de juſquiame, de chaque p. I V. *, broyées dans du vin : elle ſe donne à la même doſe ; que la précédente.

3. *Pilules pour appaiſer différentes ſortes de douleurs, en procurant le ſommeil.*

Dans les douleurs de tête , dans les ulcères, la chaſſie, les maux de dents, la difficulté de reſpirer, les tranchées, l'inflammation de la matrice, des hanches , les douleurs de la rate , du foye , dans le point de côté, dans les attaques d'hyſtericie , on ſe ſert avec succès, de la pilule suivante qui calme la douleur, en procurant le sommeil. Prenez de fil, d'acorus, de semence de ruë sauvage, de chaque p. II. *; de castoreum, de canelle, de chaque p. II. *; de larmes de pavot, de racine d'héliantheme, de pommes de mandragore, séches, de fleurs de jonc rond, de chaque p. II. *; & de LVI. grains de poivre. On broye ces drogues séparément; on verse dessus, du vin de raisins cuits au soleil, ensuite on les broye toutes ensemble, jusqu'à ce qu'elles ayent la consistence convenable; on en prend un peu, ou en substance, ou délayé dans de l'eau.

4. *Autre Pilule, bonne contre différens maux.*

On fait aussi des Pilules de coquelicoq, de la maniére suivante. Prenez de coquelicoq bien mur, une bonne poignée que vous mettrez dans un vase; versez dessus, de l'eau, de façon que le coquelicoq soit entiérement couvert; faites-le ensuite bouillir, & lorsqu'il aura suffisamment bouilli, après l'avoir exprimé, jettez-le hors du vase, & ajoutez à la liqueur qui reste dedans, une pareille quantité de vin de raisins cuits au soleil; faites bouillir de nou-

veau le tout, jufqu'à ce qu'il foit réduit à une confiftence convenable ;
laiffez-le enfuite refroidir, & faites-en
des pilules de la groffeur d'une féve
ordinaire. Ces pilules conviennent dans
différens cas. Elles procurent le fommeil, étant prifes feules, ou délayées
dans de l'eau ; elles appaifent les douleurs d'oreilles, lorfqu'on y ajoute un
peu de fuc de ruë, & de vin de raifins
cuits au foleil. Elles arrêtent la dyfenterie, étant prifes dans du vin. Elles
guériffent l'inflammation de matrice,
étant mêlées avec du cérat, & un peu
de fafran ; étant détrempées dans de
l'eau, & appliquées fur le front, elles
détournent le cours des humeurs qui
fe jettent fur les yeux.

5. *Pilule pour faire ceffer l'infomnie occafionnée par les douleurs de matrice.*

On employe contre l'infomnie occa-
fionnée par des douleurs de matrice,
des pilules faites avec de fafran p. II. * ;
d'anis, de myrrhe, de chaque p. I. * ;
de larmes de pavot p. IV. * ; de femence
de ciguë p. VIII. * On mêle le tout enfemble dans du vin vieux ; on en prend
la groffeur d'un grain de lupin, délayé
dans trois verres d'eau. Il feroit dan-

gereux de faire ufage de ces pilules, dans la fiévre.

6. *Pilule pour guérir les obſtructions du foye.*

Pour guérir les obſtructions du foye, on fait des pilules avec de nître p. Z. * ; de myrrhe, de ſafran, de nard de Gaule, de chaque p. I. * ; qu'on incorpore dans du miel, & dont on fait prendre la groſſeur d'une féve d'Egypte.

7. *Pilule contre le point de côté.*

On ſe ſert contre le point de côté, de Pilules faites avec parties égales de poivre, d'ariſtoloche, de nard, & de myrrhe.

8. *Pilules pour appaiſer les douleurs de poitrine.*

Dans les douleurs de poitrine, on fait ufage de Pilules compoſées de nard p. I. * ; d'encens, de caſſe, de chaque p. III. * ; de myrrhe, de canelle, de chaque p. VI. * ; de ſafran p. VIII. * ; d'un quart de réſine de térébenthine, & de trois chopines de miel.

9. *Pilule d'Athenion contre la toux.*

On ſe ſert contre la toux, des Pilules d'Athenion, qui ſont faites avec de myrrhe, de poivre, de chaque p. I. * ; de caſtoreum, de larmes de pavot, de chaque p. I. *. On broye ces drogues féparément, & enfuite on les mêle. On en prend le matin, deux pilules de la groffeur d'une feve ordinaire, & autant le foir, en fe couchant.

10. *Pilule d'Heraclide de Tarente, pour appaifer la toux, & procurer le fommeil.*

Si la toux empêche de dormir, il faut avoir recours aux Pilules d'Heraclide de Tarente. Ces pilules fe font avec de fafran p. I. *; de canelle, de caftoreum, de larmes de pavot, de chaque p. I. *; de myrrhe, de poivre long, de coq, de galbanum, de chaque p. *. Z.

11. *Pilules pour déterger les ulcères du gofier, occafionnés par la toux.*

On déterge les ulcères du gofier, occafionnés par la toux, avec les Pilules fuivantes. Prenez d'heliantheme, de myrrhe, de réfine de térébenthine, de chaque p. V. *; de galbanum p. *. Z; d'hyffope p. *. Z. On broye ces ingrédiens, & on les mêle dans une chopine miel. La dofe eft ce qu'on peut en prendre avec le bout du doigt.

12. Colice *du Médecin Caffius.*

Ce médicament eft fait avec les dro

ques suivantes : Prenez de safran, d'a-
nis, de castoreum, de chaque p. III. * ;
de persil p. IV. * ; de poivre long &
rond, de chacun p. V. * ; de larmes de
pavot, de jonc rond, de myrrhe, de
nard, de chaque p. VI. * ; incorporez
le tout avec du miel. On peut prendre
ce reméde en substance, ou délayé
dans de l'eau.

13. *Potion pour faire sortir le fœtus
mort & l'arriére faix, de la matrice.*

Pour faire sortir l'enfant mort, ou
l'arriére faix, de la matrice, on fait une
potion avec de l'eau, dans laquelle on a
fait dissoudre de sel ammoniac p. I. * ;
ou à laquelle on a ajouté de dictame de
Créte, p. I. *.

14. *Potion dont on doit se servir dans
l'accouchement difficile.*

Dans l'accouchement difficile, on doit
faire prendre à jeun, à la malade, une
infusion de velar dans du vin tiéde.

15. *Potion pour fortifier la voix.*

On peut prendre pour se fortifier la
voix, d'encens p. I. *, dans deux verres de vin.

16. *Pilules contre la difficulté d'uriner.*

On employe dans la difficulté d'uriner, des Pilules faites avec de poivre long, de castoreum, de myrrhe, de galbanum, de larmes de pavot, de safran, de coq, de chaque, une once ; de styrax, de résine de térébenthine, deux onces, de miel d'absynthe, un verre. On en prend le matin, & après souper, la grosseur d'une féve d'Egypte.

17. *Maniére dont se fait l'*Artériace.

Voici comment se fait l'*Arteriace*. Prenez de casse, d'iris, de canelle, de nard, de myrrhe, d'encens, de chaque p. I. * ; de safran p. I. * ; de poivre, gr. XXX. Faites bouillir le tout dans trois sétiers de *Passum*, jusqu'à ce qu'il soit réduit en consistence de miel. Ou bien, prenez de safran, de myrrhe, d'encens, de chaque p. I. *, mêlés avec la même quantité de *Passum*, & bouillis comme ci-dessus. Ou bien enfin, faites bouillir trois chopines de *Passum*, jusqu'à ce que les goutes qu'on en retire, se durcissent, & ajoutez-y de casse broyée, p. I. *.

Fin du premier Volume.

www.ingramcontent.com/pod-product-compliance
Lightning Source LLC
LaVergne TN
LVHW011212170726
843501LV00002B/202